Eletrocardiograma

na medicina de urgência e emergência

Eletrocardiograma
na medicina de urgência e emergência

Raimundo Barbosa Barros

Andrés Ricardo Pérez-Riera

Copyright © 2016 por meio de contrato com os autores.

Este livro contempla as regras do Acordo Ortográfico da Língua Portuguesa.

Editor-gestor: Walter Luiz Coutinho

Projeto gráfico: Anna Yue
Diagramação: Luargraf Serviços Gráficos
Ilustrações: Mary Yamazaki Yorado
Capa: Thereza Almeida

Dados Internacionais de Catalogação na Publicação (CIP)
(Câmara Brasileira do Livro, SP, Brasil)

Barros, Raimundo Barbosa
  Eletrocardiograma na medicina de urgência e emergência / Raimundo
Barbosa Barros, Andrés Ricardo Pérez-Riera. – Barueri, SP : Manole, 2016.

  Bibliografia.
  ISBN 978-85-204-4721-5

  1. Cardiologia 2. Coração - Doenças - Diagnóstico 3. Medicina de urgência
4. Primeiros socorros I. Pérez-Riera, Andrés Ricardo. II. Título.

| | CDD-616.12 |
| 16-02919 | NLM-WG 200 |

Índices para catálogo sistemático:
1. Eletrocardiograma : Medicina de urgência   616.12

Nenhuma parte deste livro poderá ser reproduzida, por qualquer processo,
sem a permissão expressa dos editores.
É proibida a reprodução por xerox.
A Editora Manole é filiada à ABDR – Associação Brasileira de Direitos Reprográficos.

Editora Manole Ltda.
Av. Ceci, 672 – Tamboré
06460-120 – Barueri – SP – Brasil
Tel.: (11) 4196-6000 – Fax: (11) 4196-6021
www.manole.com.br | info@manole.com.br

Impresso no Brasil
Printed in Brazil

Nota:
A Medicina é uma área do conhecimento em constante evolução. Os protocolos de segurança devem ser seguidos, porém novas pesquisas e testes clínicos podem merecer análises e revisões. Alterações em tratamentos medicamentosos ou decorrentes de procedimentos tornam-se necessárias e adequadas. Os leitores são aconselhados a conferir as informações sobre produtos fornecidas pelo fabricante de cada medicamento a ser administrado, verificando a dose recomendada, o modo e a duração da administração, bem como as contraindicações e os efeitos adversos. É responsabilidade do médico, com base na sua experiência e no conhecimento do paciente, determinar as dosagens e o melhor tratamento aplicável a cada situação. Os autores e os editores eximem-se da responsabilidade por quaisquer erros ou omissões ou por quaisquer consequências decorrentes da aplicação das informações presentes nesta obra.

Dedicatória

À minha esposa Níobe, por ter me estimulado e apoiado para a realização deste livro, e a meus filhos Danielle, Adriano e Aglair. Aos meus queridos netos, Maria Alice, Adriano e Maria Eduarda.

Aos meus pais, pelo amor e pelo apoio em todas as minhas realizações profissionais.

Ao meu querido amigo e mestre Dr. Marciano de Almeida Carvalho, pelos seus ensinamentos no início da minha carreira.

Por derradeiro, dedico este livro a todos os estudantes, médicos residentes, ex-residentes e colegas do Hospital de Messejana Dr. Carlos Alberto Studart Gomes, que, de forma direta ou indireta, colaboraram para confecção deste trabalho.

Raimundo Barbosa Barros

À minha esposa Helena Akemi, que com sua compreensão abdicou de preciosas horas de convívio e fez possível a realização desta obra. À minha querida mãe Maria del Carmen, que forjou o meu caráter com seu exemplo de bondade e correção.

E também dedico a todos os meus alunos e colegas, sem os quais não existe sentido do ensino.

Andrés Ricardo Pérez-Riera

Autores

Raimundo Barbosa Barros

Especialista em Cardiologia pela Sociedade Brasileira de Cardiologia (SBC).
Especialista em Terapia Intensiva pela Sociedade Brasileira de Terapia Intensiva.
Chefe da Unidade Coronariana do Hospital de Messejana Dr. Carlos Alberto Studart Gomes –
Fortaleza (CE).

Andrés Ricardo Pérez-Riera

Professor e orientador da pós-graduação da Disciplina de Metodologia Científica da Faculdade de
Medicina da Fundação do ABC – Santo André (SP).

COLABORADOR

Frank G. Yanowitz

Professor of Medicine – University of Utah School of Medicine.
Cardiologist, LiVe Well Center Intermountain Healthcare – Salt Lake City (Utah-USA).

Sumário

Prefácio XI

Agradecimentos XIII

Capítulo 1 Aparecimento concomitante da morfologia "lápide" e elevação do segmento ST semelhante à letra lambda (*lambda-like*) durante a fase hiperaguda do infarto do miocárdio: uma associação explosiva 1

Capítulo 2 Depressão circunferencial do segmento ST associada à elevação do segmento ST em aVR no contexto clínico da síndrome coronariana aguda 5

Capítulo 3 Síndrome coronariana aguda com elevação do segmento ST complicada com choque cardiogênico e distúrbio de condução intraventricular por oclusão total do tronco de coronária esquerda sem circulação colateral 10

Capítulo 4 Síndrome de Wellens, síndrome coronariana aguda-T ou síndrome da obstrução proximal da descendente anterior 16

Capítulo 5 Infarto agudo do miocárdio com onda T positiva, ampla, apiculada e persistente da fase hiperaguda: padrão eletrocardiográfico "estático" 23

Capítulo 6 Infarto agudo do miocárdio com acometimento do ventrículo direito simulando IAM anterior 29

Capítulo 7 Diagnóstico do infarto atrial:uma entidade clínico-eletrocardiográfica esquecida .. 41

Capítulo 8 Infarto agudo do miocárdio em paciente com bloqueio completo de ramo esquerdo novo (nBCRE) ou presumivelmente novo 53

Capítulo 9 Infarto agudo do miocárdio por oclusão aguda total da artéria coronária circunflexa tratado como síndrome coronariana aguda sem elevação do segmento ST (SCASEST) 68

Capítulo 10 Memória cardíaca ou memória da onda T: a grande simuladora 79

Capítulo 11	Cardiomiopatia de Takotsubo: um desafio diagnóstico na sala de emergência	95
Capítulo 12	Tromboembolismo pulmonar agudo	107
Capítulo 13	Pericardite urêmica simulando infarto agudo do miocárdio	124
Capítulo 14	Síndrome de Brugada desmascarada por febre e associada à repolarização precoce	144
Capítulo 15	Síncope em paciente jovem	171
Capítulo 16	Taquicardia sustentada com QRS largo: um desafio na sala de emergência	203
Capítulo 17	Cardiomiopatia hipertrófica simulando síndrome coronariana aguda	235
Capítulo 18	Intoxicação digitálica simulando a síndrome coronariana aguda	260
Capítulo 19	Taquicardias regulares de QRS estreito	293
Capítulo 20	Bradiarritmias na sala de emergência	349
Índice remissivo		389

Prefácio

Prof. Dr. Pedro Brugada
Chairman, Cardiovascular Division,
UZ Brussel-VUB, Brussels, Belgium.

In many languages the word Medicine relates to the art of healing. Just take the Dutch word for it: Geneeskunde – Genees from healing and Kunde from to be able to do it or to have the capacity to heal or be blessed with the art of healing.

This artistic aspect of Medicine is usually forgotten. Doctors are seen as a sort of biological machine with programmed knowledge that reacts to certain stimuli, being the complaints of the patients or the results of multitude of tests.

Nothing more wrong than this thought. Dealing with biological phenomena is far from solving a mathematical problem or the newspaper sudoku.

By definition, solving a diagnosis involves more than intelligence, more than knowledge, even more than detective intuition, it involves a very special part of our brains that makes "pattern recognition" possible. And not only "pattern recognition", but instant pattern recognition. You may think, what is that? Well, that is what this book is offering to physicians, nurses and allied professionals that have to deal with rapid (almost instant) diagnoses in the emergency room. It is the art of imprinting

Em muitos idiomas, a palavra medicina refere-se à arte da cura. A título de ilustração, na palavra *geneeskunde*, o equivalente à medicina no idioma holandês, *genees* significa cura, e *Kunde*, ter a capacidade de curar ou ser abençoado com a arte da cura.

Esse aspecto artístico da medicina geralmente é esquecido. Os médicos são vistos como uma espécie de máquina programada de conhecimento biológico que reage a certos estímulos, como as queixas dos pacientes ou os resultados de múltiplos testes.

Nada mais errado que esse pensamento. Desvendar fenômenos biológicos não é o mesmo que resolver um problema de matemática ou um desafio de sudoku. Por definição, encontrar o diagnóstico envolve mais que inteligência, que conhecimento e até mais que a intuição de um detetive.

É uma parte muito especial do nosso cérebro que faz com que "o reconhecimento dos padrões" seja possível. Mais que isso, não apenas o "reconhecimento dos padrões", mas o "reconhecimento instantâneo dos padrões". Você pode estar pensando: o que é isso? Bem, isso é exatamente o que este livro está oferecendo a médicos, enfermeiros e outros profissio-

an electrocardiographic image in your brain that you will recognize forever any time you come across it. This is a most welcome book that was long needed.

nais que têm que lidar com o diagnóstico rápido (quase instantâneo) nas salas de emergência. Trata-se de um estudo sobre a arte de gravar uma imagem eletrocardiográfica no cérebro e reconhecê-la cada vez que você deparar com ela. Um livro mais do que bem-vindo e sempre necessário.

Agradecimentos

Gostaríamos de externar nossos sinceros agradecimentos ao professor catalão Antonio Bayés de Luna. Embora atue na Europa, esse verdadeiro ícone da eletrocardiografia mundial tem deixado sua marca perene em nossa formação acadêmica. Mais remotamente, sua influência deu-se por meio de seus magníficos livros e manuscritos. Bebemos de sua rica fonte bibliográfica, absorvendo sua forma lógica de pensamento. Mais tarde, tivemos a honra e o prazer de conhecê-lo pessoalmente, tendo nascido entre nós uma profunda amizade, alicerçada no respeito mútuo e impulsionada por valiosos intercâmbios de conhecimento no campo da eletrocardiografia. Não poderíamos, então, deixar de registrar nossa eterna gratidão ao grande mestre pelo incalculável legado científico.

Raimundo Barbosa Barros
Andrés Ricardo Pérez-Riera

1 Aparecimento concomitante da morfologia "lápide" e a elevação do segmento ST semelhante à letra lambda (*lambda-like*) durante a fase hiperaguda do infarto do miocárdio: uma associação explosiva

RELATO DE CASO

R.N.S., sexo masculino, 47 anos de idade, é portador de doença arterial coronariana (DAC) conhecida. Apresenta relato de implante de *stents* para a artéria descendente anterior (ADA) e circunflexa (Cx) há um ano. É hipertenso (faz uso irregular da medicação), fumante e etilista. Sua principal queixa é dor no peito.

Histórico da doença atual: o paciente refere ter acordado durante a noite com dor no peito retroesternal muito intensa em "queimação". Deu entrada na sala de emergência (SE) do hospital após uma hora do início do episódio. A Figura 1 mostra o primeiro

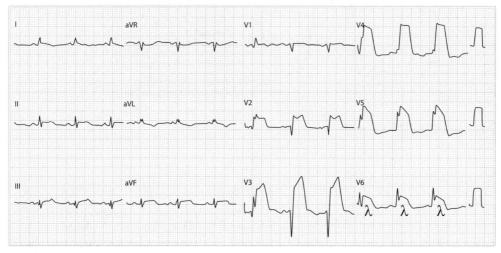

Figura 1   ECG da admissão.

eletrocardiograma (ECG) da admissão. O paciente foi rapidamente levado para a sala de reanimação, pois apresentava nível de consciência reduzido, estava não responsivo e sem pulsos ao exame inicial. O monitor mostrava fibrilação ventricular (FV). Foram imediatamente iniciadas as manobras de reanimação cardiopulmonar (RCP), e o ritmo sinusal foi restabelecido após o segundo choque elétrico. Como o laboratório de hemodinâmica não estava disponível, optou-se pela administração intravenosa de estreptoquinase.

DIAGNÓSTICO ELETROCARDIOGRÁFICO

Elevação acentuada do segmento ST (padrão lápide) (Figura 2).* Um aspecto semelhante a um potencial de ação monofásico de fibra rápida se observa de V2 a V5, o qual se caracteriza por alterações na porção final do QRS com o desaparecimento das ondas S de V4-V6. De acordo com o Sistema de Classificação da Isquemia de Sclarovsky-Birnbaum[1-3] essa fase é chamada de grau 3 de isquemia. Pacientes com esse padrão têm maior risco de mortalidade em curto e longo prazos e maior extensão do infarto se comparados com aqueles sem essas alterações. O sistema de classificação permite prever o grau de salvamento do miocárdio com a terapia de reperfusão, o tamanho final do

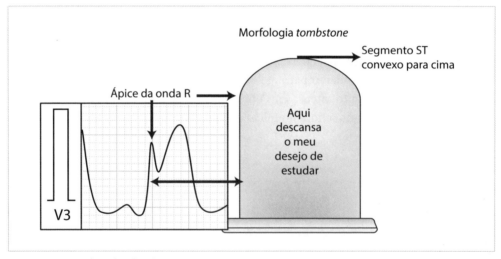

Figura 2   Forma do padrão lápide.

---

* Uma elevação do segmento ST durante o infarto agudo do miocárdio (IAM), com um aspecto específico semelhante a uma lápide (*tombstone pattern*). O segmento ST e a onda T se confundem, perdendo o ângulo normal entre ambos, e a onda T torna-se mais ampla. O segmento ST elevado mostra convexidade superior. A elevação significativa do segmento ST faz com que se ultrapasse o pico da onda R precedente, desenhando o padrão lápide.

infarto e a gravidade da disfunção ventricular esquerda. Além disso, o traçado também revela elevação do ponto J com segmento ST de descenso íngreme em V5-V6, os chamados segmentos ST-inclinados para baixo, que lembram a letra grega lambda.[4,5] Esse padrão está associado a uma maior probabilidade da fibrilação ventricular (FV), tanto no cenário da fase aguda do IAM quanto nos casos de fibrilação ventricular idiopática ou Brugada atípico.[6,7] No cenário do IAM, há uma especificidade superior a 90% para a ocorrência de FV.

Há dois mecanismos eletrofisiológicos implicados na formação do padrão lápide:

- Distúrbio de condução transmural.
- Bloqueio da condução intramiocárdico.

Além disso, no ECG-1, o vetor de lesão nas precordiais é dirigido para a frente e para a esquerda, perpendicular à derivação V1 (+120° no PH). Isso explica a elevação do segmento ST de V2-V6 e o ST isoelétrico em V1. Esse comportamento é consistente com oclusão da ADA distal à primeira perfurante e antes do primeiro ramo diagonal.

A Figura 3 mostra resolução da elevação do segmento ST e inversão precoce da T após a administração de estreptoquinase. Tal comportamento eletrocardiográfico da repolarização é compatível com reperfusão miocárdica completa (Sclarovsky).

A Figura 4 apresenta a angiografia coronariana após trombólise química que revela a artéria descendente anterior pérvia (fluxo TIMI III), com estenose residual (seta preta).

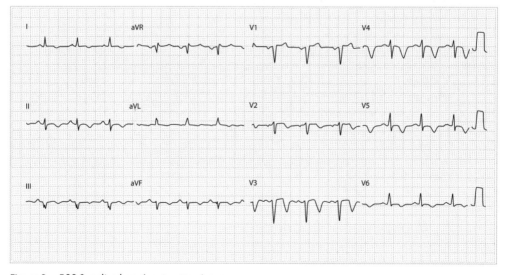

Figura 3   ECG 2 realizado após estreptoquinase.

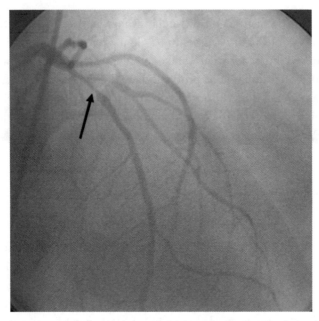

Figura 4 Angiografia coronariana após trombólise química, revelando a artéria descendente anterior pérvia (fluxo TIMI III), com estenose residual (seta).

REFERÊNCIAS BIBLIOGRÁFICAS

1. Billgren T, Birnbaum Y, Sgarbossa EB, Sejersten M, Hill NE, Engblom H, et al. Refinement and interobserver agreement for the electrocardiographic Sclarovsky-Birnbaum Ischemia Grading System. J Electrocardiol. 2004;37(3):149-56.
2. Birnbaum Y, Sclarovsky S. The grades of ischemia on the presenting electrocardiogram of patients with ST elevation acute myocardial infarction. J Electrocardiol. 2001;34 Suppl:17-26.
3. Sclarovsky S. Electrocardiografia de los síndromes coronários agudos. Buenos Aires: Edimed; 2011. p.61-9.
4. Kukla P, Jastrzebski M, Sacha J, Bryniarski L. Lambda-like ST segment elevation in acute myocardial infarction – a new risk marker for ventricular fibrillation? Three case reports. Kardiol Pol. 2008;66(8):873-7.
5. Aizawa Y, Jastrzebski M, Ozawa T, Kawecka-Jaszcz K, Kukla P, Mitsuma W. Characteristics of electrocardiographic repolarization in acute myocardial infarction complicated by ventricular fibrillation. J Electrocardiol. 2012;45(3):252-9.
6. Gussak I, Bjerregaard P, Kostis J. Electrocardiographic "lambda" wave and primary idiopathic cardiac asystole: a new clinical syndrome? J Electrocardiol. 2004;37(2):105-107.
7. Pérez-Riera AR, Abreu LC, Yanowitz F, Barros RB, Femenía F, McIntyre WF, et al. "Benign" early repolarization versus malignant early abnormalities: clinical-electrocardiographic distinction and genetic basis. Cardiol J. 2012;19(4):337-46.

Depressão circunferencial do segmento ST associada à elevação do segmento ST em aVR no contexto clínico da síndrome coronariana aguda

RELATO DE CASO

Paciente do sexo masculino, 63 anos, fumante, dislipidêmico é admitido na sala de emergência com quadro de dor torácica aguda tipo opressiva há aproximadamente 30 minutos.

Exame físico: PA= 110 × 70 mmHg; dispneico; ritmo cardíaco regular (RCR) com galope atrial; ausculta pulmonar com crepitações em ambas as bases pulmonares (> 50% das bases pulmonares); extremidades aquecidas.

Medidas iniciais: oxigênio, nitrato SL, aspirina, morfina. É realizado um eletrocardiograma (ECG) (Figura 1).

Posteriormente, o paciente foi submetido com sucesso à cirurgia de revascularização miocárdica. Após o alívio do quadro anginoso, realizou-se novo ECG que mostrou regressão das alterações isquêmicas (Figura 2).

COMENTÁRIOS FINAIS

Esse padrão específico do ECG-1, manifestado por depressão difusa transitória do segmento ST associado com ondas T negativas em V4-V5, está associado à doença coronariana grave que envolve o TCE ou seu equivalente de três vasos,[1] e assinala a necessidade de tomar uma conduta invasiva imediata. Por conta da isquemia subendocárdica global que esses pacientes apresentam, a evolução no curto prazo é desfavorável. É comum a

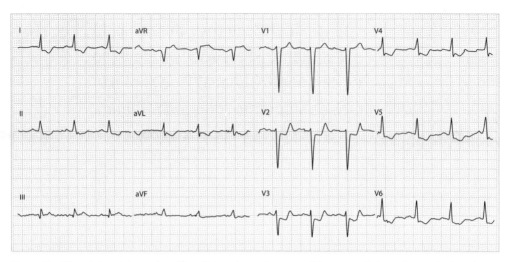

Figura 1   Diagnóstico eletrocardiográfico. O traçado mostra um padrão compatível com isquemia circunferencial global (*suspect circumferential subendocardial ischemia*): depressão do segmento ST em ≥ 7 derivações com T negativas em V5 e V6 associado à elevação do segmento ST na unipolar aVR do plano frontal. Esse padrão sugere fortemente suboclusão do tronco da coronária esquerda (TCE)[1-3] ou lesão oclusiva de três vasos considerada equivalente à lesão de tronco (*left main equivalent* – LMEQ), motivo pelo qual o paciente foi encaminhado imediatamente para o laboratório de hemodinâmica, onde se confirmou uma lesão crítica (90%) no TCE.

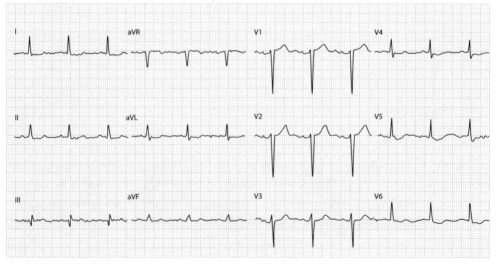

Figura 2   ECG realizado após alívio da dor mostra-se praticamente normal.

ocorrência de edema agudo de pulmão ou quadro clínico Killip classe IV,[2]* traduzido por choque cardiogênico com pressão sistólica < 90 mmHg e evidências de vasoconstrição periférica (oligúria, cianose ou sudorese). Pode ocorrer quadro de parada cardíaca em AESP, o qual geralmente é irreversível.

Critérios eletrocardiográficos na oclusão subtotal de tronco de coronária esquerda – *left main coronary artery occlusion*

- Elevação do segmento ST em aVR (> 0,05 mV) e eventualmente em V1: vetor de lesão aponta para a direita e acima próximo dos – 150° localização da derivação aVR (Figura 3).

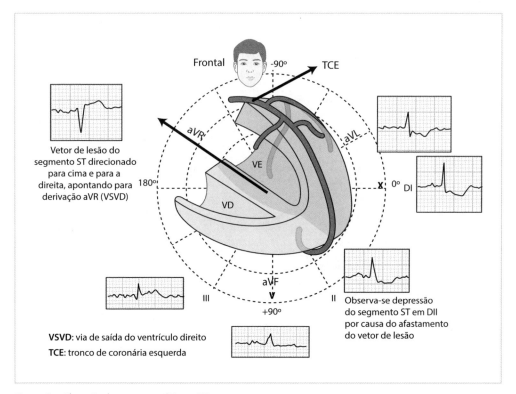

Figura 3 Elevação do segmento ST em aVR.

---

*A classificação Killip é um sistema de gradação em classes de I a IV criado em 1967 por Killip et al.[2] e utilizado em indivíduos durante a fase aguda do infarto do miocárdio (IAM), a fim de estratificar o risco. Indivíduos com baixa classe Killip (Killip classe I) são menos propensos a morrer nos primeiros 30 dias após a IAM do que os indivíduos com uma alta classe Killip (Killip classe IV).

- Elevação do segmento ST de aVR > V1: a elevação maior do segmento ST em aVR em relação a V1 é um importante preditor de oclusão aguda de TCE e o grau de elevação do ST em aVR constitui um preditor da evolução[3] incluindo a morte.[4]
- Depressão do segmento ST em II e de V4 a V6 (isquemia inferobasal) com T-negativa de V4-V6) (Figura 4).
- Depressão do segmento ST em II ou nas derivações inferiores. Neste último caso, sempre a depressão II > III. Isso ocorre porque o vetor de lesão se dirige de baixo para cima e da esquerda para direita.
- Depressão do segmento ST em V6 maior que a elevação do segmento ST em V1.
- Depressão difusa do segmento ST em parede inferolateral.
- Eventual observação de padrão de bloqueio completo do ramo direito, bloqueio divisional anterossuperior esquerdo (LAFB) e/ou bloqueio divisional anteromedial (LSFB).
- O padrão de depressão difusa do segmento ST associado à elevação do ST em aVR não é específico de oclusão subtotal de tronco de coronária esquerda. Por esse motivo,

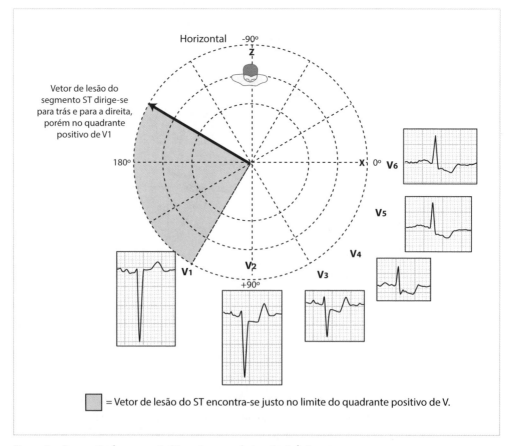

Figura 4 Depressão do segmento ST em II ou nas derivações inferiores.

é preferível o termo isquemia circunferencial subendocárdica (*suspect circumferential subendocardial ischemia*) porque outras condições podem determinar este padrão.[5]

- Os casos com oclusão total ou completa de tronco de coronária esquerda, diferentemente daqueles com oclusão subtotal, apresentam um padrão de elevação do segmento ST e não predominante depressão, como neste caso. Esses pacientes geralmente falecem antes de chegarem ao hospital[6] em razão de choque cardiogênico, edema agudo de pulmão, taquiarritmia ou distúrbio dromotrópico intraventricular.[7,8]

Embora a conduta cirúrgica ainda seja o padrão-ouro para esses casos, recentes pesquisas têm mostrado que a intervenção coronariana percutânea com implante de *stent* pode ser uma alternativa eficaz e segura para pacientes cuidadosamente selecionados que apresentem boa função ventricular e anatomia favorável.[9-11]

REFERÊNCIAS BIBLIOGRÁFICAS

1. Nikus KC, Eskola MJ, Sclarovsky S. Electrocardiographic presentations of left main or severe triple vessel disease in acute coronary syndromes – an overview. J Electrocardiol. 2006; 39(4 Suppl):S68-72.
2. Killip T 3rd, Kimball JT. Treatment of myocardial infarction in a coronary care unit: a two year experience with 250 patients. Am J Cardiol. 1967;20(4):457-64.
3. Yamaji H, Iwasaki K, Kusachi S, Murakami T, Hirami R, Hamamoto H, et al. Prediction of acute left main coronary artery obstruction by 12-lead electrocardiography. ST segment elevation in lead aVR with less ST segment elevation in lead V(1). J Am Coll Cardiol. 2001;38(5):1348-54.
4. Barrabés JA, Figueras J, Moure C, Cortadellas J, Soler-Soler J. Prognostic value of lead aVR with a first non-ST-segment elevation myocardial infarction. Circulation. 2003;108(7):814-9.
5. Knotts RJ, Wilson JM, Kim E, Huang HD, Birnbaum Y. Diffuse ST depression with ST elevation in aVR: Is this pattern specific for global ischemia due to left main coronary artery disease? J Electrocardiol. 2013;46(3):240-8.
6. Fiol M, Carrillo A, Rodriguez A, Pascual M, Bethencourt A, Bayés de Luna A. Electrocardiographic changes of ST-elevation myocardial infarction in patients with complete occlusion of the left main trunk without collateral circulation: differential diagnosis and clinical considerations. J Electrocardiol. 2012;45(5):487-90.
7. Nikus KC. Acute total occlusion of the left main coronary artery with emphasis on electrocardiographic manifestations. Timely Top Med Cardiovasc Dis. 2007;11;E22.
8. Nikus KC, Eskola MJ. Electrocardiogram patterns in acute left main coronary artery occlusion J Electrocardiol. 2008;31:626-9.
9. Fajadet J, Chieffo A. Current management of left main coronary. Eur Heart J. 2012;33(1):36-50b.
10. Park SJ, Kim YH, Park DW, Yun SC, Ahn JM, Song HG, et al. Randomized trial of stents versus bypass surgery for left main coronary artery disease. N Engl J Med. 2011;364(18):1718-27.
11. Capodanno D, Miano M, Cincotta G, Caggegi A, Ruperto C, Bucalo R, et al. EuroSCORE refines the predictive ability of SYNTAX score in patients undergoing left main percutaneous coronary intervention. Am Heart J. 2010;159(1):103-9.
12. Prieto-Solís JA, Benito N, Martín-Durán R. Electrocardiographic diagnosis of left main coronary artery obstruction using ST-segment and QRS-complex vector analysis Rev Esp Cardiol. 2008;61(2):137-45.
13. Kosuge M, Kimura K, Ishikawa T, Ebina T, Shimizu T, Hibi K, et al. Predictors of left main or three-vessel disease in patients who have acute coronary syndromes with non-ST-segment elevation. Am J Cardiol. 2005;95(11):1366.
14. Bayés de Luna A, Fiol-Sala M (eds.). Electrocardiography in ischemic heart disease. Oxford: Blackwell/Futura; 2008. p.234.

3 Síndrome coronariana aguda com elevação do segmento ST complicada com choque cardiogênico e distúrbio de condução intraventricular por oclusão total do tronco de coronária esquerda sem circulação colateral

RELATO DE CASO

Paciente de 47 anos foi admitido na sala de emergência com história de dor retroesternal de caráter constritiva e sem irradiação, acompanhada de profusa sudorese fria iniciada há aproximadamente 40 minutos. Ao exame físico, apresentava-se pálido, com a pele fria, o pulso filiforme, frequência cardíaca (FC) de 85 bpm e com pressão arterial inaudível.

Providenciou-se imediatamente acesso venoso, oxigenoterapia, monitoração e eletrocardiograma (Figura 1).

DIAGNÓSTICO ELETROCARDIOGRÁFICO

- Ritmo sinusal.
- FC = 83 bpm.
- QRS de duração alargada (160 ms).
- Padrão qR de V1 a V3 (bloqueio completo do ramo direito complicado com infarto agudo anterior e elevação do segmento ST de convexidade superior seguido de onda T negativa de V1 a V3).
- Padrão R/S com R < S de V4 a V6 com S final empastada.

Como consequência da direção do vetor de lesão para cima e para a esquerda no plano frontal próxima a -30° (entre -45° e -30°), ocorrem as seguintes modificações eletrocardiográficas:

- Elevação do segmento ST em aVL.
- Segmento ST em aVR isoelétrico (vetor de lesão perpendicular a essa derivação).
- Depressão do segmento ST nas derivações inferiores (porque o vetor de lesão foge dessas derivações) com consequente depressão do segmento ST de SIII > SII (Figura 2).

Síndrome coronariana aguda com elevação do segmento ST 11

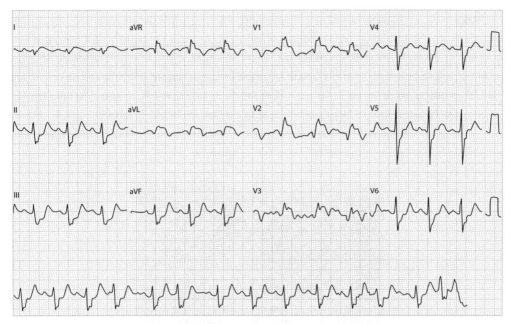

Figura 1 Eletrocardiograma de paciente com história de dor retroesternal de caráter constritivo e sem irradiação.

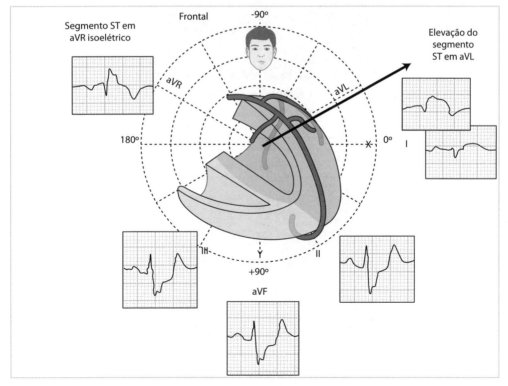

Figura 2 Depressão do segmento ST nas derivações inferiores com SIII > SII.

Após a realização desse traçado, o paciente foi encaminhado imediatamente para a sala de hemodinâmica. A angiografia revelou oclusão total do tronco de coronária esquerda (TCE) com imagem de trombo (Figura 3). Após uma dose de ataque de abciximab foi realizada a aspiração do trombo e, logo em seguida, foi implantado um *stent* no TCE com obtenção de fluxo TIMI grau II em todo o leito coronário esquerdo (Figura 4). Logo após o procedimento houve estabilização do quadro hemodinâmico.

Após uma semana, foi realizada uma coronariografia de controle que confirmou permeabilidade completa da coronária esquerda (Figura 5).

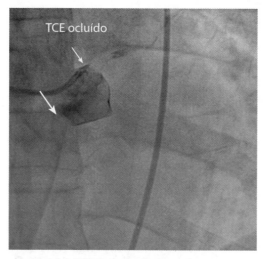

Figura 3 Angiografia da oclusão total do TCE com imagem de trombo.

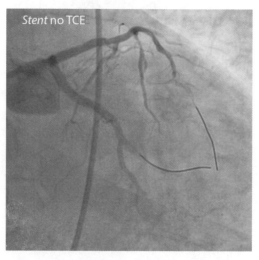

Figura 4 *Stent* no TCE com obtenção de fluxo TIMI grau II em todo o leito coronário esquerdo.

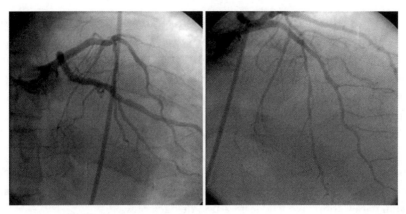

Figura 5   Coronariografia de controle após uma semana.

O paciente recebeu alta hospitalar no décimo quinto dia de internação com fração de ejeção avaliada pelo ecocardiograma de 47%.

COMENTÁRIOS

A síndrome coronariana aguda (SCA) decorrente da trombose com oclusão total da TCE é um evento catastrófico associado com mau prognóstico e alta taxa de mortalidade hospitalar. Infelizmente, os dados de literatura são conflitantes em relação ao diagnóstico eletrocardiográfico dessa entidade. Diferentes padrões eletrocardiográficos têm sido descritos em pequenas séries na literatura. A SCA por suboclusão do TCE geralmente se manifesta no ECG com padrão de isquemia circunferencial, caracterizado por depressão difusa do segmento ST em sete ou mais derivações associado à elevação do segmento ST em aVR e V1 (elevação do ST aVR≥V1).[1-4] Ademais, o desvio do ST em V6 ≥ que em V1 possui maior sensibilidade para predizer lesão suboclusiva de tronco do que a elevação do ST a VR ≥ V1.[5]

Pacientes com oclusão completa de tronco de coronária esquerda que desenvolvem circulação colateral adequada possuem maior preservação da função ventricular, porém essas colaterais são usualmente insuficientes para evitar a dor anginosa.[6]

A suboclusão de tronco mostra depressão transitória de ST seguida de onda T negativa maximamente de V4 a V5.[4]

Nos casos de oclusão total aguda do TCE, o eletrocardiograma caracteriza-se pela presença dominante de elevação do segmento ST. Entretanto, a maioria desses pacientes falece antes de chegar ao hospital. Os poucos pacientes com oclusão completa do TCE e SCA sem elevação do segmento ST possuem circulação colateral bem desenvolvida.[6-8]

Fiol et al.,[10] com base em uma série pequena de casos, mostraram que o padrão mais típico de infarto agudo do miocárdio (IAM) com elevação do segmento ST por oclusão total do TCE sem circulação colateral se manifesta por:

- Elevação do segmento ST nas derivações precordiais de V2 a V6 e aVL associado com depressão de ST na parede inferior (padrão de obstrução de DA proximal à primeira septal e primeiro ramo diagonal).
- Ausência de elevação do segmento ST em aVR e V1(uma vez que o envolvimento da artéria coronária circunflexa gera depressão de ST nestas derivações e, consequentemente, atenua a elevação do segmento ST).
- Distúrbio de condução intraventricular – BCRD e bloqueios divisionais.

O pronto reconhecimento e a revascularização imediata – preferencialmente a intervenção coronariana percutânea (ICP) primária – têm se firmado como estratégia segura, eficaz e vital para a sobrevivência deste grupo de pacientes.[10-12]

Na nossa experiência, os pacientes com esse padrão eletrocardiográfico que não foram submetidos à terapia de reperfusão ou que não tiveram sucesso faleceram em choque cardiogênico, como no exemplo a seguir. O doente foi admitido com ECG similar e angiografia coronariana, evidenciando oclusão total do TCE. Infelizmente a intervenção coronariana não teve sucesso (Figura 6).

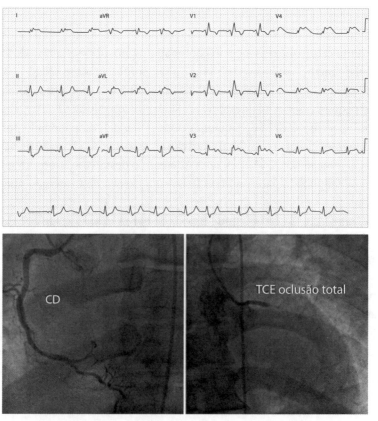

Figura 6   ECG similar e angiografia coronariana evidenciando oclusão total do TCE.

REFERÊNCIAS BIBLIOGRÁFICAS

1. Yamaji H, Iwasaki K, Kusachi S, Murakami T, Hirami R, Hamamoto H, et al. Prediction of acute left main coronary artery obstruction by 12-lead. J Am Col Cardiol. 2001;38(5):1348-54.
2. Kosuge M, Kimura K, Ishikawa T, Ebina T, Shimizu T, Hibi K, et al. Predictors of left main or three vessel disease in patients who have acute coronary syndromes with non-ST-segment elevation. Am J Cardiol. 2005;95(11):1366-9.
3. Bayés de Luna A, Fiol-Sala M (ed.). Electrocardiography in ischemic heart disease. Oxford: Blackwell/Futura; 2008. p.234.
4. Nikus KC, Markku J, Sclarovsky S. Electrocardiographic presentations of left main or severe triple vessel disease in acute coronary syndromes – an overview. J Electrocardiol. 2006; 39(4 Suppl):S68-72.
5. Mahajan N, Hollander G, Thekkoott D, Temple B, Malik B, Abrol S, et al. Prediction of left main coronary artery obstruction by 12-lead electrocardiography: ST segment deviation in lead V6 greater than or equal to ST segment deviation in lead V1. Ann Noninvasive Electrocardiol. 2006;11(12):102-12.
6. Slunga L, Eirksson P, Osterman G. Complete occlusion of the left maincoronary artery: clinical and angiographic observations in five cases. J Intern Med. 1989;225(2):123-7.
7. Nikus KC. Acute total occlusion of the left main coronary artery with emphasis on electrocardiographic manifestations. Timely Top Med Cardiovasc Dis. 2007;11:E22.
8. Nikus KC. Electrocardiographic presentations of acute total occlusion of the left main coronary artery. J Electrocardiol. 2012;45(5):491-3.
9. Fiol M, Carrillo A, Rodríguez A, Pascual M, Bethencourt A, Bayés de Luna A. ECG changes of STEMI in patients with complete occlusion of the leftmain trunk without collateral circulation: Differential diagnosis and clinical considerations. J Electrocardiol. 2012;45(5):487-90.
10. Udayakumaran K, Subban V, Pakshirajan B, Lakshmanan A, Kalidoss L, Rajaram RS, et al. Primary percutaneous thrombus aspiration alone as definitive intervention for left main coronary artery occlusion presenting as acute anterior wall st elevation myocardial infarction. Heart Lung Circ. 2014 Feb;23(2):166-70
11. Kramer MC, Verouden NC, Li X, Koch KT, van der Wal AC, Tijssen JG, et al. Thrombus aspiration alone during primary percutaneous coronary intervention as definitive treatment in acute ST-elevation myocardial infarction. Catheter Cardiovasc Interv. 2012;79(6):860-7.
12. Russo JJ, Dzavík V, Cairns JA, Rao SV, Niemelä KO, Natarajan MK, et al. An international survey of clinical practice during primary percutaneous coronary intervention for ST-elevation myocardial infarction with a focus on aspiration thrombectomy. EuroIntervention. 2013;8(10):1143-8.

4 Síndrome de Wellens, síndrome coronariana aguda-T ou síndrome da obstrução proximal da descendente anterior

RELATO DE CASO

Paciente idoso (83 anos), sexo masculino, foi admitido na sala de emergência referindo dor torácica retroesternal típica opressiva iniciada há 7 horas com duração aproximada de 20 minutos que cedeu espontaneamente. Negava qualquer fator de comorbidade prévia.

EXAME FÍSICO

Presença de hipertensão arterial sistólica característica do idoso (200/80 mmHg). Estava sem dor quando se realizou o primeiro eletrocardiograma (ECG) (Figura 1). Após as medidas iniciais, foi realizada a dosagem dos marcadores de necrose, que resultaram normais.

Pacientes com quadro de angina instável que apresentam esse padrão de T bifásica *plus/minus* ou com T simétrica negativa tipo isquemia subepicárdica são considerados de alto risco pois sua presença indica lesão crítica proximal da artéria descendente anterior (DA). Cerca de 18% dos casos de angina instável com lesão crítica proximal da artéria DA mostram o padrão Wellens tipo 2 ou B.

O paciente foi submetido a coronariografia nas primeiras 24 horas, a qual revelou suboclusão proximal da artéria DA que foi tratada com implante de *stent* (Figura 2).

Essa manifestação eletrocardiográfica (T bifásica *plus/minus* na parede anterior), principalmente quando o paciente está assintomático no contexto de um quadro de SCA de angina instável, caracteriza a síndrome de Wellens (SW), síndrome de Zwan, síndrome coronariana aguda-T (*acute coronary T-wave syndrome*)[1] ou síndrome da descendente an-

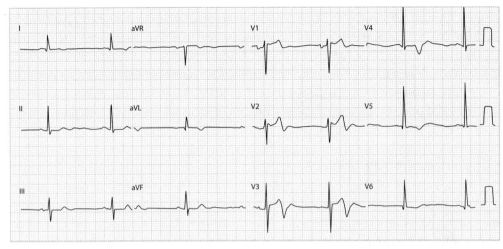

Figura 1 Diagnóstico eletrocardiográfico evidenciando discreta elevação do segmento ST com aspecto em sela de montaria seguida de onda T bifásica (padrão *plus/minus*) de V1 a V3 (variante Wellens tipo 2 ou B) e onda T negativa de ramos simétricos e base larga na derivação V4 tipo isquemia subepicárdica (variante Wellens 1 ou A). Adicionalmente, observam-se ondas T negativas em parede lateral alta DI e aVL, uma possível consequência da sobrecarga ventricular esquerda decorrente de hipertensão arterial de longa data.

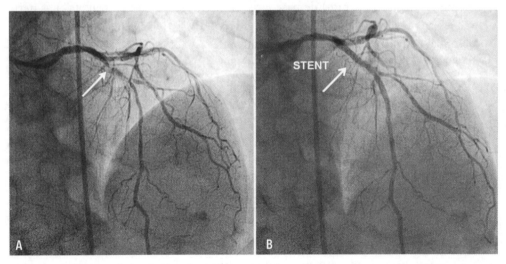

Figura 2 Coronariografia revelando suboclusão proximal da artéria descendente anterior (A), e implante de *stent* (B).

terior. A síndrome foi descrita pela primeira vez em 1982 por Zawan, Bär e Wellens.[2] Nesse estudo original, observou-se que o padrão de T no contexto clínico mencionado ocorre em 18% dos pacientes. Um estudo posterior prospectivo identificou a síndrome em 14% dos pacientes no ECG da admissão e em 60% dentro das primeiras 24 horas.[3] A síndrome é quase sempre associada com lesão crítica proximal de DA. Outro aspecto do trabalho original que merece atenção é que, apesar da terapia medicamentosa intensiva para a época, 8,5% dos pacientes evoluíram no curto prazo (dentro de 2 a 3 semanas) para infarto agudo do miocárdio (IAM) anterior extenso. Assim, esse subgrupo de pacientes deve ser considerado de alto risco na estratificação, justificando uma abordagem invasiva precoce.

A forma clássica de apresentação da SW (ondas T bifásicas *plus/minus* em parede anterior) está presente em aproximadamente 24% dos casos (tipo 2). O restante se manifesta no ECG por inversão simétrica das ondas T com base larga (T de isquemia subepicárdica em "asa de gaivota"), principalmente em V2 e V3, podendo estender-se de V1-V4 e, eventualmente, V5-V6 (tipo 1).

A síndrome de Wellens é uma entidade clínico-eletrocardiográfica definida como o conjunto de sinais e sintomas ocorridos no contexto clínico da angina instável com biomarcadores de necrose normais ou minimamente aumentados. Está associada a um padrão eletrocardiográfico característico registrado durante a ausência da dor anginosa e que assinala a presença de lesão crítica proximal da artéria descendente anterior e a necessidade de conduta invasiva, sob pena de evolução para infarto anterior extenso ou morte súbita.

O padrão eletrocardiográfico é definido por:

- Ondas T de isquemia subepicárdica caracterizada por ondas T negativas frequentemente profundas (> 2 mm) de base larga, simétricas, "em asa de gaivota" nas derivações da parede anterior de V2 a V3 ou de V1 a V4 (tipo 1 ou A). A sensibilidade da onda T invertida para lesão significativa de DA foi de 69%, a especificidade foi de 89% e o valor preditivo positivo foi de 86%.[4] Esse padrão de inversão dinâmica da onda T na parede anterior se observa em condições reversíveis de disfunção do ventrículo esquerdo (*stunned myocardium*), seja isquêmico ou não isquêmico, com fisiopatologia ainda obscura. Todavia, pesquisas sugerem ser consequência de edema miocárdico. O padrão eletrocardiográfico de Wellens tem sido observado também na ponte miocárdica, dissecção coronariana, colecistite e síndrome de Takotsubo.[5] A variante tipo A (onda T invertida) tem sido observada como variante normal nas crianças em precordiais direitas, persistência do padrão juvenil da onda T, bloqueios de ramo, embolia pulmonar aguda, cardiomiopatia hipertrófica variedade apical ou japonesa, aumento súbito da pressão intracraniana (por exemplo, a hemorragia subaracnoide causa ondas T profundas e invertidas de bizarra morfologia) e na isquemia miocárdica e infarto. Onda T invertida em III é uma variante normal. Novas ondas T invertidas comparadas com ECG prévio são sempre anormais. As ondas T patológicas invertidas são usualmente simétricas, profundas (> 3 mm), de base larga e com aspecto em asa de gaivota. Elas ocasionam sempre prolongamento do intervalo QTc.
- Ondas T bifásicas do tipo *plus/minus* de V2 a V3 (ou de V1 a V4) – variante tipo B ou 2 da síndrome de Wellens.
- Eventual presença concomitante de ambos os padrões (como neste caso tipo B de V1 a V3 e tipo A em V4).

- Segmento ST sem elevação ou com discreta elevação.
- Progressão normal da onda R nas precordiais *normal precordial R-wave progression*,[6] isto é, ausência de perda da voltagem das ondas R na parede anterior. Riera et al.[7] descreveram uma variante da síndrome caracterizada por aumento transitório da voltagem da R em V2-V3 (forças anteriores proeminentes), a qual foi interpretada pelos autores como expressão de bloqueio do fascículo médio do ramo esquerdo, fibras médias/fascículo septal,[8] ou bloqueio divisional anteromedial.[9] Esse bloqueio divisional coincidentemente tem por causa principal a lesão crítica proximal da artéria DA.
- Constante prolongamento transitório do intervalo QT/QTc.[5]

As anormalidades da onda T são persistentes e podem permanecer por horas ou semanas na ausência de dor anginosa. Após o tratamento, essas alterações da onda T normalizam.[6]

A Figura 3 mostra os padrões eletrocardiográficos das variantes tipo 1 ou A e tipo 2 ou B da síndrome de Wellens.

Nos ECGs das Figuras 4 e 5, é mostrado um exemplo do tipo A ou 1 com traçados realizados durante o episódio anginoso (sem alteração de T) e livre de dor (com T negativa em parede anterolateral).

A angiografia coronariana também revelou suboclusão (aspecto anelar) proximal de DA que foi tratada com sucesso através do implante de *stent* (Figura 6).

DIAGNÓSTICO ELETROCARDIOGRÁFICO

- Isquemia subepicárdica em parede anterolateral.
- Onda T negativa tipo isquemia subepicárdica de V1 a V6, DI e aVL.
- Padrão Wellens tipo 1 ou A.

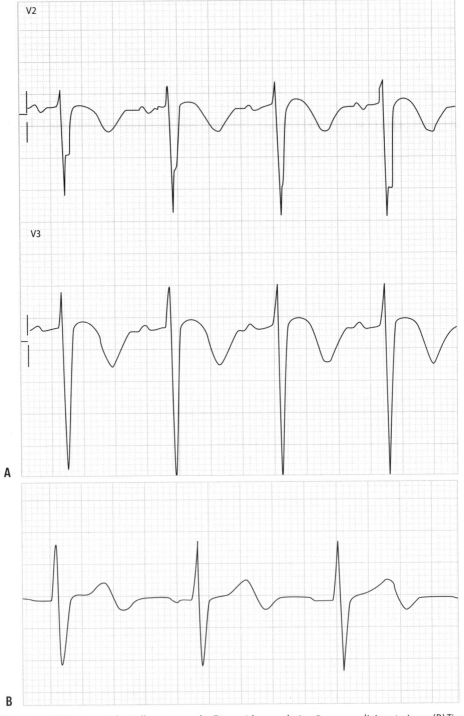

Figura 3 (A) Tipo 1 ou A de Wellens com ondas T invertidas nas derivações precordiais anteriores. (B) Tipo 2 ou B de Wellens com ondas T bifásicas nas derivações precordiais anteriores.

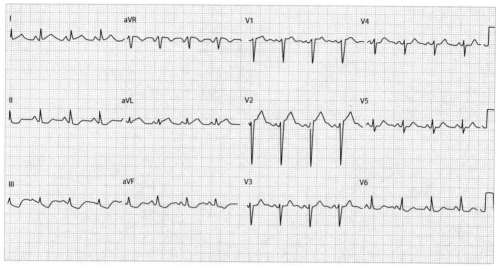

Figura 4   ECG realizado durante um episódio anginoso; FC = 100 bpm e repolarização normal.

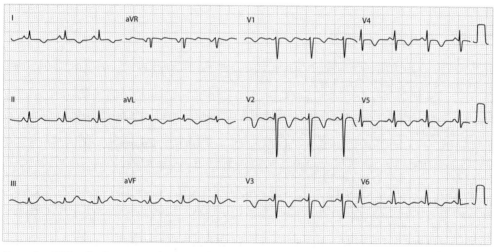

Figura 5   ECG realizado com o paciente sem dor.

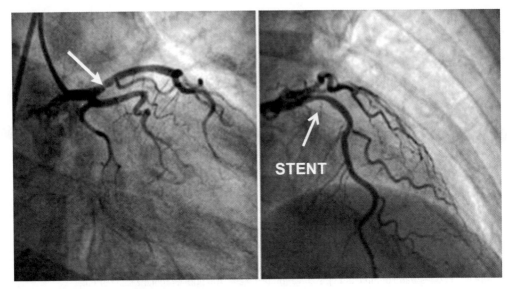

Figura 6   Resultado da coronariografia após o implante do *stent*.

REFERÊNCIAS BIBLIOGRÁFICAS

1. Nisbet BC, Zlupko G. Repeat Wellens' syndrome: case report of critical proximal left anterior descending artery restenosis. J Emerg Med. 2010;39(3):305-8.
2. Zwan C, Bär FW, Wellens HJ. Characteristic electrocardiographic pattern indicating a critical stenosis high in left anterior descending coronary artery in patients admitted because of impending myocardial infarction. Am Heart J. 1982;103(4 Pt 2):730-6.
3. Tandy TK, Bottomy DP, Lewis JG. Wellens' syndrome. Annals of Emerg Med. 1999;3(33):347-51.
4. Haines DE, Raabe DS, Gundel WD, Wackers FJ. Anatomic and prognosis significance of new T-wave inversion in unstable angina. Am J Cardiol. 1983;52(1):14-8.
5. Migliore F, Zorzi AM, Marra MP, Basso C, Corbetti F, De Lazzari M, et al. Myocardial edema underlies dynamic T-wave inversion (Wellens' ECG pattern) in patients with reversible left ventricular dysfunction. Heart Rhythm. 2011;8(10):1629-34.
6. Rinehardt J, Brady WJ, Perron AD, Mattu A. Electrocardiographic manifestations of Wellens' syndrome. Am J Emerg Med. 2002;20(7):638-43.
7. Riera AR, Ferreira C, Ferreira Filho C, Dubner S, Schapachnik E, Uchida AH, et al. Wellens syndrome associated with prominent anterior QRS forces: an expression of left septal fascicular block? J Electrocardiol. 2008;41(6):671-4.
8. Bayés de Luna A, Riera AP, Baranchuk A, Chiale P, Iturralde P, Pastore C, et al. Electrocardiographic manifestation of the middle fibers/septal fascicle block: a consensus report. J Electrocardiol. 2012;45(5):454-60.
9. Moffa PJ, Ferreira BM, Sanches PC, Tobias NM, Pastore CA, Bellotti G. Intermittent antero-medial divisional block in patients with coronary disease. Arq Bras Cardiol. 1997;68(4):293-6.

Infarto agudo do miocárdio com onda T positiva, ampla, apiculada e persistente da fase hiperaguda: padrão eletrocardiográfico "estático"

5

RELATO DE CASO

Um homem de 57 anos foi admitido na unidade de pronto-atendimento (UPA) com história de dor retroesternal típica de caráter constritivo, iniciada há 60 minutos. Como fator de risco para doença arterial coronariana (DAC) referia dislipidemia.

Na admissão, realizou um eletrocardiograma (ECG) (Figura 1) que mostrava perda de progressão da onda R nas precordiais de V1 a V3 e ondas T altas, de base larga com discreta elevação do segmento ST na parede anterior (V2-V4). A primeira amostra de troponina mostrava uma discreta elevação. Esse padrão eletrocardiográfico permaneceu persistentemente inalterado ou estático no ECG subsequente, realizado 5 horas mais tarde (Figura 2).

O paciente foi classificado como portador de uma síndrome coronariana aguda sem elevação do segmento ST e tratado com nitrato, aspirina, clopidogrel e enoxaparina. Encontrava-se neste momento hemodinamicamente estável, porém com discreto desconforto precordial. Optou-se então por transferi-lo para uma unidade terciária para que se pudesse realizar estudo hemodinâmico após 24 horas.

O ECG realizado após 13 horas (Figura 3) revelou um padrão de infarto anterior transmural (de V1 a V4) em evolução.

Enquanto aguardava a realização do cateterismo, apresentou novo episódio de dor e o ECG desta ocasião (Figura 4) revelou necrose, lesão e isquemia subepicárdica em parede anterior.

A angiografia coronariana mostrou oclusão total da artéria descendente anterior com presença de circulação colateral (Figura 5). Foi tratado com implante de dois *stents* convencionais (Figura 6). Um ecocardiograma realizado posteriormente revelou fração de ejeção do ventrículo esquerdo de 37%.

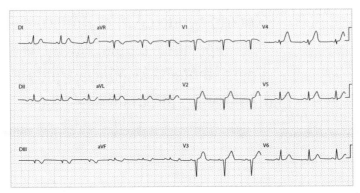

Figura 1 ECG da admissão. Diagnóstico eletrocardiográfico: ondas T altas, de base larga com discreta elevação do segmento ST de V2 a V4. Observa-se perda de progressão de ondas R de V1 a V3. O eixo da T no plano frontal encontra-se próximo de +5° (à esquerda de +30°: onda T negativa em III).

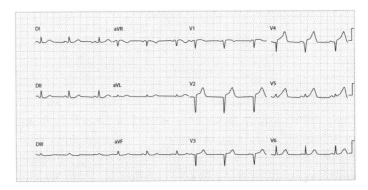

Figura 2 ECG realizado 5 horas mais tarde. Diagnóstico eletrocardiográfico: o padrão eletrocardiográfico permaneceu persistentemente inalterado ("estático") nas derivações precordiais em relação ao ECG da admissão. Apenas o eixo da onda T teve um discreto deslocamento para a direita no plano frontal, localizando-se agora próximo de +30° (onda T perpendicular a III).

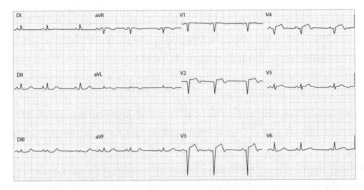

Figura 3 ECG realizado após 13 horas. Diagnóstico eletrocardiográfico: padrão de infarto de miocárdio anterior transmural em evolução com necrose da parede anterior (transmural porque os eletrodos exploradores registram complexos QRS totalmente negativos: QS).

Infarto agudo do miocárdio com onda T positiva, ampla, apiculada e persistente da fase hiperaguda   25

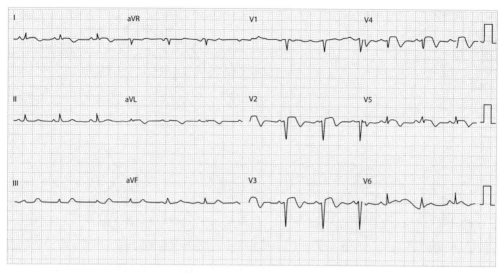

Figura 4   ECG tardio realizado enquanto o paciente aguardava a realização do cateterismo e com novo episódio de dor torácica. Diagnóstico eletrocardiográfico: necrose, lesão e isquemia subepicárdica em parede anterior. A onda T no plano frontal com maior desvio à direita próxima de +120° (negativa em I e positiva em III).

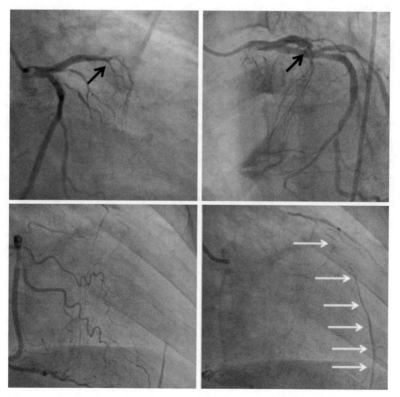

Figura 5   Oclusão total proximal da artéria descendente anterior (setas pretas) com circulação colateral a partir da artéria coronária direita (setas brancas).

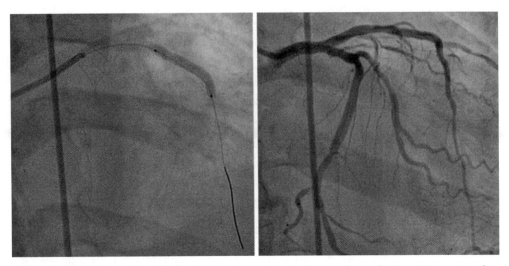

Figura 6 Antes e depois da angioplastia com *stent* convencional para a descendente anterior mostrando a artéria aberta, porém com leito distal fino.

COMENTÁRIOS

Em presença de um quadro clássico de infarto agudo do miocárdio por obstrução da artéria DA, o ECG mostra uma clássica sequência temporal de modificações que afetam a onda T, o segmento ST e o complexo QRS, conforme mostra a Figura 7. Nesse registro contínuo (derivação V2) de dez minutos, observamos sequencialmente: aumento da amplitude da onda T (grau I de isquemia), seguido de elevação do segmento ST (grau II de isquemia) e, finalmente, distorção da parte final do QRS associada ao desaparecimento da onda S e aumento da amplitude da onda R.[1]

Em alguns pacientes, essa sequência eletrocardiográfica temporal clássica não ocorre, e a única manifestação é a isquemia subendocárdica manifestada pela presen-

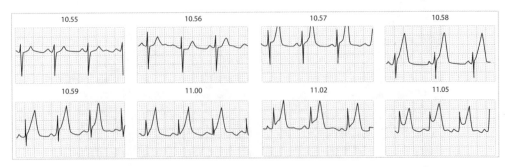

Figura 7 Sequência temporal de modificações que afetam a onda T, o segmento ST e o complexo QRS.

ça de ondas T altas, simétricas e de base larga que permanecem inalteradas nos ECG evolutivos. Quando esse comportamento eletrocardiográfico ocorre na parede anterior, com ondas T amplas e persistentemente positivas, assinala com alta probabilidade de obstrução total da DA que enche de forma retrógrada através de circulação colateral, o que teoricamente protege o miocárdio, determinando um grau menor de disfunção ventricular.[2] Essa interpretação levou à prática de tratamento conservador inicial nos pacientes que apresentam tal padrão eletrocardiográfico não evolutivo ou estático. Entretanto, atualmente essa abordagem tem sido questionada após estudo publicado por Verouden et al.[3] Esses autores observaram que os pacientes com esse padrão eletrocardiográfico estático, sem elevação do segmento ST em presença de oclusão aguda proximal da DA, eram mais jovens, predominantemente do sexo masculino e apresentavam maior prevalência de hipercolesterolemia comparados com os pacientes com IAM anterior e elevação do segmento ST.

Outros trabalhos utilizando a ressonância magnética (RM) na fase aguda concomitantemente aos ECG[4,5] mostraram que nesses casos existe, além da presença de edema miocárdico transmural, uma quantidade de necrose miocárdica no território irrigado pela DA comparável ao infarto agudo do miocárdio (IAM) anterior com elevação do segmento ST, associada a aumentos significativos dos marcadores enzimáticos de necrose.[6,7] A utilização da RNM mostra claramente que a proteção miocárdica é apenas parcial e não evita o dano miocárdico.

A revascularização miocárdica percutânea tardia realizada no presente caso não foi capaz de evitar a disfunção ventricular esquerda residual. Portanto, contrariando as evidências anteriores, a abordagem nesse subgrupo de pacientes deve ser semelhante à utilizada para o IAM com elevação do segmento ST.

Em 2008, Winter et al.[8] identificaram um novo padrão eletrocardiográfico de oclusão proximal da DA caracterizado por depressão do ponto J e segmento ST de 1 a 3 mm de concavidade superior (*upsloping*) de V1 a V6 seguido de ondas T simétricas, amplas, positivas e estáticas ou persistentes. Os complexos QRS geralmente eram normais ou discretamente alargados e em alguns casos observaram uma perda de progressão de ondas R precordiais (Figura 8). Na maioria dos pacientes, observou-se elevação do segmento ST de 1 a 2 mm em aVR. Os autores reconheceram esse padrão ECG característico em 30 de 1.532 pacientes com infarto do miocárdio anterior (2,0%). Esses registros eletrocardiográficos foram realizados em média 90 minutos após o início dos sintomas. Apesar da realização de procedimentos percutâneos bem-sucedidos em todos os casos, houve uma considerável perda de miocárdio.

É de grande importância clínica que médicos e paramédicos envolvidos na triagem de pacientes com dor torácica reconheçam esse padrão eletrocardiográfico para que possam tomar uma conduta terapêutica adequada.

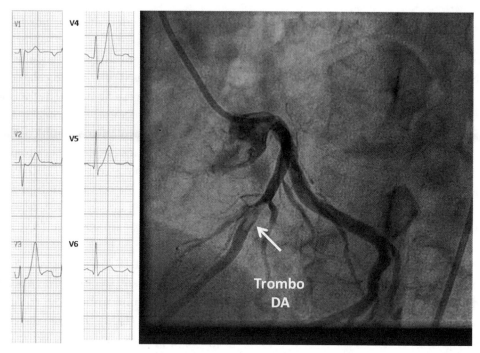

Figura 8   A) Padrão de Winter nas precordiais V3, V4; B) coronariografia com presença de trombo proximal na artéria descendente anterior.

REFERÊNCIAS BIBLIOGRÁFICAS

1. Sclarovsky, S. Electrocardiografia de los síndromes coronários agudos. Buenos Aires: Edimed; 2011. p.4-5.
2. Sagie A, Sclarovsky S, Strasberg B, Kracoff O, Rechavia E, Bassevich R, et al. Acute anterior wall myocardial infarction presenting with positive T waves and without ST segment shift. Electrocardiographic features and angiographic correlation. Chest. 1989;95(6):1211-5.
3. Verouden NJ, Koch KT, Peters RJ, Henriques JP, Baan J, van der Schaaf RJ, et al. Persistent precordial 'hyperacute' T-waves signify proximal left anterior descending artery occlusion. Heart. 2009;95(20):1701-6.
4. Perazzolo Marra M, Lima J, Iliceto S. MRI in acute myocardial infarction. Eur Heart J. 2010;32(3):284-93.
5. Desch S, de Waha S, Eitel I, Koch A, Gutberlet M, Schuler G, et al. Effect of coronary collaterals on long-term prognosis in patients undergoing primary angioplasty for acute ST-elevation myocardial infarction. Am J Cardiol. 2010;106(5):605-11.
6. Lønborg J, Kelbæk H, Vejlstrup N, Bøtker HE, Kim WY, Holmvang L, et al. Influence of preinfarction angina, collateral flow, and pre-procedural TIMI flow on myocardial salvage index by cardiac magnetic resonance in patients with ST-segment elevation myocardial infarction. Eur Heart J Cardiovasc Imaging. 2012;13(5):433-43.
7. Zorzi A, Perazzolo Marra M, Migliore F, Tarantini G, Iliceto S, Corrado D. Interpretation of acute myocardial infarction with persistent 'hyperacute T waves' by cardiac magnetic resonance. Europ Heart J Acute Cardiovasc Care. 2012;1(4):344-8.
8. de Winter RJ, Verouden NJ, Wellens HJ, Wilde AA; Interventional Cardiology Group of the Academic Medical Center. A new ECG sign of proximal LAD occlusion. N Engl J Med. 2008;359(19):2071-3.

Infarto agudo do miocárdio com acometimento do ventrículo direito simulando IAM anterior

6

RELATO DE CASO

Uma paciente de 39 anos com história de tabagismo desde os 17 anos de idade deu entrada na unidade de emergência com quadro de dor no peito tipo "facada" com irradiação para o membro superior esquerdo, acompanhada de dispneia, sudorese e tontura. Na história familiar relatou que sua mãe faleceu aos 49 anos de "infarto".

O exame físico da admissão era normal, com pressão arterial de 130 x 90 mmHg. Foi realizado um ECG (Figura 1A), que mostrou ritmo sinusal com elevação do segmento ST de convexidade superior e decrescente de V1-V3 e padrão de IAM com onda Q e corrente de lesão e isquemia subepicárdica em III e aVF (parede inferior). A paciente foi medicada com aspirina, clopidogrel (300 mg) e enoxaparina e encaminhada para o laboratório de hemodinâmica. A angiocoronariografia revelou oclusão total proximal da coronária direita (CD) (Figura 1B) e discretas irregularidades em DA e Cx (Figura 1C). Foi realizada a intervenção coronariana percutânea com implante de *stent* na CD com sucesso (Figura 1D).

O ECG realizado após o procedimento (Figura 2) mostra normalização da elevação do segmento ST na parede anterosseptal, persistindo a onda Q e a isquemia subepicárdica em III e aVF.

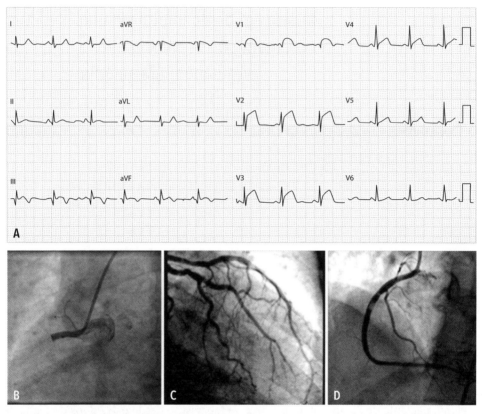

Figura 1   A: ritmo sinusal com elevação do segmento ST de convexidade superior e decrescente de V1 e V3 e padrão de IAM com onda Q e corrente de lesão e isquemia subepicárdica em III e aVF (parede inferior). Angiocoronariografia mostrando oclusão total proximal da coronária direita (CD) (B) e discretas irregularidades em DA e Cx (C). D: intervenção coronariana percutânea com implante de *stent* na CD.

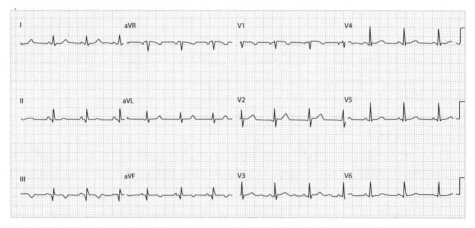

Figura 2   Diagnóstico eletrocardiográfico mostra normalização da elevação do segmento ST na parede anterosseptal, persistindo a onda Q e a isquemia subepicárdica em III e aVF.

COMENTÁRIOS

Classicamente, elevações agudas do segmento ST nas derivações precordiais anteriores, no contexto clínico da síndrome coronariana aguda, em geral sugerem IAM de parede anterosseptal do ventrículo esquerdo. Entretanto, há vários relatos na literatura de IAM do VD apresentando tal padrão eletrocardiográfico. Diferentemente do que ocorre no IAM anterior, quando o VD está acometido a elevação do segmento ST de V1-V3 é de magnitude decrescente como neste caso.[1-3]

Essas alterações eletrocardiográficas podem ser explicadas pela proximidade do VD com essas derivações precordiais. O VD é explorado mais adequadamente pelas seguintes derivações:

- Região trabecular do VD: V2.
- Região inferior direita parasseptal: V3 e V4.
- Parede livre do VD de V1 a V4 (anterosseptal).
- Via de saída do VD, região infundibular: aVR, V_{1H}, V_{2H} e V_{3H}.
- Via de entrada do VD: aVR, V_{4R}, and V_{5R}.

O reconhecimento do infarto do VD é importante porque está associado com maior morbimortalidade no curto prazo. A oclusão total aguda proximal da CD pode determinar necrose de grande extensão do VD. Os diversos segmentos da câmara ventricular direita são assim irrigados:

- Parede livre do VD: tronco da CD com exceção da borda anterior.
- Parede lateral do VD: ramo marginal agudo (Mg Ag) ou *ramus marginalis dexter*.
- Superfície anterior do VD: ramo ventricular direito da CD.
- Ramo do cone da CD: parte do septo.
- Descendente posterior (ramo da CD em 86% dos casos; ramo da Cx em 14%): parede posterior do VD.

Observação: em raros casos, ramos de uma descendente anterior (DA) longa ou tipo IV (aquelas que contornam a ponta do coração) irrigam parte do VD.

Reconhecimento clínico do infarto agudo do ventrículo direito

A tríade clínica diagnóstica clássica se caracteriza por:

- Turgência jugular e hepática.
- Pulmões limpos.
- Hipotensão arterial: PA inferior a 90 mmHg ou até choque.

Outros elementos do exame físico de valor são:

- Quarta bulha com galope ventricular direito que aumenta com a inspiração.
- Eventual presença do sinal de Kussmaul: distensão jugular à inspiração profunda.
- Pulso paradoxal.

A Tabela 1 mostra as principais diferenças clínicas e eletrocardiográficas entre o infarto agudo de parede inferior isolado associado com infarto do VD.

A Figura 3 mostra outro caso típico de infarto agudo inferior associado a IAM do VD. No plano frontal, o vetor de lesão aponta para + 120° – III (STE III > II) e se afasta de I e aVL (depressão do segmento ST nestas derivações). Nas precordiais direitas V3R e V4R se registra elevação do segmento ST seguido de onda T positiva, assinalando comprometimento do VD.

A elevação do segmento ST em V4R é o preditor mais potente de envolvimento do VD sempre associado à oclusão aguda total proximal da CD, como é mostrado no exemplo da Figura 3. Essas alterações eletrocardiográficas são transitórias, desaparecendo em média 10 horas após o evento em 50% dos pacientes.

A Tabela 2 demonstra a sensibilidade e especificidade da elevação do segmento ST > 1 mm em V1, V3R e V4R.[4]

Principais critérios eletrocardiográficos para o infarto agudo do ventrículo direito:

- Ritmo: frequente fibrilação atrial, *flutter*, marca-passo mutável e ritmo juncional por infarto atrial associado (1/3 dos pacientes apresentam infarto atrial concomitante).
- Onda P: pode existir padrão de sobrecarga atrial direita (SAD) como consequência do aumento da pressão do átrio direito em decorrência da elevação da pD_2 do VD.
- Intervalo PR: infradesnivelamento ou supradesnivelamento como consequência do eventual infarto atrial associado.
- Segmento ST: elevação transitória do segmento ST de 1 mm (0,1 mV) ou maior em pelo menos uma das derivações precordiais direitas V_3R, V_4R, V_5R, V_6R. A sensibilidade da elevação do ST em V_4R é de 100% e a especificidade de 70%. Sempre deverão ser registradas as precordiais direitas em todo paciente com infarto

Tabela 1   Diferenças clínicas e eletrocardiográficas entre infarto inferior isolado e infarto do VD

	IAM inferior isolado	IAM inferior associado a IAM do ventrículo direito
Sinais de insuficiência cardíaca direita	Não	Frequente
Sinais de Kussmaul	Negativo	Positivo
Bloqueio AV de alto grau	13%	48%
Supradesnivelamento do segmento ST de V4R a V6R	Ausente	Presente

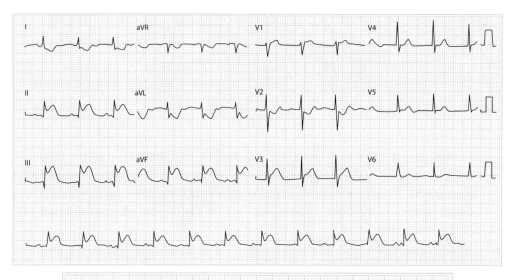
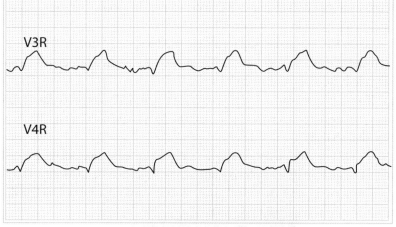
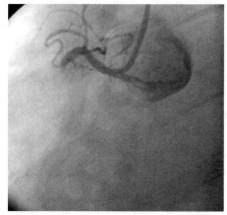

Figura 3 Infarto agudo inferior associado a IAM do ventrículo direito.

Tabela 2 Sensibilidade e especificidade da elevação do segmento ST > 1 mm em V1, V3R e V4R

Derivação	Sensibilidade (%)	Especificidade (%)
V1	28	92
V3R	69	97
V4R	93	95

diafragmático e clínica sugestiva de IAM do VD. Geralmente, o infarto agudo do VD associa-se ao infarto da parede inferior do ventrículo esquerdo. A elevação do segmento ST ≥ 1 mm ou 0,1 mV em uma ou mais derivações de V4R a V6R possui elevada sensibilidade (90%) e razoável especificidade para identificar infarto de miocárdio agudo de VD.

- Elevação do segmento ST de 1 mm ou maior na derivação CR (quinto espaço intercostal direito na linha médio-clavicular).
- Elevação ocasional do segmento ST decrescente da direita para esquerda de V_1-V_3, principalmente quando a lesão do VE é mínima.
- A elevação do ST costuma desaparecer em média após 10 horas.
- Infradesnivelamento do segmento ST com onda T negativa, simétrica, profunda e de base larga tem sido observado de V_1 a V_3.
- Ondas QS ou QR associadas à elevação do segmento ST nas precordiais direitas.
- A onda Q aparece na necrose dorsal-lateral do VD (sensibilidade 100% em V_4R – especificidade baixa).
- Complexos QS em V1 podem ser normais especialmente nos idosos. Em V_3R e V_4R a ocorrência deste tipo de complexo é altamente sugestivo de IAM de VD.
- Elevação do segmento ST de 1,5 mV na derivação unipolar intracavitária do VD com o eletrodo localizado na ponta do VD.
- Bloqueio de ramo direito tem sido observado experimentalmente em cães com IAM de VD isolado e clinicamente este distúrbio dromotrópico também pode ser encontrado. Como o BRD é raro no infarto inferior sua presença pode indicar comprometimento associado do VD.
- Bloqueio AV total: quando presente confere maior mortalidade.
- Bloqueio AV de alto grau: presente em quase a metade dos casos.
- Na fase crônica o infarto do VD não pode ser diagnosticado pelo ECG.

O IAM do VD isolado é extremamente raro e pode ser interpretado erroneamente como infarto anterosseptal do VE por causa da elevação do segmento ST em V1-V4 .

Pacientes com infarto de parede inferior com acometimento do VD apresentam maior incidência de BAV total, que concorre para o agravamento do distúrbio hemodinâmico em consequência do dissincronismo atrioventricular. Como o VD isquêmico apresenta complacência reduzida, o seu enchimento adequado depende muito da contribuição atrial eficaz. A Figura 4 mostra um caso de IAM inferior + VD complicado com BAVT que evoluiu para o óbito em choque cardiogênico.

A Figura 5 mostra um desenho comparativo na vista sagital esquerda (corte no eixo menor) entre o infarto de VD isolado (raro) (A) e o IAM inferior associado com acometimento do VD. (B) Registram-se as diferenças eletroanatômicas entre o infarto agudo isolado do VD e o associado com IMA diafragmático do VE.

Infarto agudo do VD sem comprometimento do VE, mostra corrente de lesão subepicárdica em V_1, V_3R e V_4R (Figura 6).

A Figura 7 mostra as modificações eletrocardiográficas que ocorrem nas derivações acessórias direitas e de V1 a V3 em caso de IAM do ventrículo direito isolado. São apresentadas todas a derivações precordiais e as acessórias direitas V_3R e V_4R. Observamos elevação do segmento ST em V_1, V_2, V_3R e V_4R.

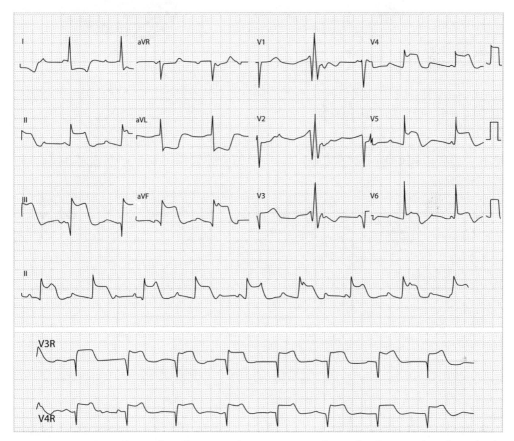

Figura 4   Diagnóstico eletrocardiográfico: o traçado mostra um IAM de parede inferoanterolateral complicado com bloqueio AV completo. No plano frontal, STEIII > SII (vetor de lesão aponta para DIII). Ondas QS ou QR associadas à elevação do segmento ST nas precordiais direitas V_3R e V_4R assinalam o comprometimento do VD associado.

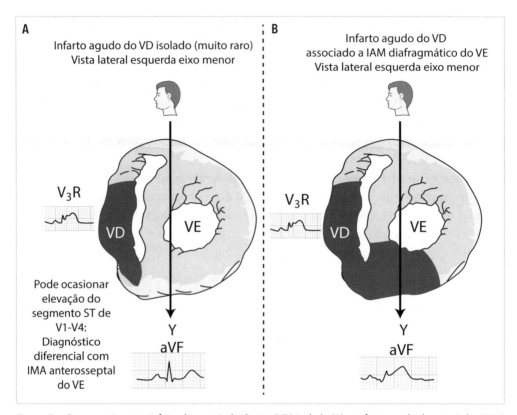

Figura 5 Comparação entre infarto de ventrículo direito (VD) isolado (A) e infarto agudo do miocárdio (IAM) inferior.

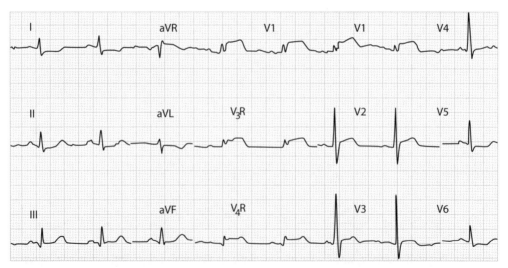

Figura 6 Diagnóstico eletrocardiográfico: o traçado mostra um raro caso de infarto agudo do miocárdio do ventrículo direito isolado sem acometimento do ventrículo esquerdo. Observamos elevação do segmento ST em V1, V2, V3R e V4R.

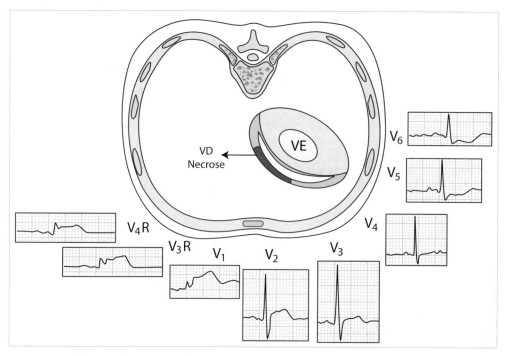

Figura 7   Modificações eletrocardiográficas nas derivações acessórias direitas e de V1 a V3 em caso de IAM do ventrículo direito isolado.

A Figura 8 mostra um ECG com infarto agudo de parede diafragmática (elevação do segmento ST nas derivações inferiores com SIII > SII) consequência de oclusão proximal da CD complicado com bradicardia sinusal, bloqueio AV de primeiro grau e comprometimento do VD traduzido por elevação do segmento ST seguido de onda T positiva em V$_4$R. A elevação do segmento ST em V$_4$R é o único mais poderoso preditor de IAM do VD.

ABORDAGEM TERAPÊUTICA DO INFARTO AGUDO DE VD

A reposição volêmica com a finalidade de manter a pré-carga com solução salina, baseada em estudos prévios, é adotada há vários anos como medida terapêutica inicial.[5-7] Entretanto, estudos recentes têm demonstrado efeitos adversos relacionados com o excesso da reposição de volume. Portanto, deve ser feita com cautela, já que essas publicações, incluindo dois estudos prospectivos, mostraram que a sobrecarga de volume aumenta a pressão de enchimento do lado direito sem melhorar o débito cardíaco.[8-10] A estratégia de reperfusão precoce deve ser utilizada semelhante ao IAM com elevação do segmento ST do VE, por meio da terapia fibrinolítica ou intervenção coronária percutânea preferencialmente e tem como objetivo tentar reverter a síndrome de baixo débito cardíaco (DC) presente em 15 a 20% dos casos. A

38 Eletrocardiograma na medicina de urgência e emergência

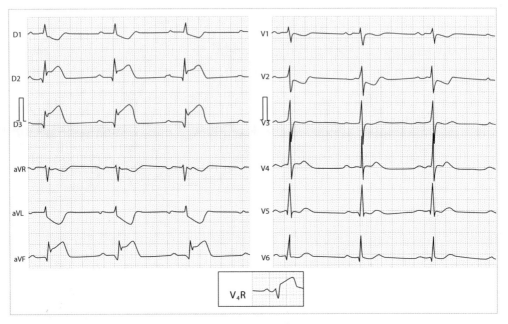

Figura 8   Eletrocardiograma com infarto agudo de parede diafragmática.

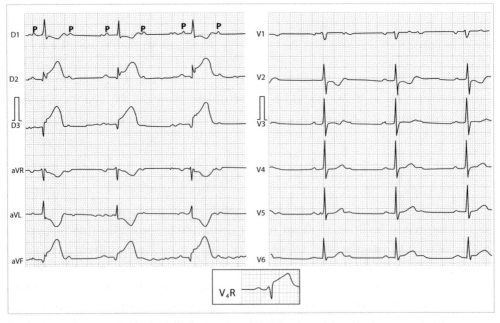

Figura 9   O ECG mostra típico padrão de infarto agudo inferior, consequência de oclusão proximal da artéria CD complicado com bloqueio AV 2:1 e comprometimento concomitante do VD: elevação do segmento ST em V4R seguido de onda T positiva.

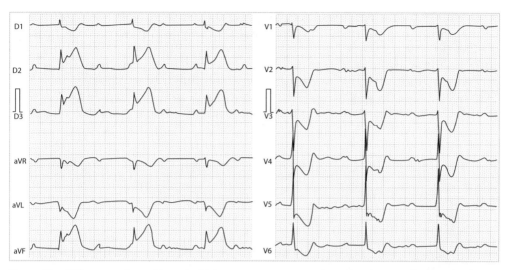

Figura 10 ECG mostrando um bloqueio AV de terceiro grau consequência de infarto agudo do miocárdio por obstrução proximal da artéria coronária direita. Os complexos QRS são estreitos, assinalando um comando ventricular supra His. Registra-se imagem especular ou recíproca em toda a parede anterior de V1 a V6 e lateral alta (I e aVL).

estabilização elétrica, incluindo controle adequado da FC e a manutenção do sincronismo atrioventricular, é outro fator-chave para a manutenção do DC nesse subgrupo de pacientes.

REFERÊNCIAS BIBLIOGRÁFICAS

1. Porter A, Herz I, Strasberg B. Isolated right ventricular infarction presenting as anterior wall myocardial infarction on electrocardiography. Clin Cardiol. 1997;20(11):971-3.
2. Saw J, Amin H, Kiess M. Right ventricular ischemia mimicking acute anterior myocardial infarction. Can J Cardiol. 1999;15(10):1143-6.
3. Khan ZU, Chou TC. Right ventricular infarction mimicking acute anteroseptal left ventricular infarction. Am Heart J. 1996;132(5):1089-93.
4. Klein HO, Tordjman T, Ninio R, Sareli P, Oren V, Lang R, et al. The early recognition of right ventricular infarction: diagnostic accuracy of the electrocardiographyc V4R lead. Circulation. 1983;67(3):558-65.
5. Lopez-Sendón J, Coma-Canella I, Viñuelas Adanez J. Volume loading in patients with ischemic right ventricular dysfunction. Eur Heart J. 1981;2(4):329-38.
6. Baigrie RS, Haq A, Morgan CD, Rakowski H, Drobac M, McLaughlin P. The spectrum of right ventricular involvement in inferior wall myocardial infarction: a clinical, hemodynamic and noninvasive study. J Am Coll Cardiol. 1983;1(6):1396-404.
7. Goldstein JA, Vlahakes GJ, Verrier ED, Schiller NB, Botvinick E, Tyberg JV, et al. Volume loading improves low cardiac output in experimental right ventricular infarction. J Am Coll Cardiol. 1983;2(2):270-8.
8. Dell'Italia LJ, Starling MR, Crawford MH, Boros BL, Chaudhuri TK, O'Rourke RA. Right ventricular infarction: identification by hemodynamic measurements before and after volume loading and correlation with noninvasive techniques. J Am Coll Cardiol. 1984;4(5): 931-9.

9. Siniorakis EE, Nikolaou NI, Sarantopoulos CD, Sotirelos KT, Iliopoulos NE, Bonoris PE. Volume loading in predominant right ventricular infarction: bedside haemodynamics using rapid response thermistors. Eur Heart J. 1994;15(10):1340-7.

10. Ferrario M, Poli A, Previtali M, Lanzarini L, Fetiveau R, Diotallevi P, et al. Hemodynamics of volume loading compared with dobutamine in severe right ventricular infarction. Am J Cardiol. 1994;74(4):329-33.

11. Braat SH, de Zwaan C, Brugada P, Coenegracht JM, Wellens HJ. Right ventricular involvement with acute inferior wall myocardial infarction identifies high risk of developing atrioventricular nodal conduction disturbances. Am Heart J. 1984;107(6):1183-7.

Diagnóstico do infarto atrial: uma entidade clínico-eletrocardiográfica esquecida

RELATO DE CASO

Paciente do sexo masculino, de 62 anos, com história de infarto agudo de miocárdio (IAM) anterior há 2 meses tratado com implante de *stent* na DA. Recebeu alta hospitalar em uso de aspirina, clopidogrel, enalapril, metoprolol e sinvastatina.

Foi admitido na sala de emergência 5 dias depois com novo episódio de dor precordial acompanhada de sudorese profusa e dispneia. Realizou-se ECG na admissão, que mostrou nova elevação do segmento ST na mesma região associada às ondas P com padrão *plus/minus* em V2-V3 e componente final negativo lento e profundo, provavelmente consequência de aumento da pressão diastólica final do ventrículo esquerdo (Pd2) frequente no IAM de parede anterior, o que explica a dispneia. Também se observam alterações na repolarização atrial do tipo injúria manifestada por depressão do segmento PR (Figura 1). Com a suspeita diagnóstica de trombose subaguda do *stent*, o paciente foi encaminhado de imediato para a sala de hemodinâmica. A angiografia coronariana revelou trombose da artéria DA, a qual foi tratada com angioplastia (balão). O controle eletrocardiográfico após procedimento revelou perda (em V1 e V2) ou diminuição (em V3) da r/R inicial, regressão da elevação do segmento ST e inversão precoce da onda T compatíveis com padrão de reperfusão miocárdica. Concomitantemente, observa-se desaparecimento das alterações de injúria subendocárdica atrial, manifestadas no segmento PR e no componente final profundo negativo lento da onda P em V2 e V3 (Figura 2B).

NOÇÕES DE DESPOLARIZAÇÃO E REPOLARIZAÇÃO ATRIAL

Em razão da exígua espessura das paredes dos átrios, o processo de ativação ou despolarização das câmaras atriais processa-se longitudinalmente, diferentemente da

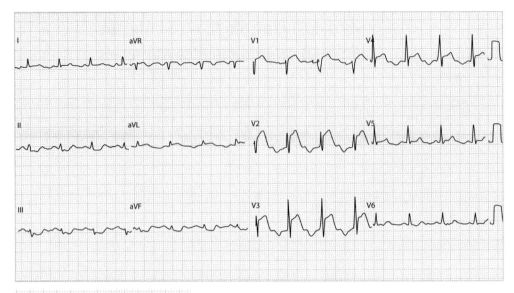

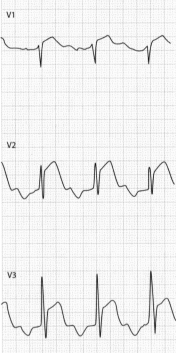

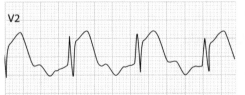

Figura 1   Alterações na repolarização atrial do tipo injúria manifesta por depressão do segmento PR.

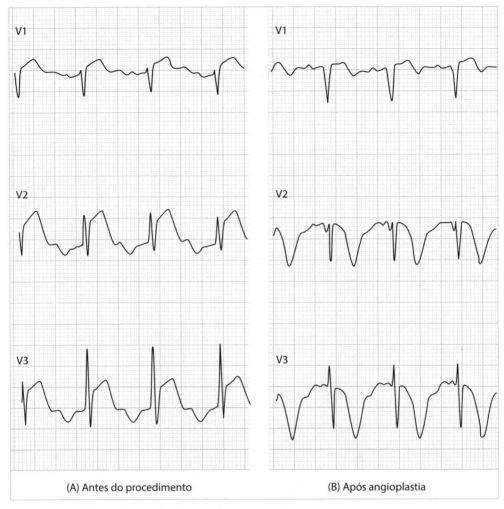

Figura 2 A) Alterações na repolarização atrial do tipo injúria. B) Regressão do padrão de injúria atrial e sinais de reperfusão miocárdica (inversão precoce da onda T) após angioplastia.

despolarização ventricular que se ativa transversalmente (do endocárdio ao epicárdio) (Figura 4). Aceita-se que a ativação e despolarização dos átrios desde o nó SA até o nó AV ocorre longitudinalmente por três vias preferenciais ou feixes internodais: anterior, médio de Wenckebach e posterior ou de Thorel. A ativação do átrio esquerdo (AE) ocorre após a ativação do átrio direito (AD) pelo assim chamado fascículo de Bachman ramo do feixe internodal anterior. Essas vias preferenciais estão formadas por células de Purkinje, o que explica sua maior velocidade de condução (1 m/s ou 1.000 mm/s) em relação a velocidade de condução pelas fibras musculares atriais contráteis (0,4 m/s ou 400 mm/s). O feixe internodal posterior de Thorel termina diretamente na porção proximal do feixe de

His através de um trato denominado curto-circuito (*bypass*) de James (J) que pode evitar eventualmente a porção N lenta do nó AV, ocasionando intervalo PR curto[1] (Figura 3).

A Figura 4 representa o modo normal de despolarização e repolarização dos átrios (longitudinal) e dos ventrículos (transversal).

Como se pode verificar na Figura 5, a onda de repolarização atrial (onda Ta ou Tp) em condições normais não é visível porque ocorre concomitantemente com o mais poderoso fenômeno de despolarização ventricular. Ademais, a polaridade da onda Ta diferentemente da onda T de repolarização ventricular é sempre oposta à polaridade da onda P, e sua magnitude é de 100 a 200 mmV.

Eventualmente, a onda Ta ou Tp pode aparecer fisiológica ou patologicamente um pouco mais precoce ou mais tardia, isto é, simultaneamente ao segmento PR (mais precoce) ou com o segmento ST e a onda T (mais tardia) e assim, neste último caso, teoricamente pode ocasionar depressão do segmento ST imitando o padrão eletrocardiográfico de injúria subendocárdica. Esse padrão falso-positivo, quando obtido numa prova de esforço, pode ser diferenciado da verdadeira injúria isquêmica desencadeada pelo esforço por apresentar as seguintes características:[2]

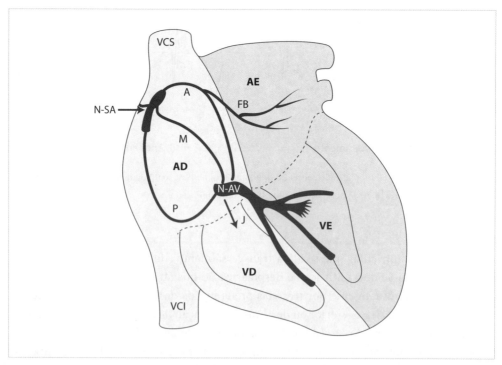

Figura 3 A ativação e despolarização dos átrios desde o nó SA até o nó AV ocorre longitudinalmente por três vias preferenciais. A: feixe internodal anterior; M: feixe internodal médio; P: feixe internodal posterior; FB: fascículo de Bachman; J: trato curto-circuito *by pass* de James; VCS: veia cava superior; VCI: veia cava inferior.

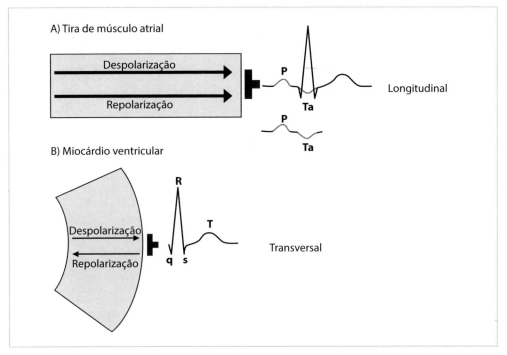

Figura 4 Modo normal de despolarização e repolarização dos átrios (A: longitudinal) e dos ventrículos (B: transversal).

- Maior depressão do segmento ST (*downsloping*) no pico do esforço.
- Maior tempo de exercício e mais rápido pico que aqueles verdadeiramente positivos.
- Ausência de dor precordial induzido pelo exercício.
- Maiores amplitudes absolutas da onda P no pico do exercício.

A Figura 5 mostra as características de polaridade e temporalidade da onda de repolarização atrial (Ta ou Tp). Note que onda Ta ocorre concomitantemente com o QRS e que sua polaridade é oposta a onda P.

DEFINIÇÃO DE TERMOS

Segmento PR (PRs) ou PQ (Figura 6): é definido como aquele segmento que se estende desde o fim da onda P até o início do complexo QRS. Não deve ser confundido com o intervalo PR o qual se estende desde o início da onda P até o início do complexo QRS. A duração do intervalo PR é diretamente proporcional à idade e inversamente proporcional à frequência cardíaca. A duração do intervalo PR menos a duração da onda P corresponde ao valor do segmento PR. A Figura 6 mostra os limites do segmento PR.

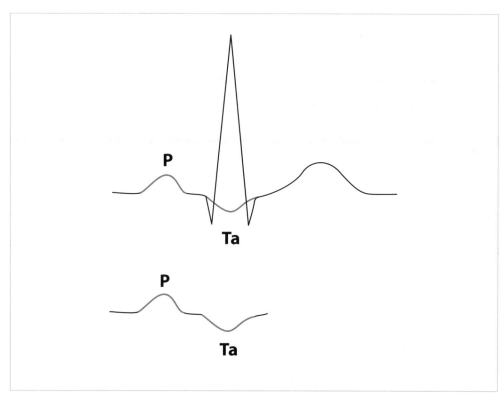

Figura 5   Características de polaridade e temporalidade da onda de repolarização atrial (Ta ou Tp).

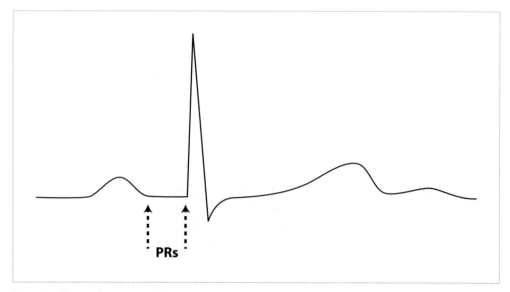

Figura 6   Limites do segmento PR.

O segmento PR (PRs) estende-se desde o fim da onda P (ponto Ja) até o início do complexo QRS.

A Figura 7 mostra a localização do ponto Ja.

- Ponto Ja é o ponto de união entre o final da onda P e o início do segmento PR.
- Empregamos a denominação PRs se o complexo QRS começa com R.
- Empregamos a denominação PQs se o QRS começa com q ou Q.
- Segmento STp é o equivalente do segmento ST dos ventrículos, isto é, corresponde ao segmento PRs ou PQ.
- Segmento ST é aquela porção da linha de base do traçado que se estende desde o ponto J (união do ST com o fim do QRS) até o início da onda T. Este último costuma ser de difícil determinação. O segmento ST corresponde à fase 2, dome ou platô do potencial de ação monofásico da célula rápida.

Em relação ao nivelamento do segmento PR (PRs), em condições normais, encontra-se ao mesmo nível do segmento TP do batimento precedente e do segmento ST do mesmo batimento (isoelétrico). Em outras palavras, os segmentos TP, PRs e ST devem normalmente estar ao mesmo nível (Figura 8).

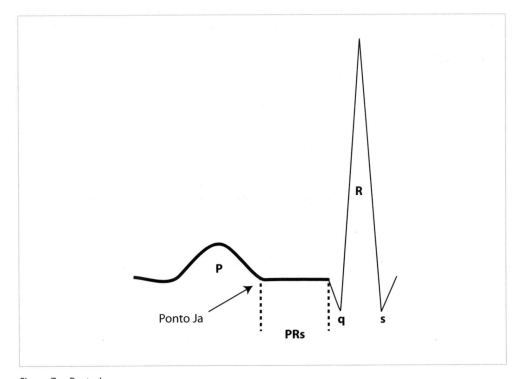

Figura 7   Ponto Ja.

A Figura 8 mostra um ECG normal e uma linha de pontos, apontando o nível dos três segmentos: PRs, ST e TPs.

Hayashi et al.[3] estudaram as ondas P e as ondas Ta de dois grupos de pacientes portadores de bloqueio atrioventricular:

- Grupo A: pacientes com mínima evidência clínica de doença cardíaca e tamanho atrial normal.
- Grupo B: pacientes com doença mais grave.

As ondas foram ampliadas com um amplificador de corrente contínua e registradas a uma velocidade de papel rápida. Os autores verificaram que no grupo A as ondas P e Ta foram registradas com direções opostas (próximo a 180°) e em todas as derivações verificou-se uma relação linear entre a amplitude das ondas P e profundidade das ondas Ta. O gradiente atrial esteve próximo de zero.

Os pacientes do grupo B mostraram diferenças significativas entre as ondas P e ondas Ta no que diz respeito à forma, polaridade, amplitude, duração e relação entre ambas. O gradiente atrial foi significativamente maior. Nos pacientes com bloqueio AV, a alça de P no VCG pode ser muito útil na diferenciação entre indivíduos normais e aqueles com doença atrial.

Holmqvist et al.[4] estudaram 40 pacientes consecutivos portadores de bloqueio AV completo com o intuito de analisar melhor as ondas Ta. Nesta população, as ondas Ta tiveram polaridades opostas e duração duas a três vezes maior em relação à onda P.

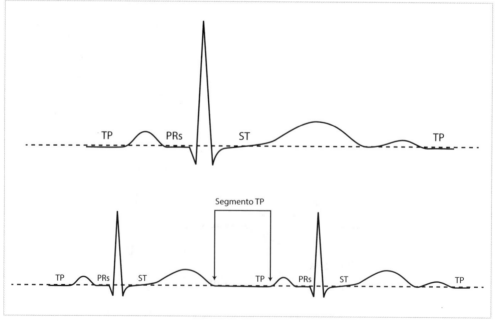

Figura 8   ECG normal. A linha pontilhada mostra o nível dos segmentos PRs, ST e TP.

A Figura 9 mostra um traçado longo de DII num paciente portador de bloqueio AV avançado onde podemos observar claramente as ondas P e Ta.

CARACTERIZAÇÃO DO INFARTO ATRIAL

Infarto dos átrios ocorre com mais frequência do que é comumente considerado. Trata-se de uma entidade raramente diagnosticada antes da morte por causa dos seus achados eletrocardiográficos sutis e inespecíficos.[5] O diagnóstico é quase sempre negligenciado, sobretudo porque a repolarização atrial (onda Ta) durante o ritmo sinusal não é visível, pois ela coincide com a despolarização ventricular (ver Figura 5), a menos que haja um intervalo PR longo ou bloqueio atrioventricular (ver Figura 9). Os sinais eletrocardiográficos da lesão isquêmica do miocárdio atrial são geralmente associados a infarto ventricular, mas o infarto atrial isolado pode ocorrer e pode ser de significância clínica.[6] Suas manifestações eletrocardiográficas costumam ser mascaradas pelas alterações concomitantes do infarto ventricular.

O primeiro diagnóstico de IAM atrial baseado nas alterações do segmento PR foi feito por Hellerstein[7] em 1948 em paciente com BAV total.

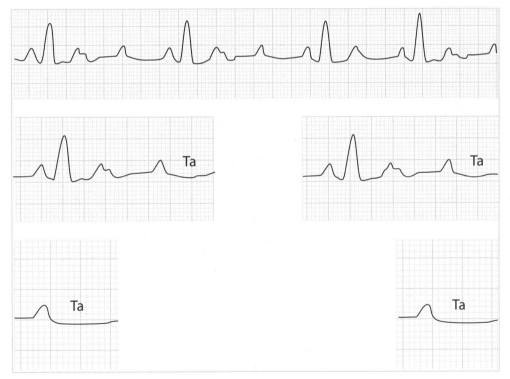

Figura 9   Traçado longo de DII num paciente portador de bloqueio AV avançado.

O infarto do átrio direito é mais comum que o do átrio esquerdo. Tal diferença se explica pela maior concentração de oxigênio sanguíneo no átrio esquerdo e a delgada parede dos átrios.

Não existe nenhum sinal específico para o diagnóstico eletrocardiográfico do infarto atrial. Os critérios diagnósticos eletrocardiográficos mais utilizados foram propostos por Liu et al.,[8] que os dividiram em maiores e menores:

- Critérios maiores:
  - Elevação de segmento PRs > 0,5 mm nas derivações V3 e V6, com depressão recíproca em V1 e V2.
  - Elevação do segmento PRs > 0,5 mm em DI, com depressão recíproca em DII e DIII.
  - Depressão de segmento PRs > 1,5 mm em derivações precordiais e > 1,2 mm em I, II e III, associada a qualquer arritmia atrial.

- Critérios menores:
  - Ondas P anormais.
  - Achatamento das ondas P em forma de M.
  - Achatamento das ondas P em forma de W.
  - Ondas P irregulares ou entalhadas.

CRITÉRIOS ADICIONAIS PROPOSTOS POR SIVERTSSEN ET AL.[9]

- Prolongamento do segmento PRs (Intervalo PR normal ≤ 200 ms menos a duração da onda P).
- Alterações no eixo da onda P (os autores consideraram o eixo de onda P normal no plano frontal entre +30° e +60°).
- Arritmias atriais incluindo, fibrilação atrial, *flutter* atrial e o marca-passo migratório.

A Figura 10 mostra outro caso típico de IAM inferior e atrial por oclusão da artéria coronariana direita (CD) em que se observa elevação do segmento ST de concavidade superior (IAM em fase hiperaguda) seguido de onda T positiva na parede inferior (SIII > SII), bloqueio AV do segundo grau e imagem especular ou recíproca na parede anterior e lateral alta (depressão do ST em I e aVL). A imagem recíproca em I e aVL sugere obstrução da artéria CD.[10] Ademais, existe uma importante depressão do segmento ST em aVR. Kosuge et al.[11] observaram que o grau de depressão do segmento ST em aVR é um preditor útil de perfusão miocárdica alterada em pacientes que sofreram infarto agudo de parede inferior. Adicionalmente, observa-se uma elevação do segmento PRs pela presença da onda Ta de repolarização atrial "antecipada", assinalando infarto atrial associado.

Observação: os pacientes que apresentam a imagem recíproca têm pior prognóstico por possuírem menor fração de ejeção e infartos mais extensos. Adicionalmente, o cateterismo cardíaco tem demonstrado que 50% dos infartos diafragmáticos apresentam lesão concomitante na artéria DA.

O diagnóstico do infarto atrial tem importância clínica prognóstica, pois frequentemente é acompanhado de complicações graves, como:

- Arritmias supraventriculares ou atriais; fibrilação atrial, bradicardia sinusal, distúrbios de condução atrioventriculares.[12] São características as mudanças do intervalo PR.[13]
- Ruptura da parede atrial.[14]
- Fenômenos tromboembólicos.[15]
- Insuficiência cardíaca tanto do VD quanto do VE.

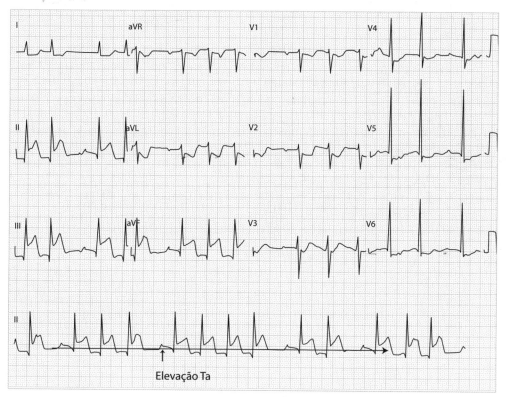

Figura 10   Outro caso típico de IAM inferior e atrial por oclusão da artéria coronária direita (CD).

REFERÊNCIAS BIBLIOGRÁFICAS

1. James TN, Sherf L. Specialized tissues and preferential conduction in the atria of the heart. Am J Cardiol. 1971;28(4):414-27.
2. Sapin PM, Koch G, Blauwet MB, McCarthy JJ, Hinds SW, Gettes LS. Identification of false positive exercise tests with use of electrocardiographic criteria: a possible role for atrial repolarization waves. J Am Col Cardiol. 1991;18(1):127-35.
3. Hayashi H, Okajima M, Yamada K. Atrial T(Ta) wave and atrial gradient in patients with A-V block. Am Heart J. 1976;91(6):689-98.
4. Holmqvist F, Carlson J, Platonov PG. Detailed ECG analysis of atrial repolarization in humans. Ann Noninvasive Electrocardiol. 2009;14(1):13-8.
5. Shakir DK, Arafa SO. Right atrial infarction, atrial arrhythmia and inferior myocardial infarction form a missed triad: a case report and review of the literature. Can J Cardiol. 2007;23(12):995-7.
6. Cunninghan KS, Chan KL, Veinot JP. Pathology of isolated atrial infarction: case report and review of the literature. Cardiovasc Pathol. 2008;17(3):183-5.
7. Hellerstein HK. Atrial infarction with diagnostic electrocardiographic findings. Am Heart J. 1948;36(3):422-30.
8. Liu CK, Greenspan G, Piccirillo RT. Atrial infarction of the heart. Circulation. 1961;23:331-8.
9. Sivertssen E, Hoel B, Bay G, Jörgensen L. Electrocardiographic atrial complex and acute atrial myocardial infarction. Am J Cardiol. 1973;31(4):450-6.
10. Parale GP, Kulkami PM, Khade SK, Athawale S, Vora A. Importance of reciprocal leads in acute myocardial infarction. J Assoc Physicians India. 2004;52:376-9.
11. Kosuge M, Kimura K, Ishikawa T, Ebina T, Hibi K, Toda N, et al. ST-segment depression in lead aVR: a useful predictor of impaired myocardial reperfusion in patients with inferior acute myocardial infarction. Chest. 2005;128(2):780-6.
12. Nielsen FE, Andersen HH, Gram-Hansen P, Sørensen HT, Klausen IC. Therelationship between ECG signs of atrial infarction and the development of supraventricular arrhythmias in patients with acute myocardial infarction. Am Heart J. 1992;123(1):69-72.
13. Lazer EJ, Goldberger J, Peled H, Sherman M, Frishman WH. Atrial infarction: diagnosis and management. Am Heart J. 1998;116(4):1058-63.
14. Alonso-Orcajo N, Izquierdo-Garcia F, Simarro E. Atrial rupture and sudden death following atrial infarction. Int J Cardiol. 1994;46(1):82-4.
15. Neven K, CrijnsH, Gorgels A. Atrial infarction: a neglected electrocardiographic sign with important clinical implications. J Cardiovasc Electrophysiol. 2003;14(3):306-8.

Infarto agudo do miocárdio em paciente com bloqueio completo de ramo esquerdo novo (nBCRE) ou presumivelmente novo

8

RELATO DE CASO

Paciente branco, de 69 anos, sexo masculino, apresentou queixa de dor torácica típica há 7 dias e piora no dia da admissão.

- Fatores de risco: idade avançada e tabagismo. Nega hipertensão, dislipidemia ou diabete melito.
- Exame físico: PA: 130 /90 mmHg; dispneico; ritmo cardíaco regular em três tempos (quarta bulha cardíaca [B4] no final da diástole); segunda bulha (B2) desdobrada (Killip classe II) e extremidades aquecidas com pulsos simétricos. Ausculta pulmonar: crepitações ou estertores crepitantes em ambas as bases pulmonares.

DIAGNÓSTICO ELETROCARDIOGRÁFICO

Ritmo sinusal; frequência cardíaca (FC): 83 bpm; comando supraventricular com intervalo PR ≥ 120 ms, eixo elétrico do QRS – 10°, duração do QRS ≥ 120 ms, complexos QRS nas precordiais direitas (V1, V2 e V3) predominantemente negativos (rS) e nas derivações esquerdas (DI, aVL, V5 eV6) ondas R puras monofásicas com entalhe. Corrente de lesão subepicárdica anterolateral (elevação do segmento ST de V1 a V6, DI e aVL). A elevação do segmento ST é de10 mm em V2-V3 (≥ 5 mm). Há diminuição da relação QRS/ST-T em V2 e V3 (na presença de bloqueio completo de ramo esquerdo (BCRE) não complicado, essa relação é usualmente 2:1 ou 3:1 em V2) (Figura 2). No BCRE associado a infarto agudo do miocárdio (IAM), a relação das voltagens $^{QRS}/_{ST-T}$ pode estar próxima de 1:1 como neste caso.[1] Finalmente, observamos elevação do segmento ST concordante com o QRS precedente nas derivações esquerdas DI, aVL, V5 e V6. Esse fato é anormal na presença de nBCRE (Figura 3).

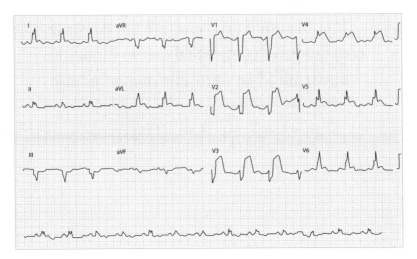

Figura 1   ECG da admissão.

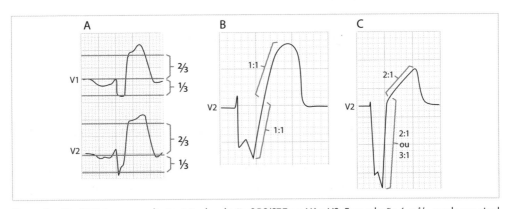

Figura 2   (A e B) Nota-se uma diminuição da relação QRS/ST-T em V1 e V2. Essa relação é < $1/_1$, sendo um sinal eletrocardiográfico de BCRE complicado com IAM de parede anterior. Uma relação igual ou menor do que 1:1 é decorrente da diminuição na voltagem do complexo QRS pela perda de massa, consequência do infarto. (C) Derivação V2 no BCRE não complicado. Nesse caso, a relação da amplitude QRS/ST-T em V2 é usualmente 2:1 ou 3:1.

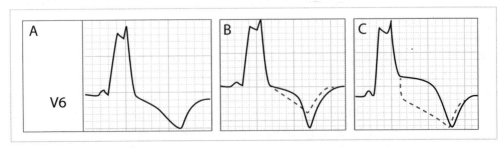

Figura 3   Derivação precordial esquerda V6 no BCRE não complicado[1] e BCRE associado a corrente de lesão subepicárdica e isquemia.[2] O contorno de C é semelhante ao da Figura 1 do ECG da admissão em DI, aVL, V5-V6.

CARACTERÍSTICAS DO ECG NO BCRE NÃO COMPLICADO NAS PRECORDIAIS ESQUERDAS E DIREITAS

- Despolarização ventricular: em presença de BCRE não complicado, nas derivações esquerdas, (DI, aVL, V_5 e V_6) se observam ondas R monofásicas "em torre" ou meseta de inscrição lenta e com frequente entalhe no ápice e com tempo de ativação ventricular ou deflexão intrinsecoide em DI e $V_6 \geq 50$ ms. Pode existir onda q inicial em aVL e DI (lateral alta), porém nunca em V5 e V6 (lateral baixa). Eventual padrão Rs ou RS em V5 e V6, o que pode indicar registro transicional em V5-V6, associação com sobrecarga ventricular direita, com bloqueio divisional ou fascicular anterosuperior esquerdo ou área eletricamente inativa em parede livre do VE associada ao BCRE. Nesse último caso, a onda S final costuma a ser larga (≥ 4 ms) e com entalhes. No início da eletrocardiografia, Wilson postulou que a onda S de V_6 no BCRE complicado com infarto da parede livre do VE obedecia a captação do potencial intracavitário por parte do eletrodo explorador de V_6 deste ventrículo (RS): é a chamada "janela elétrica" de Wilson. Mais tarde, com a incorporação do vetorcardiograma, verificou-se que o aparecimento de onda S em V_6 no BCRE associado à IM de parede livre do VE obedece o deslocamento à direita da ortogonal Z do ramo aferente da alça QRS, e não a captação do potencial intracavitário. Reforça essa hipótese a localização no quadrante posterior direito do ramo aferente da alça QRS, e o fato de a onda S apresentar-se alargada (> 40 ms) e com entalhe.
- Repolarização ventricular: o ponto J e o segmento ST opostos a maior deflexão do QRS mostram-se deprimidos e o segmento ST é de convexidade superior seguido de onda T negativa assimétrica com sua porção inicial descendente lenta e a final ascendente rápida (transtorno secundário da repolarização ventricular). Os eixos do QRS e do ST/T encontram-se paralelos com sentidos opostos num grau próximo dos +180°. Em outras palavras, trata-se das alterações secundárias da repolarização ventricular com ângulo QRS/ST-T largo, porém com gradiente ventricular normal. A relação QRS/ST-T no BCRE não complicado na derivação V6 se mostra na Figura 4.

No BCRE não complicado, assim como no ritmo do marca-passo com eletrodo localizado no ápice do VD, nas derivações precordiais direitas o complexo QRS é total (QS) ou predominantemente negativo (rS) e a repolarização ventricular está caracterizada por elevação do ponto J e do segmento ST de concavidade superior seguido de onda T positiva assimétrica (discordância apropriada – *appropriate discordance*) (Figura 5).

Resumindo: o que caracteriza o BCRE não complicado é a presença de discordância apropriada entre o segmento ST e a onda T em relação à polaridade do complexo QRS. Observa-se então uma elevação do segmento ST de concavidade superior seguido de onda T positiva e assimétrica com a rampa ascendente lenta e a descendente mais rápida nas derivações precordiais com complexos tipo rS ou QS (precordiais direitas) e depres-

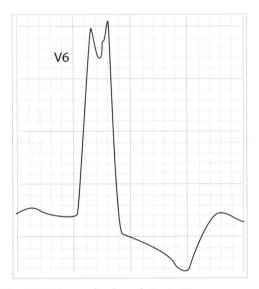

Figura 4   Relação QRS/ST-T no BCRE não complicado na derivação V6.

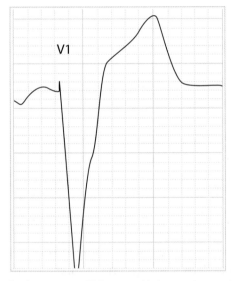

Figura 5   Elevação do ponto J e do segmento ST de concavidade superior seguido de onda T positiva assimétrica.

são do segmento ST de convexidade superior seguido de onda T negativa assimétrica com a rampa descendente mais lenta do que a ascendente nas derivações esquerdas DI, aVL, V5 e V6. Trata-se da assim chamada alteração secundária da repolarização ventricular com ângulo $^{QRS}/_{ST-T}$ largo, porém com gradiente ventricular normal. Este último define-se como a soma algébrica entre a área do QRS e a área da T do ECG.

CARACTERÍSTICAS ELETROCARDIOGRÁFICAS DO BCRE COMPLICADO COM IAM

O BCRE com onda T isquêmica de ramos simétricos "em asa de gaivota" (a linha de pontilhado da Figura 3B corresponde ao BCRE complicado com IAM). No BCRE associado a infarto anteroapical em fase aguda, observa-se elevação do segmento ST de convexidade superior e concordante com o QRS. (O pontilhado da Figura 3C e representa a repolarização anormal.)

Os pacientes com suspeita de IAM e BCRE representam um desafio diagnóstico e terapêutico singular para o médico na sala de emergência, porque tanto o distúrbio de condução intraventricular quanto o infarto afetam as primeiras porções do complexo QRS (onda Q). Embora as diretrizes atuais recomendem que pacientes com padrão de BCRE novo ou sabida ou presumivelmente inexistente devam submeter-se previamente à terapia de reperfusão precoce, apenas uma minoria desses pacientes apresenta de fato o diagnóstico confirmado de IAM, ou seja, uma porção significativa dos pacientes não terá uma artéria culpada ocluída no cateterismo cardíaco. A abordagem de tratamento atual expõe uma proporção significativa de pacientes para os riscos da terapia fibrinolítica sem a probabilidade de benefício e leva ao aumento da indicação do cateterismo que resulta em falso-positivo, com riscos desnecessários e custos adicionais. Portanto, são necessárias estratégias alternativas com uma abordagem diagnóstica mais criteriosa sobretudo nos pacientes clinicamente estáveis com BCRE que não apresentem achados eletrocardiográficos altamente específicos de IAM com elevação do segmento ST.

Nos pacientes com BCRE é frequente a presença de elevação do segmento ST em V1-V3 em decorrência da despolarização ventricular anormal e, consequentemente a repolarização ventricular processada de forma anormal. A presença de elevação do segmento ST concordante com a polaridade positiva do QRS no BCRE é anormal (como se observa neste caso no ECG da Figura 1 nas derivações esquerdas DI, aVL,V5 e V6, e nas Figuras 3 e 6).

A Figura 6 mostra os segmentos ST das derivações esquerdas DI, aVL, V5 e V6 concordante com o complexo QRS precedente. Adicionalmente, o segmento ST é de convexidade superior. Este aspecto é sempre patológico.

Da mesma forma, uma elevação do segmento ST discordante muito acentuada (> 5 mm) pode indicar a presença de IAM.

Em 1996, Sgarbossa et al.[2] publicaram um sistema de contagem de pontos (*score*), com base nos dados do estudo GUSTO-1 (*Global Utilization of Streptokinase and Tissue Plasminogen Activator for Occluded Coronary Arteries*), de setembro de 1993, com a finalidade de desenvolver critérios simples que permitam diagnosticar IAM em presença de nBCRE. Três critérios foram incluídos na contagem de Sgarbossa e são denominados critérios A, B e C:

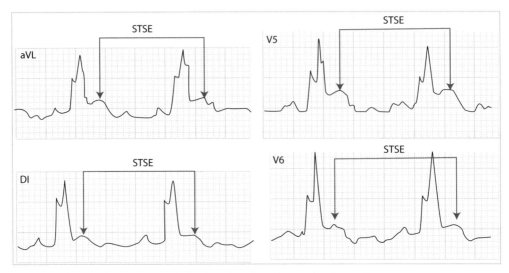

Figura 6   Elevação do segmento ST (STSE, da sigla inglesa *ST segment elevation*).

- Critério A de Sgarbossa: elevação do ST ≥ 1 mm nas derivações com complexos QRS positivos (concordância inapropriada). Valor de 5 pontos. Este critério é o mais específico para o diagnóstico de infarto (Figura 7A).
- Critério B de Sgarbossa: depressão do segmento ST ≥1 mm nas derivações com complexos QRS predominantemente negativos V1-V2-V3 (concordância inapropriada – *inappropriate concordance*). Valor de 2 pontos. Este é o critério menos específico (Figura 7B).
- Critério C de Sgarbossa: elevação do segmento ST ≥ 5 mm em derivações com complexos QRS predominantemente (rS) ou totalmente (QS) negativos (V1, V2, ou V3) (discordância inapropriada – *inappropriate disconcordance*). Valor de 3 pontos.

Uma contagem com pontuação ≥ 3 pontos é altamente preditiva de STEMI (acrônimo que significa na língua inglesa *ST segment elevation myocardial infarction*) e possui elevada especificidade (90%), porém baixa sensibilidade.

A diretriz de 2013 sobre STEMI realizou uma drástica mudança, retirando as recomendações anteriores. Assim, pacientes com suspeita de isquemia e nBCRE ou presumivelmente novo deixariam de ser tratados como um STEMI equivalente. A diretriz não reconhece que alguns pacientes com suspeita de isquemia e nBCRE têm IAM, e a exclusão da terapia de reperfusão pode ser fatal.

Os critérios eletrocardiográficos de Sgarbossa são a ferramenta mais validada para ajudar no diagnóstico de IAM na presença de nBCRE. A pontuação Sgarbossa ≥ 3 possui uma especificidade excelente (98%) e valor preditivo positivo para o IAM e oclusão coronariana aguda confirmada por angiografia. Assim, Cai et al.[3] têm proposto um novo

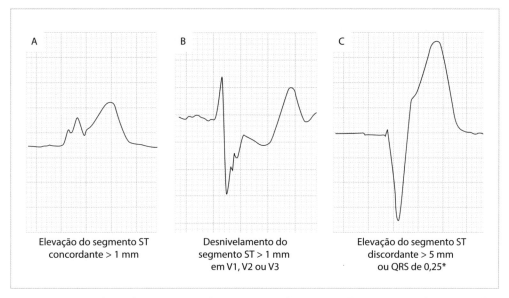

Figura 7 Critérios de Sgarbossa. (A) Concordância inapropriada. (B) Concordância inapropriada. (C) Discordância inapropriada.

algoritmo de diagnóstico e triagem, incorporando os critérios Sgarbossa para identificar com rapidez e precisão, nos pacientes com dor no peito e nBCRE ou presumivelmente novo, aqueles com oclusão coronária aguda. Essa é uma população de alto risco em que a terapia de reperfusão seria negada pela diretriz de 2013. Esse novo algoritmo também poderá reduzir significativamente a ativação inapropriada do laboratório de hemodinâmica e evitará o tratamento fibrinolítico impróprio, como recomendado pela diretriz de IAM de 2004.

Em uma revisão sistemática e metanálise realizada por Tabas et al.,[4] o sistema de contagem de pontos de Sgarbossa revelou que uma pontuação ≥ 3, o que representa ≥ 1 mm de elevação concordante do segmento ST, ou ≥ 1 mm de depressão concordante do segmento ST de V1 a V3, é útil para o diagnóstico de IAM em pacientes com nBCRE no ECG. Por outra parte, o sistema de contagem de pontos de Sgarbossa demonstrou possuir boa a excelente variabilidade interobservador.[5] Uma pontuação de 2, que representa 5 mm ou mais de desvio de ST discordante, demonstrou um menor valor preditivo positivo. O sistema de pontuação de Sgarbossa com valor de 0 não é útil na exclusão de IAM.

O grande entrave dos critérios de Sgarbossa para o diagnóstico de IAM na presença de nBCRE é sua baixa sensibilidade (aproximadamente 20%). O critério C é muito discutível porque ele pode ser encontrado em pacientes com BCRE sem IAM, especialmente quando as ondas S registradas em V1-V3 são de grande amplitude (ou profundidade). Talvez o mais racional seja analisar a proporcionalidade entre a elevação do segmento ST e a profundidade ou amplitude da onda S ($^{ST}/_S$), como propõem Smith et al.[6] Segundo

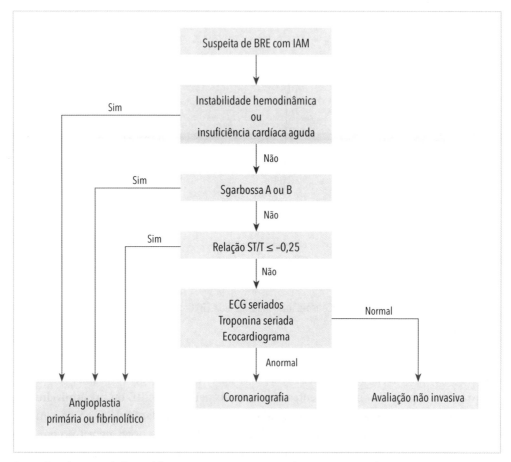

Figura 8   Algoritmo de Cai et al.[3] para pacientes com suspeita de IAM com BCRE de novo.

esses autores, a discordância do segmento ST deve ser proporcional à amplitude do QRS. A substituição da medida da elevação absoluta discordante do segmento ST ≥ 5 mm nas derivações com complexos QRS predominantemente negativos (critério C de Sgarbossa) por uma relação ST/S ≤ 0,25 melhora muito a utilidade diagnóstica para o reconhecimento do IAM. Empregando esse novo critério substituto do critério C de Sgarbossa obtém-se excelente previsão para oclusão coronariana aguda. Esse novo, critério baseia-se no princípio eletrofisiológico de que as voltagens de repolarização são sempre proporcionais com as voltagens da despolarização. A Figura 9 exemplifica esse novo critério substituto do critério C de Sgarbossa.

A Figura 10 ilustra este novo critério de IAM em paciente com BCRE em razão da oclusão total aguda da artéria descendente anterior.

Estudos mostraram que a presença de elevação concordante (critério de Sgarbossa) está relacionado a IAM com artéria culpada em 71,4% dos casos. Foi obser-

Infarto agudo do miocárdio em paciente com bloqueio completo de ramo esquerdo novo 61

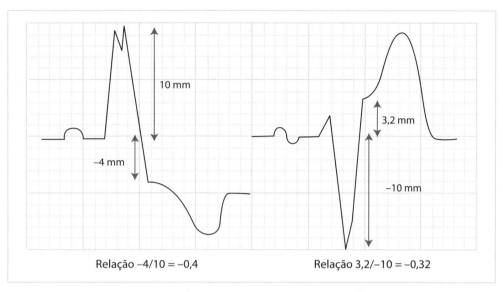

Figura 9   Critério de Sgarbossa C modificado.

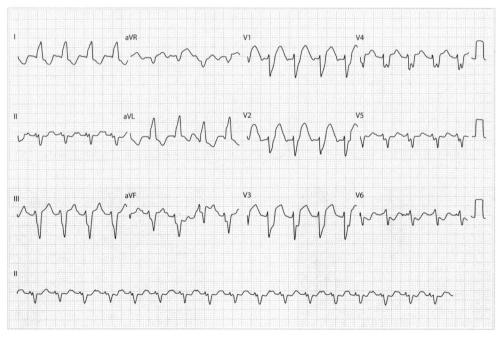

Figura 10   Diagnóstico eletrocardiográfico: ritmo taquicárdico; FC = 115 bpm; extremo desvio do eixo do QRS à esquerda no plano frontal -60°; duração do QRS > 120 ms; qR em I e aVL; diminuição da relação QRS/ST-T em V1 e V2 (próxima de 1/1). Este é um sinal eletrocardiográfico de BCRE complicado com infarto agudo da parede anterior. Segmento ST de convexidade superior nas precordiais direitas (normal côncavo para cima). Entalhe de 50 ms na rampa ascendente da onda S de V3 e V4. (sinal de Cabrera) e relação ST/S < -0,25.

vado também que quando a elevação do segmento ST concordante está ausente, o BCRE não está relacionado com oclusão coronariana aguda. O nBCRE sem elevação concordante do segmento ST não deve ser critério para ativação do laboratório de hemodinâmica para terapia de reperfusão. Na prática, a presença de nBCRE é uma das principais causas de ativação inadequada do laboratório de hemodinâmica. No exemplo da Figura 11 observa-se a presença de elevação do segmento ST concordante na derivação DII e relação ST/S > 0,2 em DIII e aVF. A coronariografia revelou oclusão total da artéria coronária direita tratada mediante angioplastia primária.

Sørensen et al.[7] avaliaram os ECG e a mortalidade numa coorte pré-hospitalar de 4.905 pacientes consecutivos suspeitos de IAM. O BCRE foi considerado presente quan-

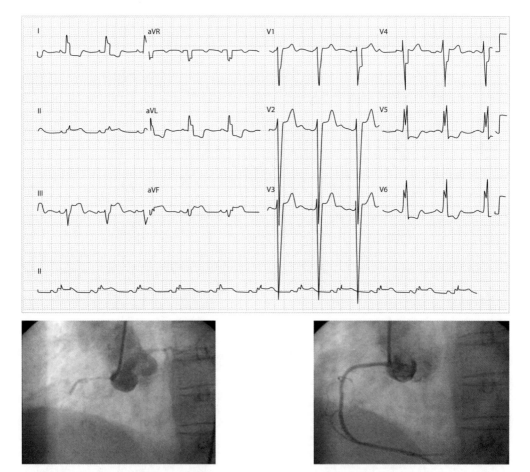

Figura 11   Diagnóstico eletrocardiográfico: ritmo sinusal; FC = 75 bpm; eixo do QRS -5°; típico padrão de BCRE. Elevação do segmento ST em III, II e aVF (concordância inapropriada em DII). A elevação do segmento ST é maior em III do que em II, sinalizando que o vetor de lesão aponta para próximo dos +120°, sugerindo oclusão proximal da artéria coronária direita. Há concomitante depressão do segmento ST em DI e aVL e nas precordiais esquerdas porque o vetor de lesão se afasta da região superior esquerda e apical do VE.

do duração do QRS ≥120 ms associado aos critérios morfológicos clássicos. Tanto os dados de mortalidade quanto os angiográficos foram aferidos de uma central de dados. A totalidade do universo foi dividido em quatro grupos: com ou sem IAM e com ou sem BCRE. A mortalidade foi avaliada mediante a análise de Kaplan Meier e comparada com análise estadística de *log-rank*.

A presença de IAM foi diagnosticada em 954 pacientes, dos quais 118 tinham também BCRE. Dos 3.951 pacientes sem IAM, 436 tinham BCRE.

Os pacientes com IAM e BCRE foram revascularizados menos frequentemente do que os pacientes com IAM sem BCRE (24 *versus* 54%, p < 0,001). O IAM com BCRE considerado novo estava presente em 43 pacientes; dentre eles, apenas dois foram submetidos à angioplastia primária. A mortalidade em um ano foi 47,2% no grupo de pacientes com IAM + BCRE, de 17,5% nos pacientes com IAM sem BCRE, de 20,8% dos pacientes com BCRE sem IAM e de 8,6% nos pacientes sem IAM ou BRCE (*log-rank* < 0,001), respectivamente. Dos pacientes com IAM e BCRE apenas 25% foram submetidos à revascularização e uns poucos foram encaminhados à angioplastia primária de emergência. O enfoque de melhorar a triagem e a identificação pré-hospitalar de pacientes de alto risco com BCRE e dor torácica poderia melhorar o resultado.

Al-Faleh et al.[8] validaram os critérios de Sgarbossa em forma prospectiva em uma grande população. Esses autores verificaram que pacientes com contagem de Sgarbossa ≥ 4 tiveram maior mortalidade comparados com aqueles com *score* menor do que 3. Os autores concluem que esses critérios constituem uma abordagem simples e prática que otimiza o risco-benefício e melhora a abordagem terapêutica.

As diretrizes recomendam reperfusão urgente para pacientes com novo BCRE (nBCRE) semelhante aos pacientes com STEMI sem nBCRE. No entanto, a comparação de ambos os grupos de pacientes é limitada. Um estudo comparativo foi realizado por Yeo et al.[9] quanto às características clínicas, tipo de tratamento e resultados. Em geral, pacientes com nBCRE tiveram maior percentagem de comorbidades em comparação com aqueles com STEMI sem distúrbio dromotrópico. Em comparação com pacientes com STEMI, aqueles com nBCRE foram menos propensos a receber terapia de reperfusão na fase aguda (*primary percutaneous coronary intervention* – PCI) (93,9% *versus* 48,3% p < 0,0001) e tiveram uma maior percentagem de tempo porta-balão ≤ 90 minutos (76,8% *versus* 34,5%, p < 0,0001). As taxas de mortalidade foram maiores para os pacientes com nBCRE em comparação com aqueles com STEMI sem distúrbio dromotrópico (13,3% *versus* 5,6%, p < 0,0001). Após ajuste multivariado, os pacientes com nBCRE não estiveram associados com um risco aumentado de mortalidade intra-hospitalar. Os autores concluem que os pacientes com nBCRE apresentam maior percentagem de comorbidades e são menos propensos a receber terapia de reperfusão na fase aguda (PCI). Apesar dessas diferenças, as taxas de mortalidade ajustadas foram semelhantes entre pacientes com nBCRE e aqueles com STEMI.

Na sequência, mostramos dois casos de nBCRE complicados com infarto inferior e anterior em fase aguda.

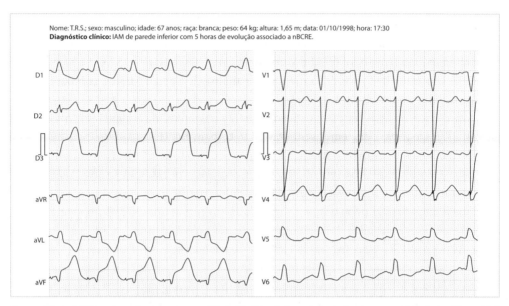

Figura 12 nBCRE + elevação do segmento ST em III aVF e II. Complexo de Pardy na parede inferior. Típico ECG de BCRE associado a infarto agudo na parede inferior. As derivações III e aVF lembram um potencial de ação monofásico (complexo de Pardy). A elevação do segmento ST em III > II assinala que o vetor de lesão aponta para +120° e, consequentemente, oclusão proximal da artéria coronária direita (Figura 13).

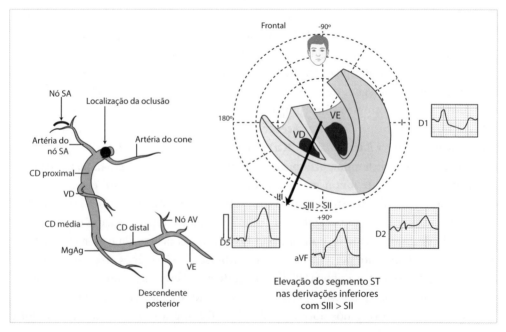

Figura 13 O vetor de lesão aponta para +120°, indicando oclusão proximal da artéria coronária direita.

Infarto agudo do miocárdio em paciente com bloqueio completo de ramo esquerdo novo

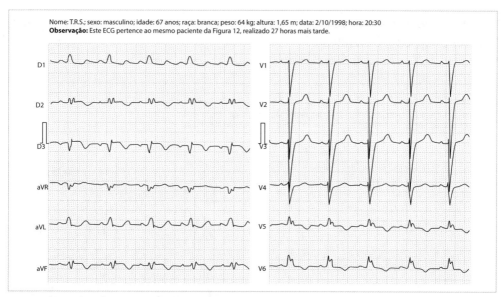

Figura 14 Onda Q de necrose visível apenas em DIII. Demonstra-se a onda Q de necrose visível apenas em DIII e isquemia subepicárdica inferior. Nota-se uma diminuição da voltagem das ondas R em V5-V6 o que assinala comprometimento adicional na região apical do VE.

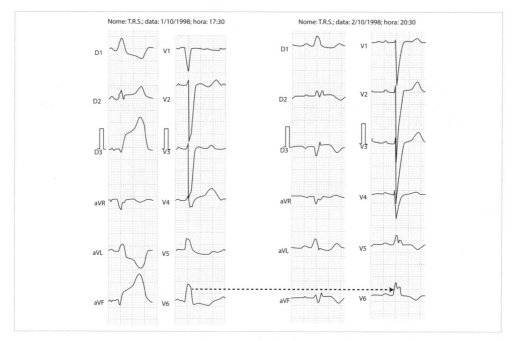

Figura 15 A: Corrente de lesão subepicárdica "complexo de Pardy". Onda Q de necrose apenas manifesta em DIII. B: Isquemia subepicárdica em parede inferior. (Onda T negativa simétrica em II, III e aVF.) Diminuição da voltagem da onda R em V5-V6, que assinala comprometimento adicional na região apical da parede livre do VE. A linha pontilhada compara a voltagem em ambos os momentos.

O traçado da Figura 16 mostra um exemplo de um paciente com infarto de parede anterior complicado com nBCRE.

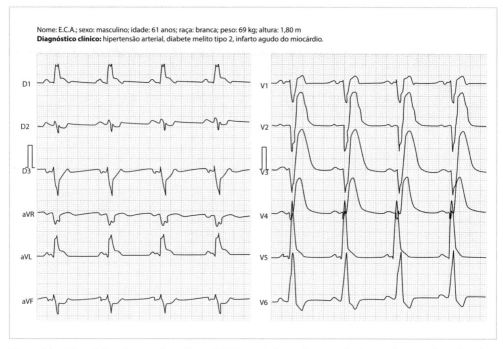

Figura 16   Diagnóstico eletrocardiográfico: nBCRE associado a infarto agudo de parede anterolateral. Padrão qR em DI e aVL. Importante corrente de lesão subepicárdica anterolateral. Nota-se elevação do segmento ST de convexidade superior e concordante com o complexo QRS em DI e aVL (Figura 17).

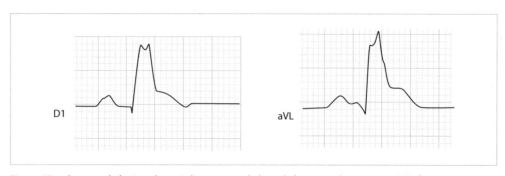

Figura 17   Corrente de lesão subepicárdica em parede lateral alta concordante com o QRS, fato que sempre é anormal.

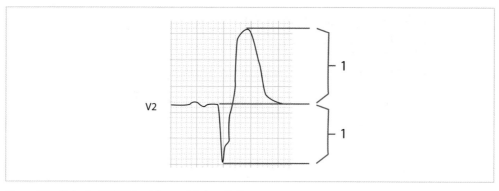

Figura 18   Relação QRS/ST-T ≤ 1 (normal 2:1 ou 3:1).

REFERÊNCIAS BIBLIOGRÁFICAS

1. Leo Schamroth. The electrocardiology of coronary artery disease. Oxford, London, Edinburgh, Melbourne: Blackwell Scientific Publications; 1975. p.86.
2. Sgarbossa EB, Pinski SL, Barbagelata A, Underwood DA, Gates KB, Topol EJ, et al. Electrocardiographic diagnosis of evolving acute myocardial infarction in the presence of left bundle-branch block. GUSTO-1 (Global Utilization of Streptokinase and Tissue Plasminogen Activator for Occluded Coronary Arteries) Investigators. N Engl J Med. 1996;334(8):481-7.
3. Cai Q, Mehta Nm, Sgarbossa EB, Pinski SL, Wagner GS, Califf RM, Barbagelata A. The left bundle-branch block puzzle in the 2013 ST-elevation myocardial infarction guideline: from falsely declaring emergency to denying reperfusion in a high-risk population. Are the Sgarbossa Criteria ready for prime time? Am Heart J. 2013;166(3):409-13.
4. Tabas JA, Rodrigez RM, Seligman HK, Goldschlager NF. Electrocardiographic criteria for detecting acute myocardial infarction in patients with left bundle branch block: a meta-analysis. Ann Emerg Med. 2008;52(4):329-36.
5. Sokolove PE, Sgarbossa EB, Amsterdam EA, Gelber R, Lee TC, Maynard C, et al. Interobserver agreement in the electrocardiographic diagnosis of acute myocardial infarction in patients with left bundle branch block. Ann Emerg Med. 2000;36(6):566-71.
6. Smith SW, Dodd KW, Henry TD, Dvorak DM, Pearce LA. Diagnosis of ST-elevation myocardial infarction in the presence of left bundle branch block with the ST-elevation to S-wave ratio in a modified Sgarbossa rule. Ann Emerg Med. 2012;60(6):766-76.
7. Sørensen JT, Stengaard C, Sørensen CA, Thygesen K, Bøtker HE, Thuesen L, et al. Diagnosis and outcome in a prehospital cohort of patients with bundle branch block and suspected acutemyocardial infarction. Eur Heart J Acute Cardiovasc Care. 2013;2(2):176-81.
8. Al-Faleh H, Fu Y, Wagner G, Goodman S, Sgarbossa E, Granger C, et al. ASSENT-2 and 3 investigators. Unraveling the spectrum of left bundle branch block in acute myocardial infarction: insights from the Assessment of the Safety and Efficacy of New Thrombolytic (ASSENT 2 and 3) trials. Am Heart J. 2006;151(1):10-5.
9. Yeo KK, Li S, Amsterdam EA, Wang TY, Bhatt DL, Saucedo JF, et al. Comparison of clinical characteristics, treatments and outcomes of patients with ST-elevation acute myocardial infarction with versus without new or presumed new left bundle branch block (from NCDR®). Am J Cadiol. 2012;109(4):497-501.
10. Sgarbossa EB, Pinski SL, Gates KB, Wagner GS. Early electrocardiographic diagnosis of acute myocardial infarction in the presence of ventricular-paced rhythm. GUSTO-I investigators. Am J Cardiol. 1996;77(5):423-4.

9 Infarto agudo do miocárdio por oclusão aguda total da artéria coronária circunflexa tratado como síndrome coronariana aguda sem elevação do segmento ST (SCASEST)

RELATO DE CASO

Paciente do sexo masculino, de 76 anos de idade, admitido com dor torácica opressiva, retroesternal com irradiação para ambos os membros superiores.

Fatores de risco para doença arterial coronariana (DAC): hipertensão arterial sistêmica (HAS), diabete melito (DM) e dislipidemia.

Exame físico: hemodinamicamente estável. PA= 130/90 mmHg; FC = 88 bpm; Pulmões limpos; RCR 2 tempos quarta bulha; ausência de sopro.

Foi realizado ECG de 12 derivações sem o registro das derivações acessórias posteriores (Figura 1). Mesmo com a discreta elevação do segmento ST, foi instituída terapêutica direcionada para síndrome coronariana aguda (SCA) sem elevação do segmento ST (SCASEST) e após 48 horas foi realizada a coronariografia que revelou oclusão total da artéria circunflexa (Cx) (seta Figura 3). Decidiu-se pela não realização de intervenção coronariana percutânea por causa do prolongado tempo de evolução. O ecocardiograma confirmou uma acinesia na parede inferolateral do VE.

A elevação do segmento ST é a condição *sine qua non* para o diagnóstico de infarto agudo do miocárdio (IAM) transmural por oclusão coronariana total aguda, entretanto, quando a artéria culpada é a Cx, essa elevação do segmento ST só é observada em aproximadamente em 50% dos casos.[1-3] A artéria Cx, originada do tronco da coronária esquerda, segue um trajeto sob o átrio esquerdo acompanhando o sulco atrioventricular, e emite ramos marginais que irrigam a parede lateral do ventrículo esquerdo (VE), e o ramo ventricular posterior esquerdo que irriga a porção ínfero-basal do VE (antiga parede dorsal). O termo "posterior" ou dorsal, seguindo as recomendações da International Society for Holter and Noninvasive Electrocardiography (ISHNE),[4] não deve ser usado. Os estudos

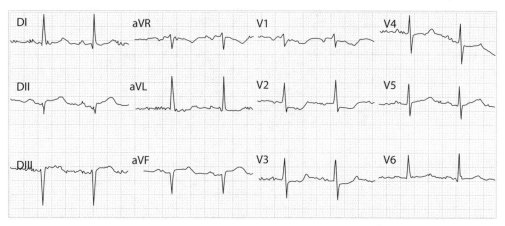

Figura 1 Diagnóstico eletrocardiográfico: ritmo sinusal, FC = 83 bpm. Onda P: SÂP + 60° e para trás, duração = 120 ms (prolongada: bloqueio interatrial incompleto?; SAE?; ambos?), aspecto bimodal em II e de V3 a V5, intervalo PR normal, extremo desvio do eixo do QRS para esquerda próximo dos -40°, qR em I e aVL, rS ou QS nas inferiores com SIII > SII: BDASE. Padrão rs em V1 e Rs em V2 e Q nas inferiores; corresponde a infarto inferolateral segundo a nova terminologia para IAM com Q baseada na correlação com a ressonância magnética do coração (parede lateral: segmentos 6, 3, 11, 12 e 15; e inferior: segmentos 15, 10 e 4 do "olho de boi" da RMC) (Figura 5C). Depressão do segmento de ST de V1-V3 e discreta elevação do segmento ST na parede inferior (sugestivo de IAM com elevação do segmento ST inferolateral equivalente).

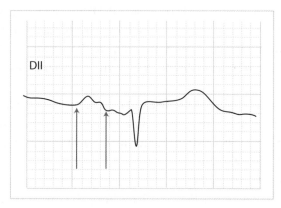

Figura 2 Nota-se a duração da onda P prolongada (120 ms) sugerindo bloqueio incompleto de primeiro grau interatrial e/ou sobrecarga atrial esquerda (SAE). A SAE e o bloqueio interatrial frequentemente estão associados. O bloqueio interatrial de primeiro grau é muito comum e relaciona-se com maior tendência à fibrilação atrial e aumento no risco de mortalidade global e cardiovascular.[5]

de correlação ressonância magnética/eletrocardiograma (RMC/ECG) demonstraram que a denominada parede dorsal não existe, e corresponde à porção basal da parede inferior ou segmento 4. Nunca um infarto da região 4 (basal inferior) poderia originar uma onda Q, pois sua ativação ocorre nas porções médias e finais do QRS (entre os 30 e 100 ms), isto

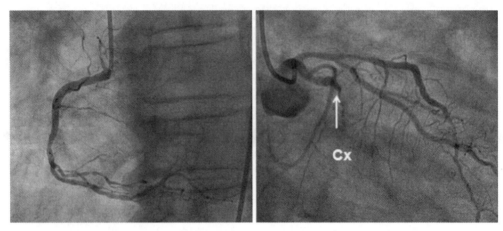

Figura 3 Coronariografia mostrando lesões obstrutivas na coronária direita distal, oclusão total da artéria circunflexa (Cx) e lesão proximal da descendente anterior (70%) com afilamento da porção distal.

é, na segunda metade do QRS, e a onda Q ou QS envolve os primeiros 40 ms do QRS. O infarto da região basal ocasiona um deslocamento anterior tardio da alça QRS no plano horizontal, justificando por que a área da alça QRS se localiza no mínimo 50% anteriormente (na frente da ortogonal X). Esse deslocamento anterior da porção médio-final da alça QRS pode originar em 40% dos casos, em V3R ou V1, um complexo trifásico do tipo rSr, rSR' ou rsR' simulando um BIRD (pseudo-BIRD). Os vetores de despolarização septal, vetores 1 (vetor septal 10 a 20 ms) e 2 (vetor da porção baixa do septo dos 20 aos 40 ms), não são afetados, de modo que se verificam apenas o deslocamento anterior do vetor 3 das paredes livres do VE e ventrículo direito (VD) e um importante deslocamento anterior do vetor basal (vetor 4).

Segundo dados do National Cardiovascular Data Registry (NCDR) aproximadamente 1/3 ou 33% dos pacientes com IAM e oclusão aguda da Cx apresentam SCA sem elevação do segmento ST[4] (ou NSTEMI, na língua inglesa). De qualquer maneira, a incidência é sempre menor do que 50% dos casos.

As atuais diretrizes recomendam que pacientes com depressão do segmento de ST de V1-V4 associada com ondas R altas e T positivas devem ser considerados como portadores de IAM inferolateral com elevação do segmento ST equivalente de acordo com a definição universal de IAM.[6,7] Quando a depressão do segmento ST se estende até outras derivações (V4-V6), o diagnóstico diferencial deve ser feito com isquemia subendocárdica dificultado a identificação do vaso "culpado".

Como o ECG convencional de 12 derivações é incapaz de detectar a elevação do segmento ST na parede inferolateral (porção basal inferior), esse diagnóstico diferencial torna-se mais difícil.[8,9]

Alguns especialistas acreditam que quando a magnitude da depressão do segmento ST nas derivações V4-V6 é comparativamente maior do que nas derivações V1-V3, trata-se de um indicativo da presença de isquemia subendocárdica difusa, e não de isquemia transmural inferolateral. Uma forma de elucidar essa dúvida é utilizar as derivações acessórias posteriores V7-V9.[10] Esse procedimento permite identificar cerca de 20% dos pacientes com IAM inferolateral que poderiam se beneficiar com a terapêutica de reperfusão precoce. Apesar da recomendação classe IIa pela última diretriz da European Society of Cardiology, a complementação com essas derivações normalmente não é realizada.[6]

A Figura 4 mostra a localização dessas derivações acessórias.

NOVA TERMINOLOGIA ELETROCARDIOGRÁFICA

A seguir, a nova terminologia eletrocardiográfica para os infartos Q baseada na correlação com a RMC em referência à obstrução no território da artéria circunflexa esquerda.[5,11-13]

Zona inferolateral

Lateral (Figura 5A):

- Tipo: B-1.
- Local mais provável da oclusão: artéria Cx ou seu ramo oblíquo marginal.
- Padrão ECG: RS em V_1-V_2 e/ou Q em I, VL, V_5-V_6. Voltagem da onda R em V_6 de menor amplitude.
- Segmentos acometidos pelo infarto na ressonância magnética cardíaca (RMC): 6, 5, 12, 11 e 10.

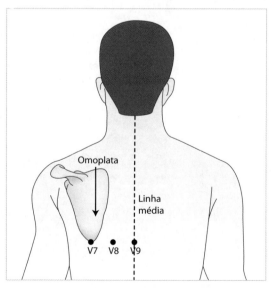

Figura 4   Localização das derivações acessórias posteriores V7, V8 e V9.

- Sensibilidade: 67%
- Especificidade: 99%.
- Inferior.

Inferior (Figura 5B):

- Tipo: B-2.
- Local mais provável da oclusão: artéria CD terço médio.
- Padrão ECG: Q e Qr em II, III e aVF.
- Segmentos acometidos pelo infarto na RMC: 4 e 10.
- Inferolateral.

Inferolateral (Figura 5C):

- Tipo: B-3.
- Local mais provável da oclusão: artéria CD proximal.
- Padrão ECG: QS em II, III e aVF e Q em I, aVL, V5-V6.
- Segmentos acometidos pelo infarto na RMC: 15, 10 e 4. /5,6, 12, 11 e 16.

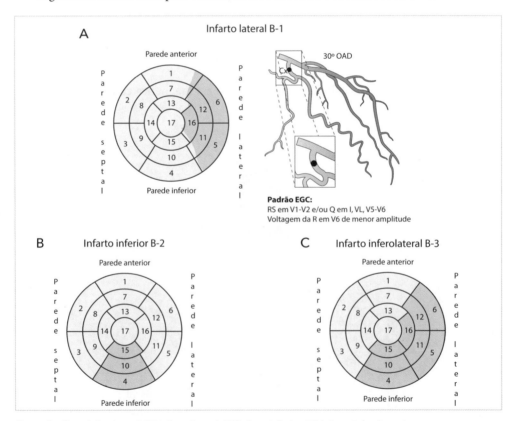

Figura 5   Zona inferolateral. (A) Infarto lateral. (B) Infarto inferior. (C) Infarto inferolateral.

A Figura 6 mostra um caso de infarto tardio do tipo B3 em parede inferolateral.

A Figura 7 mostra o exemplo de um paciente atendido com quadro de dor torácica aguda em que a realização das derivações acessórias posteriores foi fundamental para o diagnóstico de IAM com elevação do segmento ST. A coronariografia revelou oclusão total aguda da Cx.

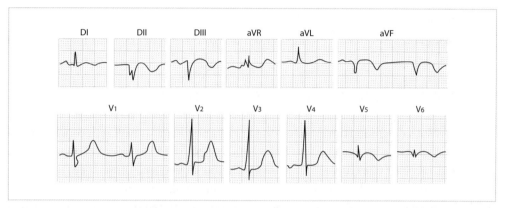

Figura 6   Diagnóstico eletrocardiográfico: área eletricamente inativa inferolateral correspondente a infarto B3 da nova classificação de correlação ECG/RMC: QS em II, DIII e aVF + R proeminentes em V1-V2 e baixa voltagem das r/R em V_5 e V_6. O infarto inferior é extenso e afeta a totalidade da parede inferior, o que explica a ausência de onda r ou R final em II, III e aVF. A parede lateral baixa ou apical (V_5 e V_6) apresenta r que não cresce, indicando que a necrose estendeu-se também nessa parede. As ondas R proeminentes em V1-V2 não obedecem, como antes se pensava, a infarto dorsal, mas, sim, a necrose lateral. O cateterismo revelou obstrução total de uma circunflexa esquerda dominante (que emite a descendente posterior).

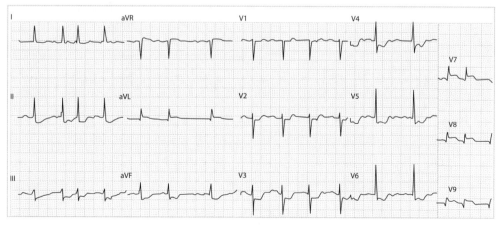

Figura 7   Diagnóstico eletrocardiográfico: ritmo de fibrilação atrial, SVE e depressão do segmento ST em derivações inferiores de V2 a V6. Apenas as derivações acessórias posteriores revelaram infarto Q com elevação do segmento ST (SCAEST).

Recentemente, foi realizado um estudo com a finalidade de avaliar o percentual de pacientes que apresentavam critérios eletrocardiográficos de IAM com elevação do segmento ST equivalente, mas que foram equivocadamente conduzidos como IAM sem elevação do segmento ST. Os resultados mostraram que um grande número de pacientes (55%) que exibiam no ECG depressão do segmento ST de V1-V6 apresentava evidências angiográficas de IAM com elevação do segmento ST inferolateral equivalente.[14]

A Figura 8 mostra um exemplo de um paciente admitido com dor precordial prolongada e depressão do segmento de ST de V1-V4 sem elevação do segmento ST. Entretanto, a coronariografia realizada tardiamente no dia seguinte revelou oclusão total aguda da artéria marginal da Cx.

CONSEQUÊNCIAS DA NÃO REALIZAÇÃO DO DIAGNÓSTICO PRECOCE

Não existe na literatura um grande estudo randomizado para analisar as consequências do não reconhecimento diagnóstico eletrocardiográfico do IAM por oclusão total da Cx. Entretanto, sabemos que quando a necrose inferior ou inferolateral causada por oclusão da Cx ocasiona ruptura total do músculo papilar posteromedial, ocorrem graves distúrbios hemodinâmicos decorrentes da regurgitação mitral com agravamento da insuficiência cardíaca congestiva,[15] edema agudo de pulmão e choque cardiogênico, exigindo drogas vasoativas e substituição da válvula mitral associada à revascularização em estágio agudo. O diagnós-

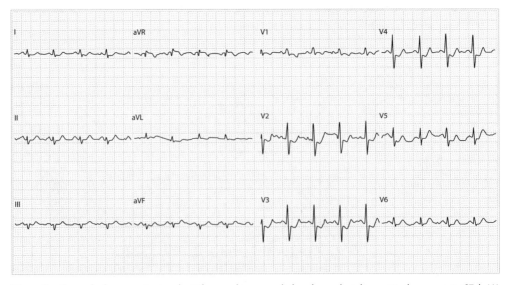

Figura 8 Exemplo de um paciente admitido com dor precordial prolongada e depressão do segmento ST de V1 a V4 sem elevação do segmento ST.

tico precoce e a cirurgia de emergência são mandatórias diante deste quadro.[16] Nestes casos o método de maior sensibilidade para o diagnóstico é o ecocardiograma transesofágico. Assim, quando nos deparamos com um quadro de choque cardiogênico associado a infarto agudo inferior ou inferolateral deve-se suspeitar de grave regurgitação mitral, que pode ser confirmada com este recurso, mesmo que o sopro de regurgitação não seja audível (não infrequente). O ecocardiograma transtorácico e a ventriculografia esquerda são de menor sensibilidade do que o ecocardiograma transesofágico.[17-19]

A Figura 9 mostra um exemplo de uma paciente tratada de forma inadequada como uma SCA sem elevação do segmento ST e que no segundo dia de admissão evoluiu com edema agudo de pulmão. O ecocardiograma revelou uma acinesia inferolateral do VE, FE = 38% e grave insuficiência mitral. A coronariografia revelou oclusão total do ramo marginal da CX; lesão de 50% no terço médio da DA; 70% no terço médio da CD e 90% no ramo ventricular posterior. A ventriculografia confirmou insuficiência mitral grave, e a paciente foi submetida a cirurgia de urgência para troca valvar mitral.

Em determinados casos, a oclusão total da Cx mostra no ECG seu caráter de SCA com elevação do segmento ST o que facilita a conduta apropriada. A Figura 10 mostra um típico caso com essas características.

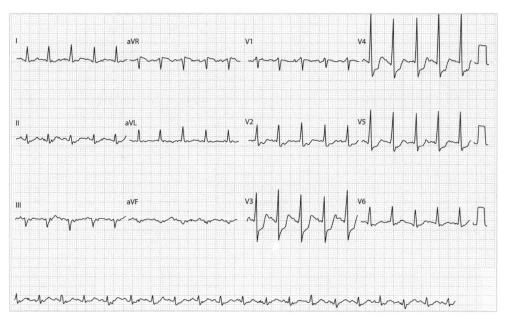

Figura 9   Diagnóstico eletrocardiográfico: taquicardia sinusal, FC = 148 bpm, R proeminente em V2 (Rs) e depressão do segmento ST de V2 a V5 com onda T positiva.

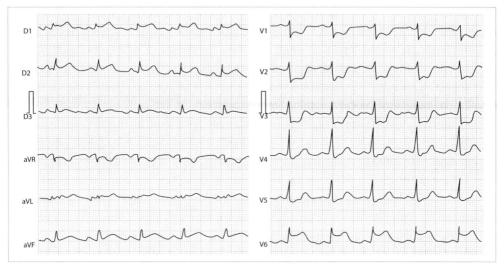

Figura 10   Diagnóstico eletrocardiográfico: observa-se importante elevação do segmento ST parede lateral e inferior com significativa depressão do segmento ST de V1 a V3. O infarto na fase hiperaguda com elevação do segmento ST na região inferolateral (SCAEST) merece imediata intervenção, a qual não foi realizada nesse paciente, evoluindo para o padrão da Figura 11 em poucos dias (fase tardia)

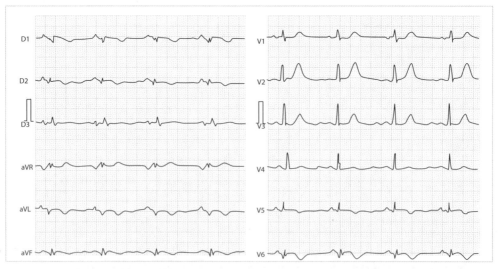

Figura 11   ECG do mesmo paciente da Figura 10, realizado vinte dias após o evento. Surgiram ondas Q na parede inferior, R proeminentes de V1 a V3 com T positivas e simétricas, baixa voltagem das R em V5-V6 e QS em I e aVL. Infarto inferolateral em fase tardia.

CONCLUSÕES

Diante de um paciente com SCA com suspeita de oclusão aguda da CX, ou seja, depressão do segmento ST V1-V3, é mandatória a realização das derivações acessórias posteriores V7-V9. Caso se confirme a presença de elevação do segmento ST, os pacientes devem ser submetidos com urgência à terapia de reperfusão miocárdica. Essa abordagem evitará a evolução desfavorável pelo não reconhecimento da oclusão da artéria circunflexa.

REFERÊNCIAS BIBLIOGRÁFICAS

1. O'Keefe JH Jr, Sayed-Taha K, Gibson W, Christian TF, Bateman TM, Gibbons RJ. Do patients with left circumflex coronary artery-related acute myocardial infarction without ST-segment elevation benefit from reperfusion therapy? Am J Cardiol. 1995;75(10):718-20.
2. Schmitt C, Lehmann G, Schmieder S, Karch M, Neumann FJ, Schömig A.. Diagnosis of acute myocardial infarction in angiographically documented occluded infarct vessel: limitations of ST-segment elevation in standard and extended ECG leads. Chest. 2001;120(5):1540-6.
3. Sribling WK, Kontos MC, Abbate A, Cooke R, Vetrovec GW, Dai D, et al. Left circumflex occlusion in acute myocardial infarction (from the National Cardiovascular Data Registry). Am J Cardiol. 2011;108(7):959-63.
4. Bayés de Luna A. Location of Q-wave myocardial infarction in the era of cardiac magnetic resonance imaging techniques. J Electrocardiol. 2006;39(4 Suppl):S79-81.
5. Bayés de Luna A, Platonov P, Cosio FG Cygankiewicz I, Pastore C, Baranowski R, et al. Interatrial blocks. A separate entity from left atrial enlargement: a consensus report. J Electrocardiol. 2012;45(5):445-51.
6. Task Force on the management of ST-segment elevation acute myocardial infarction of the European Society of Cardiology (ESC), Steg PG, James SK, Atar D,Badano LP, Blömstrom-Lundqvist C, et al. ESC guidelines for the management of acute myocardial infarction in patients presenting with ST-segment elevation. Eur Heart J. 2012;33(20): 2569-619.
7. Thygesen K, Alpert JS, White HD; Joint ESC/ACCF/AHA/WHF Task Force for the Redefinition ofMyocardial Infarction. Universal definition of myocardial infarction. Eur Heart J. 2007; 28(20):2525-38.
8. Eisenstein I, Sanmarco ME, Madrid WL, Selvester RH. Electrocardiographic and vectorcardiographic diagnosis of posterior wall myocardial infarction. Significance of the T wave. Chest. 1985;88(33):409-16.
9. Matetzky S, Freimark D, Feinberg MS, Novikov I, Rath S, Rabinowitz B, et al. Acute myocardial infarction with isolated ST-segment elevation in posterior chest leads V7-9: "hidden" ST-segment elevations revealing acute posterior infarction. J Am Col Cardiol. 1999;34(3):748-53.
10. McClelland AJ, Owens CG, Menown IB, Lown M, Adgey AA. Comparison of the 80-lead body surface map to physician and to 12- lead electrocardiogram in detection of acute myocardial infarction. Am J Cardiol. 2003;92 (3): 252-7.
11. Bayés de Luna A. Location of Q-wave myocardial infarction in the era of cardiac magnetic resonance imaging techniques: an update. J Electrocardiol. 2007;40(1):69-71.
12. Bayés de Luna A. New ECG classification of Q-wave myocardial infarctions based on correlations with cardiac magnetic resonance. Cardiol J. 2007;14(4):417-9.
13. Bayes de Luna A, Wagner G, Birnbaum Y, Nikus K, Fiol M, Gorgels A, et al.; International Society for Holter and Noninvasive Electrocardiography. A new terminology for left ventricular walls and location of myocardial infarcts that present Q wave based on the standard of cardiac magnetic resonance imaging: a statement for healthcare professionals from a committee appointed by the International Society for Holter and Noninvasive Electrocardiography. Circulation. 2006;114(16):1755-60.

14. Wei EY, Hira RS, Huang HD, Wilson JM, Elayda MA, Sherron SR, et al. Pitfalls in diagnosing ST elevation among patients with acute myocardial infarction. J Electrocardio. 2013;46(6):653-9.
15. Park WK, Kim JB, Choo SJ. Repair of acute post infarction mitral regurgitation with papillary muscle reimplantation – a case report. Korean J Thorac Cardiovasc Surg. 2011;44(4):285-7.
16. Yanagi H, Kondo J, Uchida K, Tobe M, Suzuki S, Yano Y. A case of emergency surgery for acute mitral regurgitation due to complete papillary muscle rupture as complication of acute inferior myocardial infarction. Jpn J Thorac Cardiovasc Surg. 1998;46(10):1014-9.
17. Nixdorff U, Rupprecht HJ, Mohr-Kahaly S, Wittlich N, Oelert H, Schmied W, et al. Transesophageal echocardiography in cardiogenic shock in acute posterior wall infarct with rupture of thepapillary muscles. Z Kardiol. 1994;83(7):495-501.
18. Iwasaki K, Matsuo N, Hina K, Murakami T, Murakami M, Matano S, et al. Transesophageal echocardiography for detection of mitral regurgitation due to papillary muscle rupture or dysfunction associated with acute myocardial infarction: a report of five cases. Can J Cardiol. 2000;16(10):1273-7.
19. Baruzzi AC, Knobel E, Cirenza C, Smith MR, Ozawa E, Gonçalves Júnior I, et al. Diagnosis of papillary muscle rupture in acute myocardial infarction by transesophageal Doppler echocardiography. Arq Bras Cardiol. 1994;63(1):39-44.
20. Bayés de Luna A, Zareba W. New terminology of the cardiac walls and new classification of Q-wave M infarction based on cardiac magnetic resonance correlations. Ann Noninvasive Electrocardiol. 2007;12(1):1-4.
21. Stribling WK, Kontos MC, Abbate A, Cooke R, Vetrovec GW, Lotun K. Clinical outcomes in patients with acute left circumflex/obtuse marginal occlusion presenting with myocardial infarction. J Interv Cardiol. 2011;24(1):27-33.

Memória cardíaca ou memória da onda T: a grande simuladora

10

RELATO DE CASO

Paciente do sexo feminino, de 61 anos de idade, apresenta em sucessivos eletrocardiogramas um padrão de bloqueio de ramo esquerdo (BRE) de forma intermitente (trazia consigo traçados anteriores) e coronariografia normal. Foi readmitida com dor precordial opressiva sem irradiação nem concomitante. O exame físico e os marcadores bioquímicos de necrose apresentaram-se normais.

Na sala de emergência, a paciente foi medicada com ácido acetilsalicílico, nitrato sublingual, clopidogrel, sinvastatina e enoxaparina.

O ecocardiograma estava normal. Novo cateterismo cardíaco realizado revelou coronárias e ventriculografia normais.

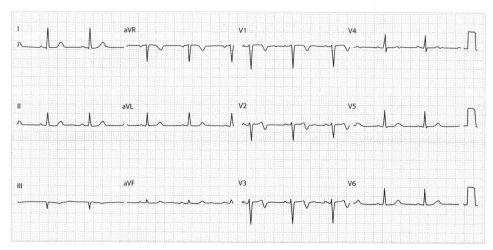

Figura 1   ECG de admissão. Diagnóstico eletrocardiográfico: ritmo sinusal, FC = 65 bpm, SÂP + 55° e para frente, intervalo PR = 140 ms, SÂQRS +10° e para trás, duração do QRS = 90 ms, SÂT +30° no PF e para trás e à esquerda no PH com onda T negativa de V1 a V3. Observação: no adulto normal, invariavelmente, o vetor de repolarização ventricular (vetor T) dirige-se à esquerda e abaixo e habitualmente discretamente para frente por volta dos + 10° no PH. Consequentemente, a polaridade normal da onda T é sempre positiva de V3 a V6; geralmente positiva em V2 e frequentemente negativa em V1. No plano frontal, o SÂT normal encontra-se entre +15° e + 80°; consequentemente, a onda T será sempre positiva em II e aVF e I; variável (bifásica ou invertida) em aVL e III; e negativa em aVR. Conclusão: onda T negativa nas três precordiais direitas. O ECG prévio mostrava padrão de BCRE (Figura 2).

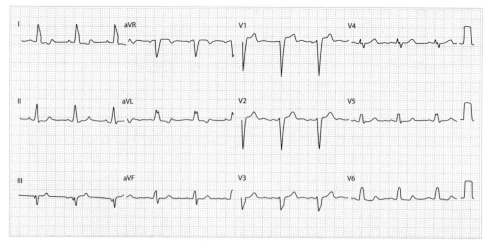

Figura 2   ECG prévio. Diagnóstico eletrocardiográfico: ritmo sinusal, FC = 74 bpm, intervalo PR = 140 ms, SÂQRS +10°, duração do QRS = 120 ms, complexos QRS das precordiais direitas (V1 a V3) predominantemente negativos do tipo RS; ondas R puras e monofásicas de inscrição lenta nas derivações esquerdas I, aVL e V6; complexo QRS do tipo QS em aVR; ST-T opostos à maior deflexão dos QRS positivos de V1 a V3, mas não opostos nas derivações esquerdas I, aVL, V5 e V6.

Onda T positiva em aVL e positiva ou *minus-plus* em I constitui um critério que favorece o diagnóstico da memória cardíaca (MC).[1] Conceitualmente, por apresentar um QRS com duração de 120 ms, do ponto de vista meramente morfológico, preenche o conceito de bloqueio completo do ramo esquerdo (BCRE) ou bloqueio avançado do ramo esquerdo (BARE). Porém trata-se de um bloqueio incompleto de segundo grau porque, seguindo o conceito do professor Antoni Bayés de Luna, todo bloqueio de ramo esquerdo intermitente é necessariamente de segundo grau mesmo que tenha atingido o critério arbitrário de 120 ms para a duração do QRS.[2] Assim, segundo sua constância, os bloqueios do ramo esquerdo podem ser classificados da seguinte forma:

- Permanentes ou definitivos (a maioria): são tronculares e de terceiro grau, avançados ou completos (BREA ou BCRE).
- Intermitentes ou de segundo grau, que, por sua vez, podem ser:
1. Dependentes da frequência cardíaca:
    - taquicárdico-dependentes ou em "fase 3";
    - bradicárdico-dependentes ou em "fase 4".
2. Independentes da frequência cardíaca:
    - Mobitz tipo I;
    - Mobitz tipo II por fenômeno de Wenckebach;
    - por hipopolarização importante.

Nesse grupo de intermitentes ou transitórios pode eventualmente ser observado o fenômeno da memória cardíaca (MC, ou *cardiac memory* ou *T-wave memory*) manifestada por mudanças na polaridade da onda T, seguindo as alterações intermitentes da ativação ou despolarização ventricular após determinado tempo sem o distúrbio dromotrópico.

Um exemplo mais contundente e estudado com ECG e vetocardiograma (VCG) é mostrado nas Figuras 3 a 7, os quais pertencem a uma mesma paciente. O ECG da Figura 3 foi realizado cerca de 3 dias antes do ECG/VCG dos traçados das Figuras 4 a 7, estes realizados em um mesmo momento.

Trata-se de paciente do sexo feminino de 38 anos que realizou um ECG (Figura 3) para avaliação pré-participativa em uma academia de ginástica particular. Com antecedentes familiares negativos e não relevantes, sem vícios, a paciente nega qualquer doença prévia. Sempre teve pressão arterial normal. Um ecocardiograma transtorácico normal e uma tomografia das artérias coronarianas realizada *a posteriori* revelaram escore de cálcio normal e artérias coronarianas pérvias sem nenhuma anormalidade.

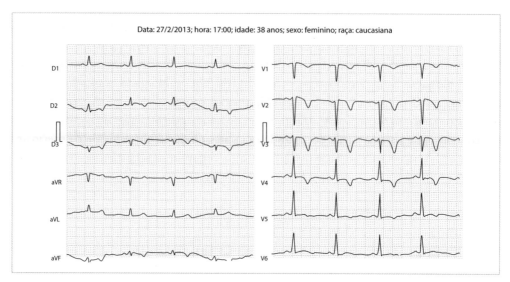

Figura 3 Diagnóstico eletrocardiográfico: ritmo sinusal, FC = 83 bpm, SÂQRS + 15°, e para trás com complexos QRS do tipo QS em V1 e rS com r inicial embrionária em V2-V3 e súbita passagem da zona de transição em V4, em que o complexo QRS é do tipo R puro ou Rs. Essa passagem súbita de complexos tipo rS para complexos tipo Rs, de V3 para V4, sem registrar complexo de transição R/S, ocorre eventualmente na presença de sobrecarga ventricular esquerda (SVE) pelo deslocamento posterior da alça QRS no plano horizontal. Ondas T negativas em II, III e aVF e em V1 e profundamente negativas de V2 a V4 levantam a dúvida de isquemia subepicárdica anterior e inferior ou a possibilidade de uma cardiomiopatia hipertrófica apical não obstrutiva pela presença de profundas ondas T gigantes negativas de V2 a V4 em uma pessoa totalmente assintomática.

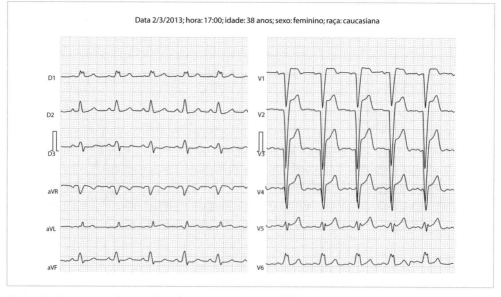

Figura 4 Diagnóstico eletrocardiográfico: típico padrão de BCRE com duração do QRS de 120 ms e padrão característico, porém, seguido de ondas T positivas nas precordiais esquerdas.

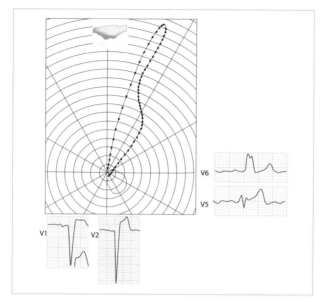

Figura 5   Plano horizontal correlação eletro/vetorcardiográfica. Diagnóstico vetorcardiográfico: alça QRS estreita, comprida, de magnitude aumentada (> 2 mV), de rotação horária com o vetor máximo do QRS localizado no quadrante posterior esquerdo (entre -70° e -60°). Ramo eferente localizado à direita e ramo aferente localizado à esquerda e de inscrição médio-final lenta (cometas ou lágrimas mais próximas umas das outras, característico do BRE). Alça T de aspecto não secundário ou anormal (arredondada) e localizada na frente e à esquerda (no quadrante anterior esquerdo). Infelizmente, este aparelho não permite inferir a velocidade de condução nos ramos aferente e eferente da alça T. Diagnóstico eletrocardiográfico: complexos QRS do tipo QS em V1 e V2 e R puro monofásico em V6 com QRS alargado. Repolarização ventricular oposta à despolarização apenas em precordiais direitas e concordante em V5-V6.

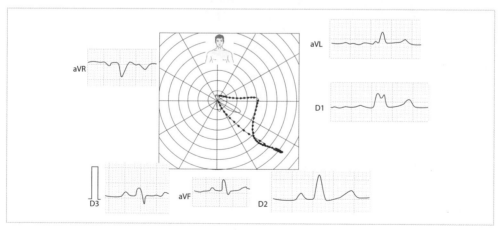

Figura 6   Correlação ECG/VCG no plano frontal. Diagnóstico vetorcardiográfico: alça P em +70°, SÂQRS próximo dos +35° e alça QRS de rotação anti-horária. Alça T não oposta à alça QRS – fato considerado atípico no BCRE clássico. Alça T localizada em +30° e alça QRS em +35°: coincidentes. Diagnóstico eletrocardiográfico: SÂP + 70°, intervalo PR = 140 ms, duração do QRS =120 ms, onda R pura "em torre" larga e monofásica com entalhe em I, aVL tempo de ativação ventricular ou deflexão intrinsecoide > 50 ms em I, SÂT em + 30°, isto é, não oposto ao QRS.

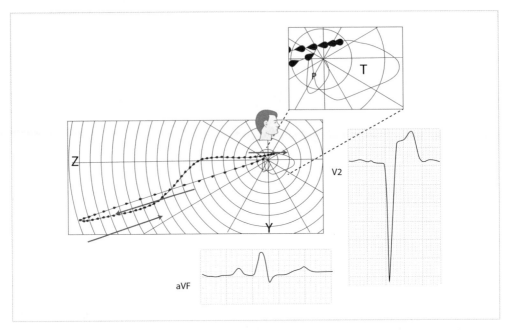

Figura 7 Plano sagital direito correlação ECG/VCG. Diagnóstico vetorcardiográfico: alça QRS localizada no quadrante posteroinferior, rotação em oito, e com alça aferente de condução médio-final lenta. Alça T de direção oposta à alça QRS dirigida para frente e de morfologia alterada (arredondada). Em condições normais no BCRE não complicado a alça T é fusiforme ou alongada, como mostra a Figura 8.

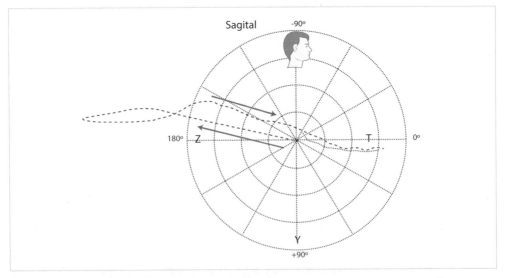

Figura 8 VCG de um paciente portador de BCRE não complicado no PS direito. Observe o aspecto fino e comprido da alça T dirigida para frente próxima dos +3°. Neste caso, o aparelho permite observar que o ramo eferente da alça T é de registro mais lento do que o ramo aferente. Esta alça T é muito diferente do aspecto da alça T da Figura 7, a qual é arredondada.

Em atletas com anamnese e exame físico normais, com presença de profundas ondas T invertidas em ≥ 2 ou mais derivações contíguas na parede anterior ou lateral, deve-se levar em conta a possibilidade de cardiomiopatia hipertrófica ou displasia arritmogênica do ventrículo direito.[3]

POSSÍVEIS CAUSAS DA MEMÓRIA CARDÍACA

O fenômeno da memória cardíaca (MC) se caracteriza pela presença de ondas T negativas precedidas de complexos QRS normais após um período condicionante de despolarização ventricular anormal nas mesmas derivações do ECG. O termo MC foi acunhado por Mauricio Rosenbaum e sua escola,[4] em forma experimental no cão, para descrever alterações eletrocardiográficas na repolarização ventricular decorrentes de uma ativação ventricular anormal por:

- Bloqueio do ramo esquerdo intermitente.[5]
- Após marca-passo ventricular.[6] Neste caso, a MC que induz às ondas T negativas é causada pela presença de gradientes transmurais de repolarização manifestada durante a estimulação atrial, que é máxima próximo do local da estimulação ventricular.[7]
- Seguindo um episódio de taquiarritmia ventricular.[8]
- Após ablação da via anômala na síndrome de Wolff-Parkinson-White ou na forma intermitente. A inversão da onda T em II, III e aVF associada ao desaparecimento da onda delta após ablação do feixe anômalo acessório (*the accessory pathway*) em pacientes portadores da síndrome de Wolff-Parkinson-White é um poderoso marcador de sucesso do procedimento ablativo.[9]

O grande interesse pela investigação desse tema se deve ao impacto que o reconhecimento deste fenômeno possui na tomada de decisão na clínica cardiológica, pois se manifesta com alterações da onda T geralmente interpretadas, de maneira equivocada, como de origem isquêmica (*pseudoprimary T-waves*) observadas em múltiplos cenários principalmente na presença de dor precordial na sala de emergência, como no primeiro caso.

CONCEITO DA ACUMULAÇÃO DA MC

Acumulação (*accumulation*): a duração e a frequência da alteração da despolarização são fatores determinantes em relação ao tempo de surgimento e permanência do fenômeno de memória cardíaca após a cessação da alteração da despolarização ventricular. Consequentemente, quando a MC é observada após um curto evento de taquiarritmia, o fenômeno da MC será de curta duração e, contrariamente, quando a alteração da despolarização for prolongada, como ocorre após eliminação da pré-excitação mediante ablação, as alterações da onda T são observadas por um longo período de horas ou dias.[10]

Inden et al.[11] notaram que o prolongamento na duração do potencial de ação do epicárdio anteriormente presente persistiu após a ablação da pré-excitação. Essas mudanças graduais nas propriedades da repolarização após o procedimento ablativo podem ser justificadas pelo fenômeno da acumulação próprio da MC.

O exemplo a seguir (Figura 9) mostra o caso de um paciente do sexo masculino portador de um marca-passo definitivo unicameral implantado por doença do nó sinusal que deu entrada na emergência com dor precordial atípica, e ECG evidenciando ritmo de MP em modo VVI, alternando com ritmo próprio com inversão da onda T em II, III, aVF, e de V1-V6, que foram interpretadas erroneamente como sendo de origem isquêmica. Apesar dos marcadores negativos (troponina) o paciente foi submetido a uma coronariografia que revelou coronarianas normais. Observa-se que essas alterações na repolarização ventricular ocorrem após um período de estimulação ventricular, nas derivações em que o QRS era negativo. Além do mais, o ECG prévio mostra um QRS normal sem alterações na repolarização. Essa evolução eletrocardiográfica configura claramente a presença da MC.

Embora esses achados eletrocardiográficos sejam atribuídos à isquemia, a inversão da onda T no caso da MC não se correlaciona com isquemia miocárdica. Essas alterações podem surgir precocemente e persistir por semanas após o início da despolarização

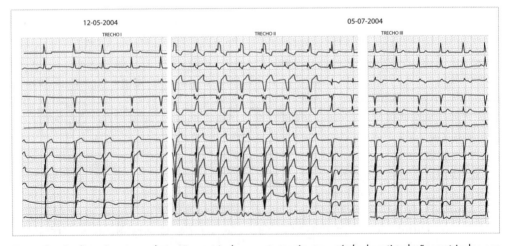

Figura 9 As alterações na repolarização ventricular ocorrem após um período de estimulação ventricular, nas derivações em que o QRS era negativo. Além disso, o ECG prévio mostra um QRS normal sem alterações na repolarização. Esta evolução eletrocardiográfica configura claramente a presença da memória cardíaca.

ventricular anormal. Embora a relação temporal exata ainda não esteja elucidada, novas pesquisas têm demonstrado que o tempo de permanência das alterações da onda T dependem do assim chamado fenômeno da "acumulação", descrito anteriormente.

O fenômeno da MC também pode ocorrer após breve período de estimulação ventricular provisória, como no caso da Figura 10, em que as alterações na repolarização ventricular surgiram após 24 horas de estimulação cardíaca em um paciente que deu entrada com síncope e ECG mostrando presença de bloqueio atrioventricular total (BAVT) com surtos de *torsades de pointes* (Figuras 10 a 12).

Em outro exemplo (Figuras 13 a 15) observamos o caso de um jovem paciente de 22 anos admitido durante um evento de taquicardia ventricular fascicular em que o ECG após a reversão com verapamil EV exibe ondas T negativas sugestivas de MC. Tais alterações normalizaram após uma semana conforme evolução eletrocardiográfica descrita a seguir.

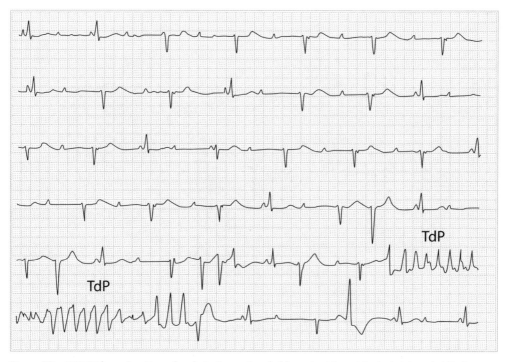

Figura 10   ECG DII longo/contínuo de admissão mostrando bloqueio atrioventricular total e episódio de *torsade de pointes* (TdP).

88 Eletrocardiograma na medicina de urgência e emergência

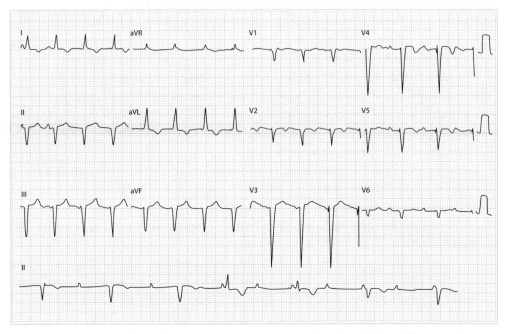

Figura 11 ECG após implante de marca-passo provisório. O traçado inferior (II longo) foi registrado com o marca-passo desligado.

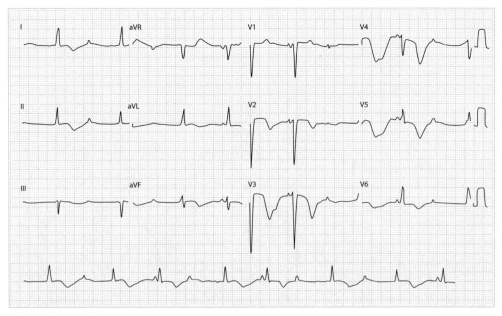

Figura 12 ECG completo com marca-passo desligado após 24 horas, demonstrando ritmo de dissociação AV com QT longo, alterações na repolarização ventricular (ondas T negativas) nas mesmas derivações, onde anteriormente os complexos QRS eram negativos (II, III, aVF e de V2-V6), configurando o efeito da memória cardíaca.

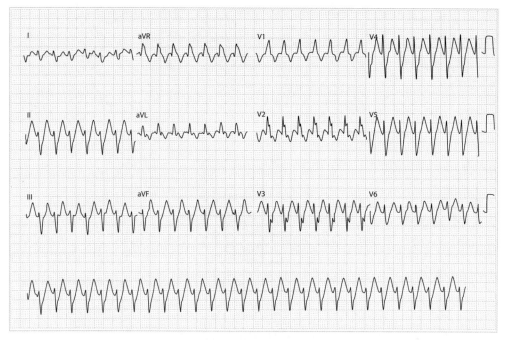

Figura 13   ECG de admissão mostrando taquicardia ventricular fascicular de Belhassen.

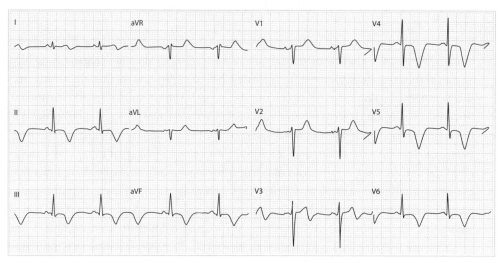

Figura 14   ECG após reversão ao ritmo sinusal com verapamil mostrando ondas T negativas em II, III, aVF e de V4 a V6 e *plus-minus* em I, típicas do fenômeno da memória cardíaca.

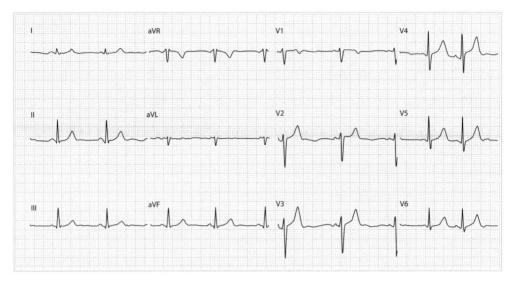

Figura 15   ECG realizado após uma semana mostra normalização das alterações na repolarização ventricular.

MECANISMOS QUE TENTAM EXPLICAR O FENÔMENO DA MC

Hipótese da modificação na expressão dos canais iônicos do sarcolema, da conexina 43 e do teor cálcico do retículo sarcoplasmático intracelular

Na MC duas regiões podem ser ativadas: precoce e tardia.

1. Região de ativação precoce localizada proximal ao sítio da ativação alterada ocasiona mudanças no fluxo eletrotônico mediada pelos receptores da angiotensina II. O bloqueio do receptor de angiotensina 1 atenua a MC de curto prazo, que em última instância modifica o potencial do sarcolema. Três canais importantes têm sido identificados como responsáveis pelo fenômeno da MC precoce e a expressão da conexina 43:

- Diminuição na atividade do canal de saída de potássio em fase 1 (*transient outward potassium current*), ocasionando atenuação do entalhe (*notch*) das células epicárdicas dessa fase. Essa diminuição obedece à regulação da expressão dos canais Kv4 e à estabilidade do canal Kv4.3 mRNA. A estimulação do VE com marca-passo ocasiona uma perda do entalhe no epicárdio e deslocamento do vetor T referidos como MC. Esse processo se inicia por um aumento local de angiotensina I nas células Herk 293, nas quais as subunidades Kv4.3 e KchlP3 contribuem para maior expressão Ito com o receptor da angiotensina 1 (AT1R).[12] O fenômeno da MC pode ser abolido empregando-se o bloqueador do canal de saída inicial de potássio (*the transient outward potassium current*), canal Ito 4-aminopyridine (4-AP).[13] Mudanças na concentração do Ito afetam o potencial de ação, modificam a vulnerabilidade a arritmias e exercem influência no acoplamento excitação-contração. Uma diminuição na densidade do Ito é observada em corações imaturos, no idoso, cardiomiopatias e na insuficiência cardíaca. Esta redução causa prolongamento na duração do potencial de ação, e menor fluxo de cálcio pelo canal Na^+/Ca^{2+} *exchanger*. Ambos os fatos favorecem o incremento de cálcio no retículo sarcoplasmático com acúmulo desse cátion no intracelular, sendo, portanto, favorecedor de arritmias deflagradas *trigger activity*.

- Diminuição da atividade do canal de I_{Ca} (*L-type calcium current*). O bloqueio farmacológico do canal lento de cálcio atenua o aparecimento da MC tanto precoce quanto tardia. Por outra parte e rapidamente diminui a ativação do canal retificador de saída tardia de potássio I_{Kr}.
- Diminuição da ativação do canal retificador tardio rápido em fase 3 I_{Kr} e consequente redução do gradiente transmural de I_{Kr}.[14]
- Redução na expressão da conexina 43. As proteínas que formam os *gap juction* são conhecidas como conexinas. A conexina mais abundante encontrada no coração é a conexina 43 e, em menor quantidade conexina 40 e 45. Nos ventrículos, existe uma grande quantidade de conexina 43 e 45 e muito pouco de conexina 40. Já nos átrios, existe uma grande quantidade dos três tipos. A conexina 43 é a maior determinante das propriedades elétricas do músculo cardíaco. O fechamento nos *gap juctions* ao nível desta conexina ocasiona dromotropismo negativo e sua diminuição pode contribuir para o fenômeno da MC.[15]

2. Região de ativação tardia do mapeamento, distal ao sítio da ativação alterada: é caracterizada por significativo prolongamento do potencial de ação (PA), por causa do aumento do *strain* mecânico. Apesar deste marcado prolongamento, houve variação surpreendentemente mínima nas densidades dos canais iônicos do sarcolema e aumento expressivo da concentração cálcica citosólica (duas vezes) responsável pelo prolongamento na duração do PA na região de ativação tardia aumentando a atividade do canal permutador Na^+/Ca^{+2}.[16] Em resumo, a base da memória obedece a um aumento nos gradientes regionais eletrofisiológicos.

Hipótese que sustenta como base da MC a presença de um mecanismo de retroalimentação lento mecânico-elétrico

No ECG, as ondas T e R são concordantes durante o ritmo sinusal normal mas discordantes após um período de estimulação ventricular. Este fenômeno denominado MC pode ser mediado por estímulo mecânico. Hermeling et al.,[17] empregando um modelo matemático, investigaram se o fenômeno de retroalimentação mecânico-elétrico lento explica a MC. Os autores construíram um modelo que simula o comportamento do ventrículo esquerdo usando segmentos mecânicos em série e elétricos acoplados. Cada segmento estava munido das correntes iônicas de membrana, dos canais do manuseio de cálcio e de acoplamento lento de excitação-contração de retroalimentação mecânico-elétrico (*slow acting mechano-electrical feedback*). O modelo mostrou concordância da onda T com a R em ritmo sinusal normal e a ondas T agudamente discordantes após a restauração do ritmo sinusal. Esses resultados da simulação do VE indicam que o acoplamento lento de excitação-contração de retroalimentação mecânico-elétrico no VE pode explicar:

- As diferenças relativamente pequenas no encurtamento sistólico e no trabalho mecânico durante o ritmo sinusal.
- A pequena dispersão no tempo de repolarização.
- As ondas T concordantes durante o ritmo sinusal.
- O fenômeno da MC.

A distribuição fisiológica nas propriedades eletrofisiológicas, refletida pelas ondas T concordantes, pode servir para otimizar a função da bomba cardíaca.

A Figura 16 mostra de forma resumida os principais mecanismos da MC.

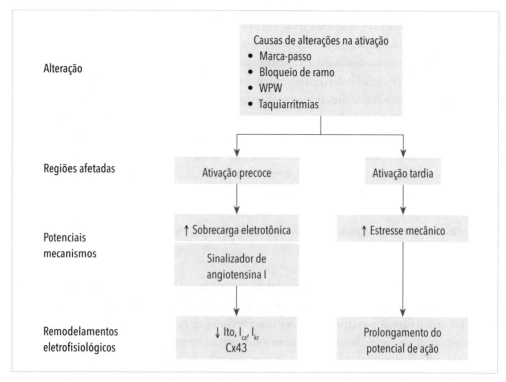

Figura 16   Principais mecanismos de memória cardíaca.

COMO SUSPEITAR NA CLÍNICA DIÁRIA QUE ESTAMOS DIANTE DE UM EFEITO DE MC

Primeiramente, deve-se ter em conta as circunstâncias em que este fenômeno ocorre (BRE, estimulação cardíaca, presença de vias acessórias e arritmias ventriculares). Se houver dor precordial associada a alguma das condições citadas, o diagnóstico torna-se mais complexo. Nessa situação, é imperativa a análise clínica das características da dor (típica ou atípica) em conjunto com a morfologia da onda T. Ademais, sempre que possível, deve-se comparar com traçados anteriores. A análise dos fatores de risco cardiovasculares também é importante, pois deve-se descartar a presença de um episódio isquêmico verdadeiro. A inversão difusa da onda T frequentemente pode ser observada na presença de lesões da artéria descendente anterior, mas também no efeito MC após estimulação ventricular, o que torna difícil e complexo o diagnóstico diferencial entre esses dois fenômenos. Um estudo recente[18] propõe uma série de critérios que favorecem o diagnóstico de MC e não de isquemia miocárdica nesse cenário:

- Onda T positiva em aVL.
- Onda T positiva ou isodifásica em DI.
- Ondas T com máxima negatividade em precordiais em relação a III.
- Em caso de secundária ao BCRE, é comum uma duração não muito maior do que 120 ms, e a repolarização não oposta à onda R precedente nas derivações esquerdas.
- A alça de T do VCG em caso de BCRE durante a MC se mostra de morfologia arredondada, diferente da alça T do BCRE não complicado, a qual é fusiforme ou alongada.

Os resultados mostraram uma sensibilidade de 92% e especificidade de 100% para o diagnóstico de MC. Embora ainda não validada, essa ferramenta pode ser de grande ajuda na diferenciação entre uma condição benigna (MC) de outra potencialmente grave, que é a isquemia miocárdica.

A carga mecânica alterada do coração leva a hipertrofia ventricular, insuficiência cardíaca descompensada e arritmias fatais. No entanto, os mecanismos moleculares que apontam disfunção mecânica e elétrica permanecem pouco conhecidos. Evidências crescentes sugerem que a remodelação elétrica ventricular é um processo que pode ser induzido por estresse mecânico alterado, criando alterações eletrofisiológicas persistentes que predispõem a arritmias fatais. Já a remodelação elétrica ventricular é claramente uma propriedade fisiológica do coração humano, evidenciada pela "memória da onda T" em uma variedade de estados patológicos associados, como ativação ventricular alterada, bloqueio de ramo, pré-excitação, estimulação ventricular etc.

Os modelos animais utilizados para investigar a remodelação elétrica ventricular induzida por estiramento têm limitações significativas. O modelo do peixe-zebra (*zebra-fish*) surgiu recentemente como um modelo animal atraente para estudar doenças cardiovasculares e conseguiu superar algumas dessas limitações. Esse modelo pode fornecer novos esclarecimentos sobre os mecanismos moleculares que ocasionam remodelamento elétrico negativo em resposta ao estiramento e ao *feedback* mecânico-elétrico. Os dados sugerem que se trata de uma plataforma poderosa para investigar os mecanismos moleculares de retroalimentação mecânico-elétrica no coração.[19]

REFERÊNCIAS BIBLIOGRÁFICAS

1. Shvilkin A, Ho KK, Rosen MR, Josephson ME. T-vector direction differentiates post-pacing from ischemic T-wave inversion in precordial leads. Circulation. 2005;111(8):969-74.
2. Bayés de Luna A. Clinical electrocardiography – a texbook. 2.ed. New York: Futura; 1998. p.83-106.
3. Wilson MG, Sharma S, Carré F, Charron P, Richard P, O'Hanlon R, et al. Significance of deep T-wave inversions in asymptomatic athletes with normal cardiovascular examinations: practical solutions for managing the diagnostic conundrum. Br J Sports Med. 2012;46(Suppl 1):i51-8.
4. Rosenbaum MB, Blanco HH, Elizari MV, Lazzari JO, Davidenko JM. Electrotonic modulation of the T wave and cardiac memory. Am J Cardiol. 1982;50(2): 213-22.
5. Byrne RM, Filippone L. Benign persistent T-wave inversion mimicking ischemia after left bundle-branch block – cardiac memory. Am J Emerg Med. 2010;28(6):747.e5-6.
6. Kolb JC. Cardiac memory-persistent T wave changes after ventricular pacing. J Emerg Med. 2002;23(2):191-7.
7. Coronel R, Opthof T, Plotnikov AN, Wilms-Schopman FJ, Shlapakova IN, Danilo P Jr, et al. Long-term cardiac memory in canine heart is associated with the evolution of a transmural repolarization gradient. Cardiovasc Res. 2007;74(3):416-25.
8. Omidvar B, Majidi S, Raadi M, Alasti M. Diffuse inverted T waves in a young man with structurally normal heart: a case report. Ann Noninvasive Electrocardiol. 2013;18(4):409-12.
9. Trajkov I, Poposka L, Kovacevic D, Dobrkovic L, Georgievska-Ismail Lj, Gjorgov N. Cardiac memory (t-wave memory) after ablation of posteroseptal accessory pathway. Prilozi. 2008;29(1):167-82.
10. Takada Y, Inden Y, Akahoshi M, Shibata Y, Shimizu A, Yoshida Y, et al. Changes in repolarization properties with long-term cardiac memory modify dispersion of repolarization in patients with Wolff-Parkinson-White syndrome. J Cardiovasc Electrophysiol. 2002;13(4):324-30.
11. Inden Y, Hirai M, Takada Y, Shimizu A, Shimokata K, Yoshida Y, et al. Prolongation of activation-recovery interval over a preexcited region before and after catheter ablation in patients with Wolff-Parkinson-White syndrome. J Cardiovasc Electrophysiol. 2001;12(8):939-45.
12. Özgen N, Lu Z, Boink GJ, Lau DH, Shlapakova IN, Bobkov Y, et al. Microtubules and angiotensin II receptors contribute to modulation of repolarization induced by ventricular pacing. Heart Rhythm. 2012;9(11):1865-72.
13. Geller JC, Rosen MR. Persistent T-wave changes after alteration of the ventricular activation sequence. New insights into cellular mechanisms of 'cardiac memory'. Circulation. 1993;88(4 Pt 1):1811-9.
14. Obreztchikova MN, Patberg KW, Plotnikov AN, Ozgen N, Shlapakova IN, Rybin AV, et al. I(Kr) contributes to the altered ventricular repolarization that determines long-term cardiac memory. Cardiovasc Res. 2006;71(1):88-96.
15. Patel PM, Plotnikov A, Kanagaratnam P, Shvilkin A, Sheehan CT, Xiong W, et al. J Altering ventricular activation remodels gap junction distribution in canine heart. Cardiovasc Electrophysiol. 2001;12(5):570-7.
16. Jeyaraj D, Wan X, Ficker E, Stelzer JE, Deschenes I, Liu H, et al. Ionic bases for electrical remodeling of the canine cardiac ventricle. Am J Physiol Heart Circ Physiol. 2013;305(3):H410-9.
17. Hermeling E, Delhaas T, Prinzen FW, Kuijpers NH. Mechano-electrical feedback explains T-wave morphology and optimizes cardiac pump function: insight from a multi-scale model. Prog Biophys Mol Biol. 2012;110(2-3):359-71.
18. Recke SH. Cardiac memory of the ECG following ventricular pacing. Herz. 2009;34(4):324-6.
19. Werdich AA, Brzezinski A, Jeyaraj D, Khaled Sabeh M, Ficker E, Wan X, et al. The zebrafish as a novel animal model to study the molecular mechanisms of mechano-electrical feedback in the heart. Prog Biophys Mol Biol. 2012;110(2-3):154-65.

Cardiomiopatia de Takotsubo: um desafio diagnóstico na sala de emergência

11

RELATO DE CASO

Paciente do sexo feminino, de 71 anos de idade, foi admitida na sala de emergência com quadro de dor torácica aguda retroesternal típica, com irradiação para os membros superiores (MMSS), iniciada logo após estresse emocional (conflito familiar), acompanhada de sudorese concomitante.

Exame físico: hemodinamicamente estável; pressão arterial (PA) = 140/90 mmHg; frequência cardíaca (FC) = 75 bpm; RCR sem sopros. Pulmões limpos; extremidades aquecidas e sem edema periférico.

Realizou-se o ECG da admissão mostrado na Figura 1. Após as medidas iniciais, foi encaminhada para o estudo hemodinâmico, que revelou artérias coronárias normais e ventriculografia, demonstrando hipocinesia/acinesia apical e balonamento da região médio-ventricular do ventrículo esquerdo (VE) (Figura 2).

Os marcadores de necrose (troponina) mostraram discreta elevação.

O ecocardiograma realizado no dia da admissão revelava acinesia médio-apical do VE com fração de ejeção (FE) = 41% (Figura 3A).

Um novo ecocardiograma realizado após uma semana mostrava recuperação da disfunção contrátil do VE com FE de 57% assinalando a transitoriedade do fenômeno (Figura 3B).

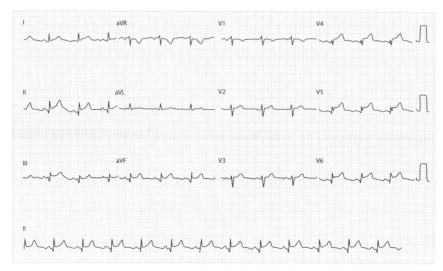

Figura 1 Diagnóstico eletrocardiográfico: ritmo sinusal; FC = 75 bpm; eixo do QRS + 30°; elevação do segmento ST de concavidade superior seguido de onda T positiva na parede inferior (II, II e aVF); anteroapical (de V3 a V6) e lateral alta (I e aVL) com imagem recíproca em aVR. (Síndrome de isquemia subepicárdica circunferencial.) Claramente, o vetor de lesão aponta para baixo, para frente e para esquerda. No plano frontal mesmo dirigido para baixo e à esquerda encontra-se à esquerda de +60°, por apresentar elevação discreta do segmento ST também em aVL. A combinação de depressão do segmento ST em aVR associado com ausência de elevação do ST em V1 identifica o Takotsubo com sensibilidade de 91%, especificidade de 96% e acurácia preditiva de 95%.[1]

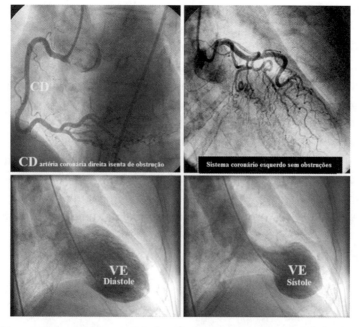

Figura 2 Artérias coronárias normais e ventriculografia demonstrando hipocinesia/acinesia apical e balonamento da região médio-ventricular do VE.

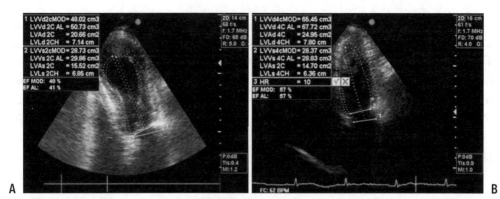

Figura 3 (A) Ecocardiograma da admissão. (B) Ecocardiograma realizado após uma semana.

CARDIOMIOPATIA DE TAKOTSUBO (CMT)

As outras denominações são: cardiomiopatia induzida pelo estresse (*stress-induced cardiomyopathy*), síndrome do coração partido (*the broken heart syndrome*), síndrome do balonamento transitório apical do ventrículo esquerdo (*transient left ventricular apical ballooning, apical ballooning syndrome*), cardiomiopatia adrenérgica e com o epônimo síndrome de Gebrochenes-Herz.

DEFINIÇÃO

A cardiomiopatia de Takotsubo (CMT) é um tipo de cardiomiopatia reversível que mimetiza a síndrome coronariana aguda (SCA) com elevação do segmento ST. Essa síndrome está associada com disfunção ventricular transitória e alterações na motilidade na região médio-apical na ausência de obstrução coronária epicárdica significativa. Em aproximadamente 50% dos casos, registra-se elevação difusa do segmento ST. A CMT geralmente é precipitada e precedida por estresse emocional ou físico.

Aparentemente, sua incidência vem crescendo em decorrência da realização cada vez mais frequente de coronariografia de urgência e também de métodos de imagem e biomarcadores cardíacos mais sensíveis.[2] Foi descrita pela primeira vez no Japão em 1990 em um grupo de mulheres acima dos 50 anos no período pós-menopáusico. A relação de incidência mulher:homem é de 9:1. A entidade é desencadeada em 85% dos casos por estresse psicofísico, e pode estar relacionada com outros quadros clínicos, como hemorragia subaracnoide, acidente vascular cerebral isquêmico, traumatismo craniano maior, crise hipertiróidea da doença de Basedow-Graves,[3] processos patológicos agudos, pneumomediastino pós-parto,[4] ou na crise aguda do feocromocitoma.[5,6] Finalmente, a entidade tem sido relatada sob forma assintomática durante a diálise (tanto hemo quanto peritoneal) em renais crônicos. Essa observação sugere que devam ser realizados ECG periódicos/seriados nesses pacientes com o intuito de avaliar a real incidência do Takotsubo nesta população.[7]

A denominação takotsubo provém do aspecto encontrado na ventriculografia esquerda que demonstra balonamento apical e/ou médio-ventricular transitório com hipercinesia compensatória do segmento basal do VE (*narrow nek*), lembrando um *takotsubo* japonês. Trata-se de uma cerâmica ou vaso armadilha (*tako* significa polvo, e *tsubo*, panela de barro) utilizado no Japão para capturar polvos (*octopus pot*), de aspecto arredondada e base estreita (Figura 4). Recentemente, um padrão contrátil invertido de Takotsubo tem sido descrito com hipocinesia dos segmentos basais e região apical com médio-ventriculares não afetadas. Esta variante se conhece como padrão de Takotsubo invertido (*inverted Takotsubo*).[8]

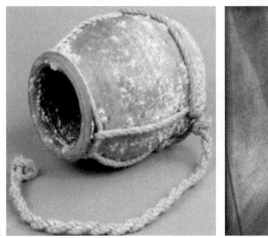
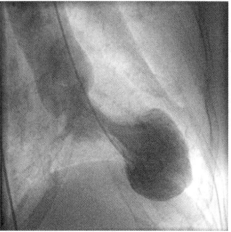

Figura 4   (A) Takotsubo japonês. (B) Ventriculografia esquerda cujo aspecto se assemelha ao do Takotsubo.

Uma revisão sistemática[9] estimou uma prevalência de 0,7 a 2% com nítida predominância do sexo feminino (90,7%) com média de idade entre 62 e 76 anos. Entretanto, sua real prevalência ainda não está devidamente esclarecida por diversas razões.

A CMT representa um grande desafio na sala de emergência por sua apresentação ser muito semelhante à síndrome coronariana aguda e porque suas manifestações mais frequentes são a dor precordial e a dispneia. Uma característica desta síndrome é que geralmente é precipitada por um grande estresse, principalmente emocional ou físico[10-13] embora em um terço dos pacientes não se identifique um fator precipitante.

Os critérios da Clínica Mayo modificados para o diagnóstico de CMT[14,15] e as guias japonesas para o diagnóstico da entidade são os seguintes:[16]

- Hipocinesia, discinesia ou acinesia transitória do segmento médio do VE, com ou sem envolvimento apical, precipitados por estresse (algumas vezes não presente).
- Alterações segmentares da contratilidade na ausência de obstrução vascular coronariana epicárdica significativa.

- Ausência de doença coronária obstrutiva ou evidência angiográfica de ruptura aguda de placa.
- Alterações eletrocardiográficas novas (elevação transitória do segmento ST e/ou inversão difusa das ondas T) com discreta elevação da troponina.
- Ausência comprovada de feocromocitoma ou miocardite.

FISIOPATOLOGIA

A fisiopatologia ainda não está totalmente esclarecida. Atualmente, o atordoamento miocárdico, *myocardial stunning*, induzido por excesso de liberação local de catecolaminas é a hipótese mais aceita. Nessa entidade foram encontrados níveis mais elevados de catecolaminas do que nos pacientes com infarto agudo do miocárdio (IAM) por doença aterosclerótica.[8]

O padrão típico da hipocinesia ou acinesia apical com contratilidade basal preservada explica-se pelo fato de que, apesar da região basal do VE ter uma maior densidade de terminações simpáticas e maior conteúdo de norepinefrina, a região apical apresenta maior densidade de receptores, tornando-a mais vulnerável à ação destas.

Segundo Sclarovsky e Nikus[17] o nível de estrógenos também desempenha um papel importante na fisiopatologia desta síndrome, já que as mulheres com idade mais avançada parecem ser mais suscetíveis a essa disfunção miocárdica simpático-mediada. Na mulher em fase pós-menopáusica a região epicárdica é totalmente desprotegida contra a tempestade adrenérgica (*adrenergic storm*). É bem conhecido o papel da adenosina como bloqueador das substâncias adrenérgicas, sendo que na ausência de estrógenos, ocorre uma redução significativa na concentração dessa substância. A concentração de receptores de adenosina (A2) é maior na região epicárdica em relação à região subendocárdica o que explica porque a primeira é mais afetada durante a tempestade adrenérgica.

Outros mecanismos propostos são: isquemia induzida por doença microvascular e espasmo.

CARACTERÍSTICAS DO ELETROCARDIOGRAMA

Do ponto de vista eletrocardiográfico, a CMT caracteriza-se por síndrome de isquemia subepicárdica circunferencial.[18]

Essas manifestações elétricas são significativamente diferentes daquelas que ocorrem na isquemia aguda transmural segmentar (IATS). Embora ocorram alterações contráteis agudas segmentares (discinesia apical e hipercinesia basal), na CMT a elevação do segmento ST é mais discreta em comparação com a IATS.

Esse paradoxo pode ser explicado levando-se em consideração as alterações eletrofisiológicas e moleculares.

O padrão eletrocardiográfico da CMT possui três etapas/fases sucessivas:[1,9,17,19-21]

- Primeira fase/etapa: se caracteriza por discreta elevação do segmento ST, usualmente nas derivações precordiais, mas também pode ocorrer na parede lateral e inferior como é visto no caso da Figura 1 e da Figura 5. A magnitude da elevação do ST costuma ser inferior à que ocorre na SCA com elevação do segmento ST. As ondas T são altas, porém não ultrapassam 12 a 15 mm, diferentemente do IAM com oclusão coronária total onde geralmente ultrapassam os 18 mm. As alterações máximas ocorrem em V3 e V5.
- Segunda etapa: caracteristicamente, após 2 a 3 dias observa-se resolução da elevação do segmento ST com o aparecimento de ondas T profundas e invertidas difusamente, exceto na derivação aVR em que ela se apresenta positiva associada ao prolongamento do intervalo QT corrigido (QTc). A onda T positiva em aVR constitui um sinal de alto valor para diferenciar do IAM. Essa distribuição não segmentar das alterações da onda T é uma característica dessa síndrome. Ondas Q patológicas raramente estão presentes.
- Terceira etapa: a resolução da inversão da onda T e do QT prolongado ocorre tipicamente após 3 a 4 meses, porém, esta regressão pode acontecer mais precocemente em 3 a 4 semanas e, em alguns casos, pode durar até 1 ano.

A combinação de depressão do segmento ST em aVR com ausência de elevação do ST em V1 identifica o Takotsubo com sensibilidade de 91%, especificidade de 96% e 95% de acurácia preditiva.

Baixa voltagem e atenuação dos complexos QRS são sinais eletrocardiográficos altamente prevalentes em pacientes portadores da síndrome de Takotsubo, motivo pelo qual esses elementos do ECG são de grande utilidade para o diagnóstico diferencial com a SCA, principalmente quando analisados em conjunto com o ecocardiograma e a cinecoronariografia.[22]

Arritmias ventriculares malignas, inclusive *torsade de pointes* (TdP) relacionadas com o intervalo QT prolongado podem ocorrer em 8% dos casos, especialmente quando

Quadro 1   Resumo dos critérios eletrocardiográficos de importância para o diagnóstico[23]

Ausência de elevação do segmento ST em V1

Ausência de alterações recíprocas nas derivações inferiores

Presença de elevação do segmento ST nas derivações inferiores em especial em II

Somatória da elevação dos segmentos ST de V4-V6/ V1-V3 ≥ 1

Presença de depressão do segmento ST em aVR

Aparecimento de ondas T profundas negativas associadas a intervalo QT prolongado. Uma outra característica destas ondas T negativas é que, apesar da regressão da disfunção contrátil miocárdica, permanecem negativas, diferentemente do que ocorre com as isquemias segmentares, onde as T se positivam de forma concomitante à recuperação da contratilidade miocárdica conforme evolução eletrocardiográfica de outro caso de CMT mostrado nas sequências dos ECG da Figura 6 o QTc > 500 ms.[24] O implante de CDI deve ser indicado nos casos de QTc > 500 ms persistente após CMT com história prévia de síncope ou parada cardíaca.[18] De acordo com uma revisão sistemática a incidência de MS tardia é de 0,5%.[25]

PROGNÓSTICO

Em geral é excelente, porém complicações sérias podem ocorrer agudamente, como:[26]

- Choque cardiogênico.
- Insuficiência cardíaca congestiva ou falência ventricular esquerda com ou sem edema agudo de pulmão.
- Obstrução na via de saída do ventrículo esquerdo.
- Insuficiência mitral.
- Arritmias ventriculares tipo *torsade de pointes* decorrentes do prolongamento do intervalo QT.
- Morte súbita arrítmica.
- Formação de trombo mural na parede do VE.

A taxa de mortalidade hospitalar varia de 0 a 10% e tem recorrência em torno de 10%.

A Figura 5A mostra o exame de uma paciente do sexo feminino, de 76 anos de idade, admitida com dor retroesternal após forte emoção. Troponina discretamente elevada. Coronariografia não revelou lesões obstrutivas. Ventriculografia revelou acinesia médio--ventricular e balonamento apical. No ecocardiograma, o cálculo da fração de ejeção do VE foi de 36% e, após 48 horas (precocemente), já se observa uma recuperação da disfunção ventricular com FEVE = 58% (Figura 5B).

A Figura 6 mostra uma evolução eletrocardiográfica típica de um paciente portador de Takotsubo.

CORRELAÇÃO DO ECG-RESSONÂNCIA MAGNÉTICA

Estudos realizados com ressonância magnética (RM) têm detectado, além das alterações na motilidade, a presença de edema miocárdico circunferencial na região apical e médio-ventricular do VE.[27-29] Esse edema miocárdico seria o responsável pela presença de um gradiente intracardíaco entre a região apical e basal, que por sua vez determina uma dispersão regional na duração do potencial de ação que é responsável pela inversão da onda T e prolongamento do intervalo QT característicos na CMT. Furushima et al.,[30] por meio da medida dos gradientes de repolarização entre a região apical e basal do VE, em pacientes com CMT e T negativa/QT prolongado nas derivações II, III, aVF, e V2-V6, demonstraram um aumento progressivo do tempo de repolarização a partir da região basal para região apical, tanto no endocárdio como no epicárdio. Essa observação

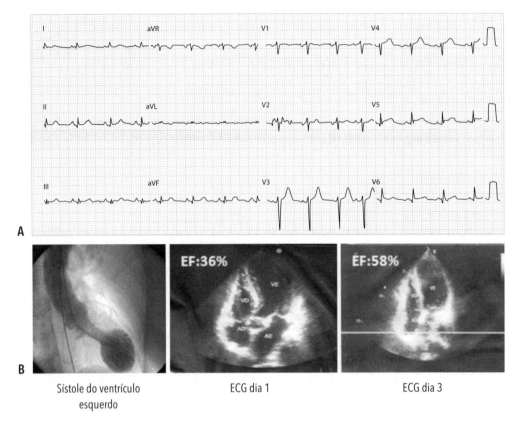

Figura 5 Paciente do sexo feminino, 76 anos de idade. (A) Diagnóstico eletrocardiográfico: discreta elevação do segmento ST em parede inferior e anteroapical (V3 a V6). (B) A coronariografia não revelou lesões obstrutivas. A ventriculografia revelou acinesia médio-ventricular e balonamento apical. No ecocardiograma, após 48 horas, observou-se uma recuperação da disfunção ventricular.

confirma a hipótese de que as ondas T invertidas na CMT são resultantes da dispersão na repolarização causada pelo prolongamento anormal do potencial de ação nas regiões miocárdicas afetadas.

TRATAMENTO

Até o momento, não existe um tratamento específico para doentes com MCT, sendo que, na fase aguda, este deve ser dirigido à resolução da isquemia cardíaca. É extremamente importante a realização imediata da coronariografia, pois para o diagnóstico desta entidade é necessário afastar DAC obstrutiva, evitando-se desta forma a utilização inadequada de terapia trombolítica. Em razão da impossibilidade do diagnóstico diferencial na apresentação inicial, deve iniciar-se terapêutica com aspirina, clopidogrel, nitratos, heparina intravenosa e betabloqueadores.[31]

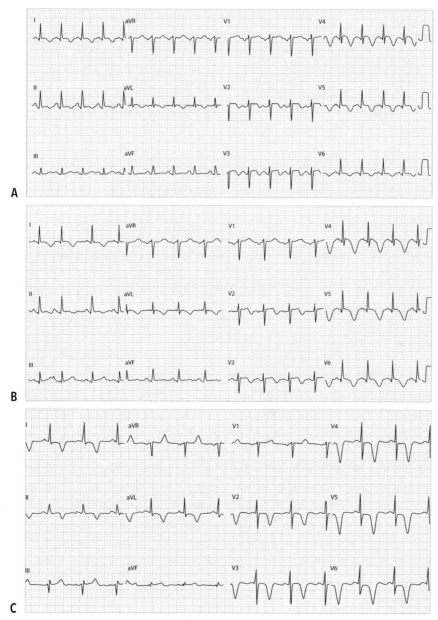

Figura 6 (A) ECG da admissão. Diagnóstico eletrocardiográfico: discreta elevação do segmento ST seguido de ondas T *plus-minus* em V2-V3 (padrão Wellens-*like*), ondas T profundamente negativas em parede anteroapical (de V4 a V6) e lateral alta (I e aVL): isquemia subepicárdica anteroapicolateral. (B) ECG realizado 2 horas após a admissão. Diagnóstico eletrocardiográfico: onda T *plus-minus* em V2 (*Wellens-like syndrome pattern*), ondas T profundamente negativas em parede anteroapical (de V3 a V6) e lateral alta (I e aVL). Intervalo QT prolongado. (C) ECG realizado após uma semana. Nessa fase, o ecocardiograma já era normal. Diagnóstico eletrocardiográfico: ondas T profundamente negativas persistentes em parede anteroapical (de V2 a V6), lateral alta (I e aVL) e II, apesar da regressão da disfunção ventricular. Este elemento eletrocardiográfico é de grande importância no diagnóstico diferencial com as SCA-STSE. (*continua*)

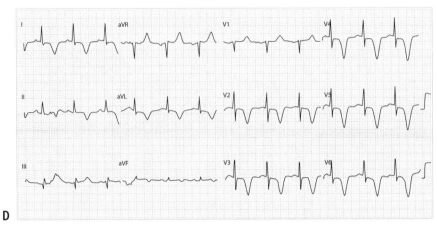

Figura 6 (*continuação*) (D) ECG realizado após 2 semanas. Diagnóstico eletrocardiográfico: ondas T profundamente negativas persistentes em parede anteroapical (de V2 a V6) e lateral alta (I e aVL) apesar da regressão da disfunção ventricular. Esse elemento eletrocardiográfico é de grande importância diagnóstica, porque diferentemente do que ocorre com as isquemias segmentares, onde as T se positivam em forma concomitante à recuperação da contratilidade miocárdica.

Depois de estabelecido o diagnóstico de MCT, os agentes antiplaquetários e os nitratos devem ser suspensos, optando-se por uma terapia de suporte.[24] Como se trata de uma síndrome induzida por catecolaminas, deve-se manter os BB e iniciar inibidores da enzima de conversão da angiotensina (IECA) até a recuperação da função cardíaca. O uso de beta-agonistas e vasopressores deve ser evitado por seus efeitos deletérios, mesmo em situações de instabilidade hemodinâmica, pois nestes casos, o suporte circulatório mecânico (balão intra-aórtico de contra pulsação) apresenta melhores resultados.[31]

Vale ressaltar que em casos de obstrução dinâmica do trato de saída do VE, nenhuma das opções anteriores deve ser utilizada, bem como os IECA, antagonistas dos receptores da angiotensina II e diuréticos, pelo risco de agravamento do quadro.[32] Os diuréticos são recomendados em casos de insuficiência cardíaca, e a anticoagulação a curto prazo nos pacientes com fibrilação atrial ou na presença de trombos.

COMENTÁRIOS FINAIS

A maioria dos pacientes com MCT apresenta um excelente prognóstico, com história natural aparentemente benigna com recuperação completa da função ventricular dentro de 6 a 8 semanas, sendo que às vezes essa resolução ocorre mais precocemente,[33] embora a normalização das alterações eletrocardiográficas demore mais tempo.[28] A mortalidade intra-hospitalar é baixa (inferior a 2%),[34] contudo alguns estudos recentes relatam mortalidade maior com uma sobrevivência global de 93% após um período de *follow-up*.

Resumindo, trata-se de uma entidade com fisiopatologia ainda totalmente não esclarecida, mas sabe-se que deve ser tratada de maneira diferente do infarto agudo do miocárdio. Portanto, a DAC obstrutiva deve ser excluída para evitar complicações hemorrágicas que ocorrem em até 13% decorrentes do uso inadequado de trombolíticos, principalmente o acidente vascular encefálico hemorrágico, e também pela ausência de benefícios terapêuticos com a utilização destes fármacos.

REFERÊNCIAS BIBLIOGRÁFICAS

1. Kosuge M, Ebina T, Hibi K, Morita S, Okuda J, Iwahashi N, et al. Simple and accurate electrocardiographic criteria to differentiate takotsubo cardiomyopathy from anterior acute myocardial infarction. J Am Coll Cardiol. 2010;55(22):2514-6.
2. Prasad A, Lerman A, Rihal CS. Apical ballooning syndrome (Tako-Tsubo or stress cardiomyopathy): a mimic of acute myocardial infarction. Am. Heart J. 2008;155(3):408-17.
3. Perkins MJ, Schachter DT. Biventricular Takotsubo cardiomyopathy in graves hyperthyroidism. J Invasive Cardiol. 2014;26(3):E35-6.
4. Nagel SN, Deutschmann M, Lopatta E, Lichtenauer M, Teichgräber UK. Postpartum woman with pneumomediastinum and reverse (inverted) Tkotsubo cardiomyopathy: a case report. J Med Case Rep. 2014;8:89.
5. Veillet-Chowdhury M, Hassan, SF, Stergiopoulos K. Takotsubo cardiomyopathy: a review. Acute Card Care. 2014;16(1):15-22.
6. Naderi N, Amin A, Setayesh A, Pouraliakbar H, Mozaffari K, Maleki M. Pheochromocytoma-induced reverse tako-tsubo with rapid recovery of left ventricular function. Cardiol J. 2012;19(5):527-31.
7. Hassan S, Hassan F, Hassan D, Hassan S, Hassan K. Takotsubo cardiomyopathy associated with peritonitis in peritoneal dialysis patient. Ren Fail. 2011;33(9):904-7.
8. Sanchez-Recalde A, Iborra C, Costero O, Moreno R, López de Sá E, Sobrino JA, et al. Takotsubo cardiomyopathy – a new variant and widening disease spectrum. "Inverted Takotsubo" pattern related to catecholamine-toxicity. Int J Cardiol. 2009;132(3):437-8.
9. Bybee KA, Kara T, Prasad A, Lerman A, Barsness GW, Wright RS, et al. Systematic review:transient left ventricular apical ballooning:a syndrome that mimics ST-segment elevation myocardial infarction. Ann Intern Med. 2004;141(11):858-65.
10. Kurisu S, Inoue I, Kawagoe T, Ishihara M, Shimatani Y, Nakama Y, et al. Tako-tsubo cardiomyopathy after automobile accident. Int J Cardiol. 2007;118(1):e16-8.
11. Citro R, Patella MM, Bossone E, Maione A, Provenza G, Gregorio G. Near-drowning syndrome:a possible trigger of tako-tsubo cardiomyopathy. J Cardiovasc Med. 2008;9(5):501-5.
12. Sato M, Fujita S, Saito A, Ikeda Y, Kitazawa H, Takahashi M, et al. Increased incidence of transient left ventricular apical ballooning (so-called 'Takotsubo' cardiomyopathy) after the mid-Niigata Prefecture earthquake. Circ J. 2006;70(8):947-53.
13. Weeks SG, Alvarez N, Pillay N, Bell RB. Takotsubo cardiomyopathy secondary to seizures. Can J Neurol Sci. 2007;34(1):105-7. (Vultaggio A, Matucci A, Del Pace S, Simonetti I, Parronchi P, Rossi O, et al. Tako-Tsubo-like syndrome during anaphylactic reaction. Eur J Heart Fail. 2007;9(2):209-11.)
14. Madhavan M, Rihal CS, Lerman A, Prasad A. Acute heart failure in apical ballooning syndrome (TakoTsubo/stress cardiomyopathy): clinical correlates and Mayo Clinic risk score. J Am Coll Cardiol. 2011;57(12):1400-1.
15. Richard C. Stress-related cardiomyopathies. Ann Intensive Care. 2011;1(1):39.

16. Kawai S, Kitabatak A, Tomoike H. Takotsubo Cardiomyopathy Group. Guidelines for diagnosis of takotsubo (ampulla) cardiomyopathy. Circ J. 2007;71(6):990-2.

17. Sclarovsky S, Nikus K. The electrocardiographic paradox of tako-tsubo cardiomyopathy-comparison with acute ischemic syndromes and consideration of molecular biology and electrophysiology to understand the electrical-mechanical mismatching. J Electrocardiol. 2010;43(2):173-6.

18. Sclarovsky S. Nikus KC. The role of oestrogen in the pathophysiologic process of the Tako-Tsubo cardiomyopathy Eur Heart J. 2010;31(3):377-9.

19. Tsuchihashi K, Ueshima K, Uchida T, Oh-mura N, Kimura K, Owa M, et al. Transient left ventricular apical ballooning without coronary artery stenosis: a novel heart syndrome mimicking acute myocardial infarction. Angina Pectoris-Myocardial Infarction Investigations in Japan. J Am Coll Cardiol. 2001;38(1):11-8.

20. Bybee KA, Motiei A, Syed IS, Kara T, Prasad A, Lennon RJ, et al. Electrocardiography cannot reliably differentiate transient left ventricular apical ballooning syndrome from anterior ST-segment elevation myocardial infarction. J Electrocardiol. 2007;40(1):38. .e1-6.

21. Kurisu S, Inoue I, Kawagoe T, Ishihara M, Shimatani Y, Nakamura S, et al. Time course of electrocardiographic changes in patients with tako-tsubo syndrome: comparison with acute myocardial infarction with minimal enzymatic release. Circ J. 2004;68(1):77-81.

22. Madias JE. Transient attenuation of the amplitude of the QRS complexes in the diagnosis of Takotsubo syndrome. Eur Heart J Acute Cardiovasc Care. 2014;3(1):28-36.

23. Omar HR, Faibaim J, Abdelmalak HD, Delibasic M, Camporesi EM. Postoperative takotsubo cardiomyopathy: an illustration of the electrocardiographic features that raise suspicion for takotsubo. Eur Heart J Acute Cardiovasc Care. 2013.

24. Madias C, Fitzgibbons TP, Alsheikh-Ali AA, Bouchard JL, Kalsmith B, Garlitski AC, et al. Acquired long QT syndrome from stress cardiomyopathy is associated with ventricular arrhythmias and torsades de pointes. Heart Rhythm 2011;8(4):555-61.

25. Syed FF, Asirvatham SJ, Francis J. Arrhythmia occurrence with takotsubo cardiomyopathy: a literature review. Europace 2011;13(6):780-8.

26. Leyer F, Nallet O, Cattan S. Takotsubo cardiomyopathy or transient left ventricular apical ballooning syndrome. Ann Cardiol Angeiol (Paris). 2008;57(5):284-9.

27. Perazzolo Marra M, Zorzi A, Corbetti F, De Lazzari M, Migliore F, Tona F, et al. Apicobasal gradient of left ventricular myocardial edema underlies transient T-wave inversion and QT interval prolongation (Wellens' ECG pattern) in Tako-Tsubo cardiomyopathy. Heart Rhythm 2013;10(1):70-7.

28. Avegliano G, Huguet M, Costabel JP, Ronderos R, Bijnens B, Kuschnir P, et al. Morphologic pattern of late gadolinium enhancement in Takotsubo cardiomyopathy detected by early cardiovascular magnetic resonance. Clin Cardiol. 2011;34(3):178-82.

29. Inoue S, Murakami Y, Ochiai K, Kitamura J, Ishibashi Y, Kawamitsu H, et al. The contributory role of interstitial water in Gd-DTPA-enhanced MRI in myocardial infarction. J Magn Reson Imaging. 1999;9(2):215-9.

30. Furushima H, Chinushi M, Sanada A, Aizawa Y. Ventricular repolarization gradients in a patient with takotsubo cardiomyopathy. Europace. 2008;10(9):1112-5.

31. Koulouris S, Pastromas S, Sakellariou D, Kratimenos T, Piperopoulos P, Manolis AS. Takotsubo cardiomyopathy: the "broken heart" syndrome. Hellenic J Cardiol. 2010;51(5):451-7.

32. Shah BN, Curzen NP. Dynamic left ventricular outflow tract obstruction and acute heart failure in tako-tsubo cardiomyopathy. J Am Coll Cardiol. 2011;58(11):1194-6.

33. Ionescu CN, Aguilar-Lopez CA, Sakr AE, Ghantous AE, Donohue TJ. Long-term outcome of Tako-tsubo cardiomyopathy. Heart Lung Circ. 2010;19(10):601-5.

34. Madhavan M, Prasad A. Proposed Mayo Clinic criteria for the diagnosis of Tako-Tsubo cardiomyopathy and long-term prognosis. Herz. 2010;35(4):240-4.

Tromboembolismo pulmonar agudo 12

RELATO DE CASO

Paciente de 46 anos de idade, com história de dispneia de início súbito há 3 dias, com piora nas últimas 24 horas, acompanhada de forte dor torácica no hemitórax esquerdo que aumenta à inspiração profunda. Refere também tosse seca com escarro hemoptoico. É hipertenso, faz uso regular de maleato de enalapril. Nega diabete melito, etilismo, tabagismo ou uso de drogas ilícitas. Tem histórico familiar de pai e mãe falecidos de infarto agudo do miocárdio (IAM).

Exame físico: pressão arterial (PA) = 120/70 mmHg; frequência cardíaca (FC) = 120 bpm. Fácies de dor, angústia, taquidispneia. Reanimação cardiorrespiratória (RCR) em dois tempos com segunda bulha hiperfonética em foco pulmonar. Ausência de sopros. Ausculta pulmonar sem ruídos adventícios. Extremidades inferiores sem edema e sinal de Homans negativo (sinal clínico de desconforto ou dor na panturrilha após dorsiflexão passiva do pé causada por trombose venosa profunda). Saturação periférica de O_2 (SpO_2): 94% (valores de referência de 95-98%).

Foi realizado um ECG (Figura 1), que revelou taquicardia sinusal, eixo elétrico do QRS em +100° e padrão SI-QIII-TIII (sinal de McGinn-White*). Adicionalmente, inversão da onda T na parede anterior que reforça a hipótese de tromboembolismo pulmonar (TEP).

Esse sinal eletrocardiográfico é observado no TEP ou em outras causas responsáveis por sobrecarga aguda do ventrículo direito (*strain* – não patognomônico). O sinal consiste na associação do aparecimento de onda S profunda em I, onda Q e onda T invertida em III.

---

*Em 1935, McGinn e White[1] descreveram pela primeira vez o padrão eletrocardiográfico que leva seus nomes em sete pacientes que haviam sofrido quadro de tromboembolismo pulmonar (TEP).

Mesmo possuindo elevada especificidade para TEP, é de baixa sensibilidade (presente em aproximadamente 10% dos casos). Esse padrão eletrocardiográfico não deveria ser confundido com o bloqueio divisional posteroinferior esquerdo (BDPI), como sugere Scott.[2] Este autor levantou a possibilidade que o padrão de McGinn White da TEP possa ser uma forma transitória de BDPI. Contrariamente, estamos de acordo com Rosembaum,[3] o diagnóstico eletrocardiográfico do mais raro distúrbio de condução intraventricular (BDPI) deva sempre ser clínico-eletrocardiográfico, ou seja, que é condição *sine quanon* a ausência de coração vertical do longilíneo, sobrecarga ventricular direita ou infarto lateral.

Tal suspeita foi confirmada após a realização de tomografia computadorizada helicoidal (TC helicoidal, *helicoidal thoracic CT scan* ou *CT pulmonary angiography*, CTPA). Esse método não invasivo tem elevada taxa de sensibilidade e valor preditivo (92 e 80%, respectivamente)[4] e especificidade muito aceitável (78 a 100%). Na detecção de êmbolos localizados em artérias subsegmentares, a sensibilidade cai para 71 a 84%, porém o tromboembolismo isolado desses ramos não é usual – ocorre em 6 a 30% dos pacientes com TEP.

O paciente apresentava instabilidade hemodinâmica, portanto foi submetido à terapia trombolítica com monitoração da pressão sistólica da artéria pulmonar pelo ecocardiograma. Houve rápida melhora do quadro com queda progressiva da pressão sistólica da artéria pulmonar e estabilização clínico-hemodinâmica. Um ECG (Figura 2) realizado após 72 horas de terapia fibrinolítica (estreptoquinase) revelou regressão dos sinais de sobrecarga aguda do VD.

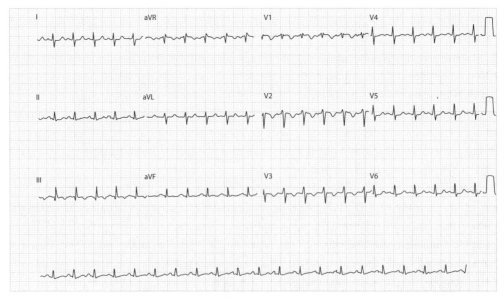

Figura 1 Diagnóstico eletrocardiográfico: ritmo sinusal, taquicardia sinusal (FC = 125 bpm), eixo elétrico do QRS +100°, baixa voltagem dos complexos QRS nas derivações dos membros (≤ 5 mm), padrão SI-QIII-TIII de McGinn White e inversão da onda T em precordiais direitas (de V1-V3). Zona de transição não deslocada (QRS isodifásico em V3).

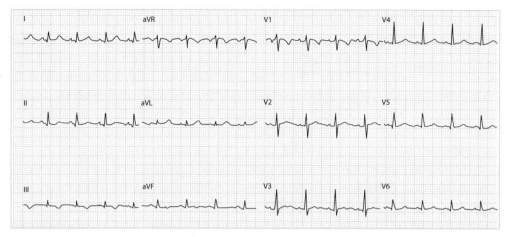

Figura 2 Diagnóstico eletrocardiográfico: ECG realizado após 72 horas revela desaparecimento das alterações de SVD aguda. Houve redução da frequência cardíaca para 96 bpm e o eixo elétrico do QRS que no primeiro traçado estava em + 100° agora se encontra em + 55°. Observa-se também o desaparecimento da onda R final de aVR (região da crista supraventricular ou via de saída do VD) e as derivações esquerdas I, V5-V6, mostram um padrão qR (diferentemente do padrão RS ou Rs presente no ECG-1).

DEFINIÇÃO

O TEP constitui uma entidade frequente, responsável por numerosas hospitalizações e elevada taxa de morbidade e mortalidade. Quando não identificado, a mortalidade é 4 a 6 vezes maior em relação aos pacientes nos quais o diagnóstico foi realizado adequadamente e tratados com anticoagulação precoce (relação tratados precoces/não tratados mostram uma mortalidade intra-hospitalar de 6 a 8% *versus* 25 a 30%).[5] O quadro é consequência de uma obstrução da artéria pulmonar ou de um de seus ramos por um trombo procedente de outras partes do corpo, principalmente das veias dos membros inferiores ou pélvis. Uma pequena proporção de casos são devidos à embolização de ar,[6] embolia gordurosa,[7] tais como em usuários de drogas intravenosas, e raramente líquido amniótico.[8] A obstrução do fluxo sanguíneo pulmonar e o aumento da pressão resultante sobre o ventrículo direito levam aos sinais e sintomas do TEP.

FATORES DE RISCO

O risco de TEP está aumentado em várias situações, como câncer, imobilidade no leito, prolongado repouso ou permanência numa mesma posição por muito tempo e imobilização de membros por gessos e ataduras. O desenvolvimento da trombose venosa profunda é classicamente devido a um conjunto de três tipos de causas conhecidas como tríade de Virchow: alterações no fluxo sanguíneo, fatores na parede do vaso e fatores que afetam as propriedades do sangue. Muitas vezes, mais de um fator de risco está presente (multifatorial). Os fatores de risco para uma embolia pulmonar incluem: queimaduras extensas, politraumatismos, neoplasias (por causa da secreção de pró-coagulantes), parto/puerpério, história familiar de coagulopatia ou trombofilia genética, (fator V Leiden, protrombina, mutação G20210A, deficiência de proteína C, S, de antitrombina, distúrbios do plasminogênio/fibrinólise), trombofilia adquirida (síndrome antifosfolípide, síndrome nefrótica, hemoglobinúria paroxística noturna), fraturas ósseas principalmente de quadril e fêmur, infarto do miocárdio, insuficiência cardíaca, cirurgia de grande porte como a cardíaca, ortopédica e neurológica, sequelados de acidente vascular cerebral, idade acima de 40 anos, trombose venosa prévia, uso de pílulas anticoncepcionais e terapia com estrogênio, obesidade e tabagismo. As fontes mais comuns de embolia são os membros inferiores com formação de trombose venosa profunda proximal (TVP) ou trombose venosa pélvica. Qualquer fator de risco para a trombose venosa profunda também aumenta o risco da migração do coágulo venoso para a circulação pulmonar, o que pode acontecer em até 15% de todos os casos de TVP.

A trombose venosa profunda dos membros ou pélvis é comum mesmo em pacientes sem câncer ativo e está associada com elevadas taxas de recorrência. Esforços são necessários para prevenir e reduzir essas recorrências.[9]

SINTOMAS E SINAIS

Os sintomas de TEP são tipicamente de início súbito e incluem dispneia, taquipneia, dor torácica de natureza "pleurítica" (agravada pela respiração), palpitações, tosse e hemoptise. Casos mais graves podem incluir cianose labial e extremidades (acrocianose), instabilidade hemodinâmica, com pressão arterial anormalmente baixa e morte súbita. Cerca de 15% de todos os casos de morte súbita são atribuídos ao TEP.[5]

Três síndromes podem surgir na TEP:

- Infarto pulmonar: dor pleurítica, dispneia, hempotise e atrito pleural.
- *Cor pulmonale* agudo: dispneia súbita, cianose, ICD, hipotensão e choque.
- Dispneia inexplicável.

EXAME FÍSICO

Ocasionalmente, um atrito pleural pode ser audível sobre a área afetada do pulmão (principalmente em TEP com infarto pulmonar). Um derrame pleural às vezes é detectável pela diminuição à percussão, sopro sonoro e ressonância vocal. A hipertensão no território da artéria pulmonar pode ser detectada por um componente pulmonar hiperfonético da segunda bulha e aumento da pressão venosa jugular. A febre baixa pode estar presente, particularmente se houver hemorragia pulmonar associada ou infarto.[10] Mais raramente, a disfunção ventricular direita com insuficiência cardíaca pode causar edema periférico, congestão hepática, eventual icterícia leve e ascite.

DIAGNÓSTICO

O diagnóstico de suspeição é baseado na história clínica, sintomas, exame físico e exames laboratoriais simples como saturação de oxigênio do sangue arterial, raio X de tórax, eletrocardiograma seriado, ecocardiografia e o ultrassom com Doppler colorido das veias dos membros inferiores (Doppler *scan* venoso) ou o ecodoppler venoso dos membros inferiores (MMII). A razão mais importante para a realização de um exame de Doppler *scan* venoso dos MMII é para detectar a presença de trombose venosa profunda localizada nas veias dos MMII, responsáveis pelo tromboembolismo. O ECG, a gasometria arterial (baixa especificidade e moderada sensibilidade) e o raio X de tórax apresentam limitações no diagnóstico do TEP, embora sejam fundamentais para a exclusão de outras situações frequentes na sala de emergência.

Atualmente, a confirmação se faz por um método não invasivo, a TC helicoidal do tórax. A lista de doenças vasculares do tórax engloba três situações clínicas em que a TC do tórax é considerada essencial:[11]

- Dissecção da aorta e suas variantes, hematoma intramural e úlcera penetrante aterosclerótica.
- Tomboembolismo pulmonar agudo (TEP).
- Doença arterial coronariana.

A resolução espacial da TC com multidetectores é de tal ordem que se tornou a modalidade de imagem de escolha para o diagnóstico da dissecção aórtica e TEP. Essa preferência em relação à angiografia tem acontecido na última década – o mesmo não ocorre para avaliação de doença arterial coronariana.

O diagnóstico do TEP na maioria das vezes é um desafio dada a sua frequente apresentação clínica inespecífica e variada. Segundo dados do registro do Prospective Investigation of Pulmonary Embolism Diagnosis (PIOPED), só é realizado em 70% dos casos. Portanto, o mais importante é a suspeição clínica baseada na presença das condições predisponentes e fatores de risco para situações pró-trombóticas, tais como TVP atual ou prévia.[5]

Os resultados em conjunto com os dados da história e do exame físico permitem a classificação da suspeita clínica em alta, média ou baixa probabilidade. O método mais comumente empregado para prever a probabilidade clínica de TEP, é a pontuação de Wells (Wells *score*).[12] Essa é uma pontuação de predição clínica, cuja utilização foi modificada três anos mais tarde pelos mesmos Wells et al.[13] Ademais, uma nova revisão foi realizada no ano 2000 com o intuito de simplificar a validação.[14] Nessa publicação, Wells et al. propuseram dois sistemas de pontuação diferentes, utilizando pontos de corte de 2 ou 4 com a mesma regra de predição. Em 2001, Wells et al. publicaram resultados utilizando critérios clínicos e o valor do dímero-D, um produto de degradação da fibrina.[15] A dosagem do dímero-D apresenta sensibilidade elevada (97%), porém baixa especificidade (44%), e é importante para exclusão de doentes considerados de baixo risco. Quando utilizado pelo método ELISA, demonstra alto valor preditivo negativo. A troponina e os péptidos natriuréticos são importantes para avaliação prognóstica e da gravidade do evento.[16]

Uma versão adicional, a "versão estendida modificada", emprega o mais recente corte de 2 e inclui os resultados dos estudos iniciais.[17] Recentemente, um estudo mais aprofundado utilzou o algoritmo clínico, o D-dímero e a tomografia computadorizada.[18] Os autores concluíram que a estratégia de gestão de diagnóstico usando uma simples regra de decisão clínica, o teste do dímero-D e a TC é eficaz na avaliação e no tratamento de pacientes com suspeita clínica de TEP. O uso dessa estratégia está associado a baixo risco para TEP redicivante subsequente fatal e não fatal.

Pontuação de Wells (escore)[19]

- Suspeita clínica de trombose venosa profunda: 3 pontos.
- Suspeita clínica de doença venosa tromboembólica: 3 pontos.
- Diagnóstico alternativo (menos provável que TEP): 3 pontos.
- Taquicardia (frequência cardíaca > 100): 1,5 ponto.
- Imobilização (≥ 3dias)/cirurgia nas quatro semanas anteriores: 1,5 ponto.
- História de TVP ou TEP: 1,5 ponto.
- Hemoptise: 1 ponto.
- Doença maligna (com o tratamento no prazo de 6 meses) ou paliativo :1 ponto.

Interpretação tradicional

- Pontuação > 6: alta (59% de probabilidade com base nos dados obtidos).
- Pontuação 2 a 6: moderada (29% de probabilidade com base nos dados obtidos).
- Pontuação < 2: baixa (15% de probabilidade com base nos dados obtidos).

Interpretação alternativa

- Pontuação > 4: TEP provável. Considerar diagnóstico por imagem.
- Pontuação ≤ 4: TEP improvável. Considerar dímero-D para descartar TEP.

ECG E TEP

Em razão da baixa sensibilidade e especificidade do método, não existem alterações específicas diagnósticas desta entidade. Os achados são muito variáveis, dinâmicos e dependem da patologia cardiopulmonar subjacente, da gravidade do fenômeno tromboembólico e do grau de instabilidade hemodinâmica.[20,21]

Causas das modificações eletrocardiográficas no TEP

As manifestações eletrocardiográficas costumam ser precoces, transitórias e sempre consequência de um ou mais dos seguintes fatores:

- Hipertensão pulmonar aguda com sobrecarga sistólica de ventrículo direito (VD):
  - Súbitas mudanças posicionais do coração: rotação horária no seu eixo longitudinal ou anatômico (da ponta à base). O observador ao olhar o coração de baixo para cima poderá ver a rotação horária: o VD passa a ocupar mais espaço na face anterior, deslocando o ventrículo esquerdo (VE) para trás. Nesse caso, os complexos ventriculares de transição no plano horizontal tipo RS são deslocados para a esquerda com padrão rS até V4 nas rotações horárias moderadas ou além de V4 nas rotações acentuadas. A alça do QRS inscreve-se mais para a direita, com o eixo elétrico entre +90° e +130°. O primeiro vetor dirige-se para cima e para a esquerda, determinando onda q em III (qIII), e o quarto vetor dirige-se para cima e para a direita, gerando onda S em I (SI-QIII). A rotação é frequente nos casos de verticalização do coração, nos longilíneos e nos casos de hipertrofia ventricular direita.
  - Verticalização por descenso do diafragma: desvio do SÂQRS à direita no PF (além de +110° no adulto).
- Sobrecarga diastólica do VD: padrão de bloqueio incompleto ou completo do ramo direito transitório por neuropraxia do ramo (bloqueio focal neuropráxico) ou a brusca dilatação do VD com estiramento da porção distal do ramo na banda moderadora: BRD periférico.
- Dilatação do átrio direito: padrão qR em V1 (sinal de Sodi),[22] tendência ao aparecimento de arritmias atriais: extrassístoles atriais multifocais, fibrilação atrial aguda, *flutter* atrial etc.
- Baixa voltagem das forças elétricas no plano frontal, uma vez que, as mencionadas forças se dirigem para trás, perpendicularmente a este plano.
- Hipóxia com consequente isquemia/lesão miocárdica por espasmo coronário com presença de alterações do segmento ST/T e aparecimento de arritmias diversas.

Alterações eletrocardiográficas são encontradas em 70% dos casos de TEP.[23] O ECG nesta situação é de grande valor e tem a vantagem de afastar outras patologias com apresentação semelhante, como a SCA e a pericardite.[5] Os achados eletrocardiográficos são múltiplos variando desde a normalidade até alterações no ritmo, FC, repolarização ventricular e dromotropismo.[24]

O padrão clássico SI-QIII-TIII, descrito por McGinn e White em 1935, é considerado específico de TEP, porém pouco frequente na apresentação inicial. Ocorre mais frequentemente nos doentes com TEP agudo maciço e com sobrecarga do VD associada com *cor pulmonale*, ou seja, nos casos de maior gravidade.

A inversão da onda T em III, aVF e nas derivações precordiais é o sinal mais frequentemente associado ao TEP maciço especialmente com disfunção do VD. Esse dado, de acordo com o estudo de Ferrari et al.,[25] é o sinal com a melhor sensibilidade, especificidade, valor preditivo positivo e negativo no diagnóstico de TEP e o que apresenta melhor correlação com a gravidade do evento (maior oclusão vascular-pulmonar). Além disso, este achado era o que melhor se correlacionava com a gravidade do TEP, e o seu desaparecimento (normalização ECG) antes do 6º dia de evolução estava associado a um melhor prognóstico e elevado nível de eficácia terapêutica (como no presente caso). Dessa forma, o ECG é importante para suspeita de TEP maciço/submaciço, na evolução clínica, na resposta à terapêutica e na avaliação prognóstica de doentes em que este diagnóstico se confirma por meio de exames auxiliares disponíveis.

O mecanismo do padrão de isquemia subendocárdica direita/anterior ainda não está totalmente esclarecido. Inicialmente, foi sugerido que o aumento agudo da pós-carga do VD associado ao comprometimento do enchimento do ventrículo esquerdo e queda do débito cardíaco teriam implicações óbvias na perfusão coronariana e no sofrimento miocárdico do ventrículo direito, justificando a elevação da troponina muitas vezes presente. Contrariando essa teoria, a maioria dos estudos com cintilografia não evidenciou a presença de isquemia do VD, a não ser em fases muito tardias do processo patológico.[25] É mais provável que outros fatores associados com o TEP maciço sejam responsáveis pelas alterações eletrocardiográficas. Esses fatores incluem a hipóxia, liberação de histamina, serotonina e catecolaminas que provocam alterações metabólicas celulares, especialmente a inibição de enzimas glicolíticas.[20,24]

A onda T representa uma somatória da repolarização ventricular direita e esquerda. Em condições que cursam com sobrecarga ventricular direita, como hipertensão pulmonar e TEP, a onda T ventricular direita é anômala, provavelmente por recrutamento de canais lentos de potássio. O vetor dessa onda, dirige-se para cima e para trás, originando inversão nas derivações inferiores (D2, D3, aVF) e anteriores (mais frequentemente V1-V4), presentes no TEP grave como em outro caso apresentado a seguir.[26,27] Na Figura 3, observamos as alterações eletrocardiográficas descritas anteriormente. Nesse outro exemplo o diagnóstico de TEP foi confirmado pela tomografia (Figura 4). Trata-se de uma jovem do sexo feminino, de 20 anos de idade, admitida na sala de emergência com queixas de dor torácica súbita e dispneia. O ecocardiograma revelou aumento das câmaras direitas, dilatação do tronco da artéria pulmonar e sinais de hipertensão pulmonar (PSAP = 78 mmHg).

A elevação do segmento ST nas precordiais é uma manifestação rara, com poucos casos relatados na literatura.[20,24] O mecanismo ainda é desconhecido e alguns autores acreditam que a embolia coronária paradoxal seria a explicação mais plausível.[24] Outros atribuem o padrão isquêmico no ECG à hipotensão e redução da perfusão miocárdica decorrentes da redução do enchimento do VD e da pré-carga do VE. Outras teorias envolvidas: isquemia induzida pela liberação de catecolamina-histamina; espasmo coronariano secundário à hipoxemia.[23,28]

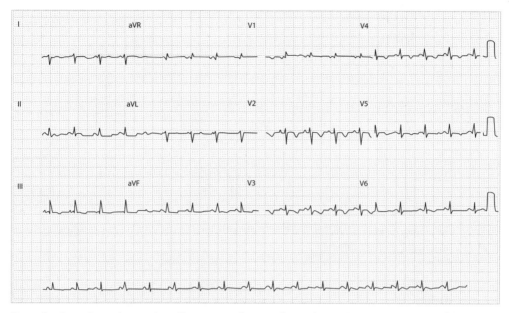

Figura 3 Diagnóstico eletrocardiográfico: taquicardia sinusal, eixo elétrico do QRS em +120° (isodifasismo em aVR) e padrão SI-QIII-TIII associado com inversão da onda T na parede inferior e anterior sugestivos de sobrecarga aguda e disfunção do VD.

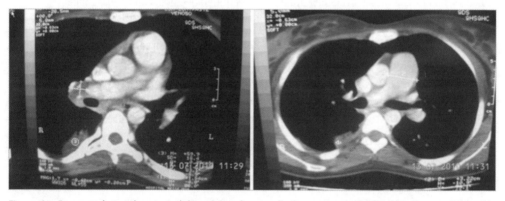

Figura 4 Presença de trombo ao nível da artéria pulmonar direita e aumento do diâmetro do tronco da artéria pulmonar (3,22 cm).

Na Figura 5 observa-se, além do padrão S1Q3T3, uma elevação do segmento ST em DIII, V1 e precordiais direitas (simulando IAM de VD) associado a infradesnivelamento do segmento ST na parede lateral. A coronariografia foi normal. O ecocardiograma revelou dilatação e disfunção do VD. A TC realizada de urgência confirmou a presença de trombos em ambos ramos pulmonares.

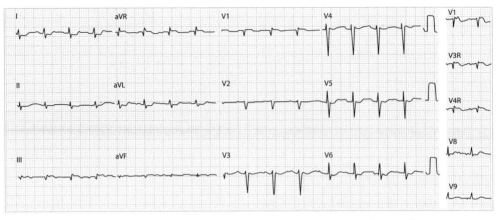

Figura 5 Diagnóstico eletrocardiográfico: taquicardia sinusal, padrão SI-QIII-TIII, elevação do segmento ST em III, V1 e precordiais direitas (V3R, V4R).

No Quadro 1 estão relacionadas as principais manifestações eletrocardiográficas da TEP e sua relativa incidência.

Quadro 1 Principais modificações eletrocardiográficas na tromboembolia pulmonar aguda

1. Traçado normal: em aproximadamente 30% dos pacientes (baixa sensibilidade)[23]

2. Taquicardia sinusal (observado em 37 a 47%). O ritmo sinusal se mantém em quase 70% dos casos como consequência da hipóxia e dos diversos graus de hipersimpaticotonia

3. Arritmias são observadas em cerca de 20% dos casos: taquicardia atrial ou supraventricular transitórias, extrassístoles atriais multifocais, taquicardia juncional, diversos graus de bloqueios sinoauriculares, ritmo nodal, dissociação A-V, parada sinusal e eventual fibrilação atrial (FA) aguda ou *flutter* atrial (cerca de 5%)

4. Ondas P de aspecto apiculado nas derivações inferiores, porém, sem atingir a voltagem de 2,5 mm

5. Ondas P de voltagem aumentada ≥ 2,5 mm em II e ≥ 1,5 mm em V1 P *pulmonale*. Esta última eventualidade não é frequente

6. O desvio do SÂP para a direita tem grande importância nos casos em que se conta com um eletrocardiograma prévio[29]

7. Desvio do eixo elétrico do QRS para a direita ou indeterminado. Neste último caso pode surgir baixa voltagem dos complexos QRS nas derivações dos membros: voltagem dos QRS menor que 5 mm

8. Extremo desvio do eixo do QRS para a esquerda ≥ 30° é duas vezes mais comum que o desvio para direita e está relacionado com o estiramento da divisão anterossuperior do ramo esquerdo: BDASE por neuropraxia do ramo[30]

9. Bloqueio incompleto do ramo direito (BIRD) de caráter transitório

(continua)

Tromboembolismo pulmonar agudo   **117**

Quadro 1   Principais modificações eletrocardiográficas na tromboembolia pulmonar aguda *(continuação)*

10. Bloqueio completo do ramo direito BCRD transitório (cerca de 10% dos casos). Nas formas maciças, esta percentagem pode aumentar para 89% dos casos. BIRD ou BCRD transitórios associados a supradesnivelamento do segmento ST e onda T negativa em V1 são decorrentes da compressão do tronco do ramo direito pela súbita dilatação da via de saída do VD (bloqueio focal neuropráxico) ou da brusca dilatação do VD com estiramento da porção distal do ramo na banda moderadora: BRD periférico

11. Eventual aparecimento de ondas Q de pseudoinfarto em parede anterosseptal ou inferior por causa da rotação horária e do deslocamento do coração para baixo por descenso do diafragma. Esse fato pode ser encontrado no *cor pulmonale* crônico e pneumotórax. A Q profunda do TEP é mais observada em III, menos frequentemente em aVF, nunca em II e é acompanhada de S em I. O diagnóstico diferencial com o infarto agudo de miocárdio pode ser bastante difícil[31]

12. Padrão Qr/ou qR em V1 com Q ≥ 2 mm (19%). O padrão qR em V1 pode ser um sinal indireto de SAD por dilatação da câmara

13. Padrão SI, SII, SIII: ondas S de profundidade ≥ 15 mm

14. Padrão de McGinn White se observa em aproximadamente 30% dos casos

15. Sinais de SVD R > 5 mm ou R/S ≥ 1 em V1

16. Eventual onda S em I e aVL com profundidade maior que 1,5 mm

17. Rotação horária do coração ao redor do seu eixo longitudinal com deslocamento da zona de transição para a esquerda (em V5 ou V6) (R = S ou complexo isodifásico): a transição normal ocorre em V3 ou V4. Eventualmente, o isodifasismo não ocorre em nenhuma precordial, permanecendo o padrão rS de V1 a V6 e V1 pode mostrar padrão Qr, QR, qr ou QS

18. Baixa voltagem dos complexos QRS nas derivações dos membros: menor que 5 mm

19. Elevação do segmento ST ≥ 1 mm em uma ou mais derivações exceto em aVR na ausência de bloqueio de ramo ou hipertrofia ventricular

20. Ondas T negativas em uma ou mais derivações exceto em aVR, aVL, III e V1 sem bloqueio de ramo e hipertrofia ventricular

A presença de três ou mais dos seguintes sinais eletrocardiográficos encontrados indicam alta probabilidade de TEP:[32]

- Desvio do SÂQRS para a direita de + 90°.
- Diminuição da voltagem do QRS no plano frontal < 5 mm.
- Zona de transição em V5.
- Onda S de I e aVL de profundidade > 15 mm.
- Padrão $S_1 Q_3$ ou $S_1 Q_3 T_3$.
- Bloqueio transitório incompleto ou completo do ramo direito que pode estar associado à elevação do segmento ST e onda T positiva em V1.
- Onda T negativa em II e aVL ou de V1 a V4
- Onda T isquêmica invertida nas precordiais direitas (modificado de MacFarlane 1989[33]).

Estes critérios eletrocardiográficos associados a fatores predisponentes de trombose venosa profunda, idade acima de 40 anos, obesidade, antecedentes de tromboembolismo prévio, câncer, paciente acamado há mais de 5 dias e sinais agudos de insuficiência cardíaca direita (distensão das veias do pescoço, B_3 de galope direito, taquipneia e taquicardia) são altamente sugestivos de TEP.[34]

Outros elementos não específicos com frequência encontrados são:[35]

- Taquicardia sinusal ou fibrilação atrial de aparecimento inexplicável.
- Onda P *pulmonale* ou apiculada.
- Desvio do SÂP para a direita.
- Extremo desvio do ÂQRS à esquerda.
- Bloqueio A-V de primeiro grau.
- Dextrorrotação no eixo longitudinal e deslocamento da zona de transição para esquerda (presente em 36% dos casos).
- Verticalização.
- Eventual presença do padrão SI-SII-SIII; padrão QR ou QS em V3R, V1 e V2 com inversão do T: pseudoinfarto ântero-septal.
- Onda R > 0,5 mV ou relação R/S > 1 em V1.
- Padrão de pseudoinfarto inferior.
- Segmento ST ascendente com aspecto em escada (*stair case*) em DI ou DII.
- Supradesnivelamento do segmento ST em DIII.
- Supra ou infradesnivelamento do segmento ST nas precordiais direitas e inversão da onda T (40%).
- Modificações não específicas do segmento ST e onda T nas precordiais esquerdas.
- VCG com característica localização dos vetores finais à direita, atrás e acima: SVD tipo C.

DIAGNÓSTICO DIFERENCIAL DE ÁREA ELETRICAMENTE INATIVA INFERIOR (AEII) DAS ONDAS Q EM PAREDE INFERIOR DO TEP

A Q profunda do TEP se observa em III, menos frequentemente em aVF, nunca em II e se acompanha com frequência de ondas S com profundidade maior que 1,5 mm em I e aVL. Ao contrário, na presença de AEII, encontramos onda Q patológica residual em 65 a 70% dos casos nas três derivações, 15% apenas em III, 25% só em aVF, III e aVF em 25 a 30%. Os critérios eletrocardiográficos considerados importantes para considerar a Q ou q como característica de área eletricamente inativa são: duração igual ou superior a 40 ms, profundidade (voltagem) igual ou superior a 2 mm (exceção de III, que pode apresentar onda Q de 6 mm e ser normal) e relação Q/R maior que 25%.

O problema maior se apresenta quando tanto a TEP quanto a AEII se manifestam por ondas q ou Q apenas em III e aVF. Nesses casos duvidosos, o vetorcardiograma pode contribuir para esclarecer as diferenças. Assim, na AEII, são encontrados no plano frontal:

- Alça QRS com característica rotação da direita para esquerda e horária (pelo menos 80% da alça rota em forma horária).
- Deslocamento anormal superior das forças dos 20 a 40 ms iniciais (mínimo 25 ms).
- O tempo desde o ponto zero até a interseção com a linha X será de pelo menos 25 ms. Por isso, se cada cometa ou "lágrima" for de 2 ms, deverá existir mais de 12 das mesmas acima da linha X.
- O vetor máximo pode variar entre -40° e +30°, porém normalmente é menor que +15°.
- Concavidade inferior característica das forças dos 20 a 40 ms iniciais.
- As forças dos 10 ms iniciais podem ter uma orientação superior (grupo I de Young e Williams),[36] ou mais raramente inferior (grupo II).
- Possíveis alterações na porção médio-final da alça QRS (ramo aferente), denominadas por Young et al.[36] como deformidade tipo A, B, C e D, presentes no quadrante I do PF. Este sinal resultaria útil para os casos que os critérios anteriores sejam duvidosos ou ausentes.

DIAGNÓSTICO DIFERENCIAL DE ÁREA ELETRICAMENTE INATIVA ANTEROSSEPTAL (AEIAS) DAS ONDAS Q EM PAREDE INFERIOR DO TEP

Do ponto de vista eletrocardiográfico a TEP pode ocasionar modificações no ECG, que podem confundir com AEIAS. Essas modificações são:

- Inversão da onda T de V1 a V3 e mais raramente de V1 a V4. Essa manifestação está presente em 40% dos casos e pode ser persistente (pode durar 40 dias).
- Discreto supradesnivelamento do segmento ST nas mesmas precordiais. Esse fenômeno é menos frequentemente encontrado (11%).
- Associação de ambos (ST-T), presentes em 54%. Essas alterações são atribuídas ao *strain* do VD pela súbita sobrecarga da câmara, assim como à isquemia subendocárdica secundária à queda da pressão de perfusão coronariana pelo choque e hipoxemia arterial.
- Padrão Qr, QR ou Qs em V3R, V1 e V2, simulando necrose médio-septal, reforçando mais ainda se estiverem presentes o supradesnivelamento do segmento ST e a inversão do T nestas derivações.
- Regressão da relação R/S ao longo das precordiais. Normalmente a relação R/S no precórdio de V1 a V4 é progressiva, isto é, a onda r aumenta sua voltagem. O fenômeno da regressão da relação R/S, obedece à hipertrofia seletiva da região basal posterior do VD (vetor 3), observando-se r que diminui de V1 a V3.

Pode-se afastar AEIAS se, concomitantemente, o SÂQRS estiver à direita com o S de I maior que 1 mm.

O diagnóstico diferencial da TEP agudo com o *cor pulmonale* crônico deve ser realizado porque ambos apresentam:

- Sinais de sobrecarga das câmaras direitas.
- Frequente rotação horária e verticalização do coração.
- Ondas T invertidas nas precordiais direitas.

Diferenciam-se pelo fato de, na TEP, as modificações eletrocardiográficas serem transitórias, ao passo que no *cor pulmonale* crônico são estáveis.

VCG NA TEP[37]

- Alça P nos três planos com critérios frequentes para SAD.
- Característica localização dos vetores finais com atraso: à direita, para trás e acima.
- Magnitude do vetor final sempre menor que nos padrões de SVD tipo A ou C da SVD da estenose mitral ou do *cor pulmonale* crônico.[31]

Plano horizontal: vetores iniciais de direção variável: à direita ou eventualmente para esquerda (justifica o padrão Qr, QS ou Qr em V_1); porções médias de localização posterior e à esquerda e finais atrás e à direita com rotação anti-horária: padrão de HVD tipo C. Menos frequentemente encontramos o tipo A de HVD.

Plano frontal: alça QRS com vetores iniciais dirigidos para cima e à esquerda (onda Q de DIII e aVF, com duração menor que nos casos de área eletricamente inativa inferior), rotação habitualmente horária, verticalizada, predominantemente à direita e vetores finais com atraso e de localização à direita (onda S em DI), isto é, critérios de atraso final de condução impropriamente denominados bloqueio incompleto de ramo direito. Existe um número considerável de casos com SÂQRS que apresentam extremo desvio à esquerda e rotação anti-horária tipo BDAS.[30]

TRATAMENTO

Geralmente, o tratamento é realizado com medicação anticoagulante, incluindo heparina não fracionada (HNF) endovenosa em dose de 24.000 a 30.000 U nas 24 horas durante 5 a 7 dias. Essa heparina pode ser administrada em forma contínua por meio de um *bolus* de ataque de 80 U/kg, seguido de infusão contínua de 18 U/kg/hora. Em caso de administração intermitente a dose é de 5.000 U/4 horas com controle de TTPa antes de cada dose mantendo 1,5 a 2,5 vezes o valor basal.

Por via subcutânea a dose é de 17.500 U a cada 12 horas. Nos casos graves, estão indicadas as drogas trombolíticas como o ativador do plasminogênio tecidual (tPA) ou estreptoquinase. A trombectomia pulmonar cirúrgica está indicada nos casos de TEP maciça em que a anticoagulação está contraindicada ou naqueles pacientes que permanecem instáveis mesmo com a medicação anticoagulante.

Os filtros de veia cava estão indicados para a prevenção da TEP em pacientes com contraindicação à anticoagulação e naqueles que apresentam recorrência do tromboem-

Tromboembolismo pulmonar agudo 121

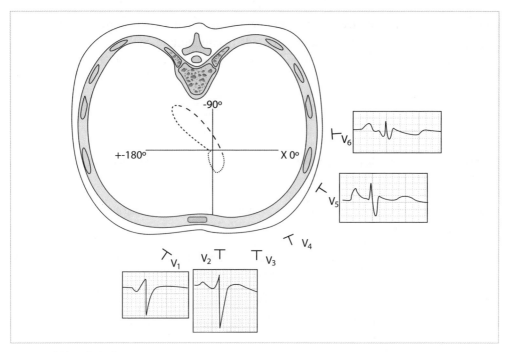

Figura 6   Plano frontal.

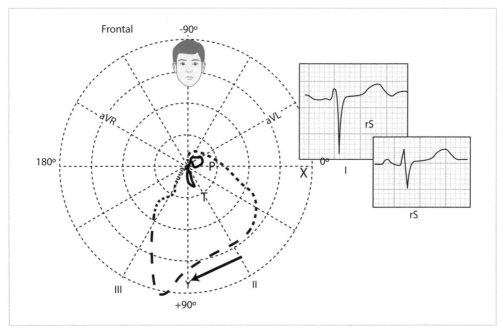

Figura 7   Alças P, QRS e T no plano frontal. Nota-se o desvio do eixo elétrico do QRS para a direita e o padrão rS nas derivações laterais altas aVL e I.

bolismo venoso apesar do tratamento anticoagulante. Em pacientes com grave disfunção cardíaca ou pulmonar, situações de alto risco de tromboembolismo, o filtro de veia cava é sugerido por alguns autores, bem como naqueles submetidos à embolectomia.

REFERÊNCIAS BIBLIOGRÁFICAS

1. McGinn S, White PD. Acute cor pulmonale resulting from pulmonary embolism: its clinical recognition. JAMA 1935;114:1473.
2. Scott RC. The S1Q3 (McGinn-White) pattern in acute cor pulmonale: a form of transient left posterior hemiblock? Am Heart J. 1971;82(1):135-7.
3. Rosenbaum MB, Elizari MV, Lazzari JO. Los Hemibloqueos. Buenos Aires: Paidos; 1967.
4. Shujaat A, Shapiro JM, Eden E. Utilization of CT pulmonary angiography in suspected pulmonary embolism in a major urban emergency department. Pulm Med. 2013;2013:915213.
5. Laack TA, Goyal DG. Pulmonary embolism: an unsuspected killer. Emerg Med Clin N Am. 2004;22(4):961-83.
6. Xiao PX, Hu ZY, Zhang H, Pan C, Duan BX, Chen SL. Massive pulmonary air embolism during the implantation of pacemaker, case reports and literature analysis. Eur Rev Med Pharmacol Sci. 2013;17(23):3157-63.
7. Aparicio G, Soler I, López-Durán L. Fat embolism syndrome after nailing an isolated open tibial fracture in a stable patient: a case report. BMC Res Notes. 2014;7(1):237.
8. Rath WH, Hoferr S, Sinicina I. Amniotic fluid embolism: an interdisciplinary challenge: epidemiology, diagnosis and treatment. Dtsch Arztebl Int. 2014;111(8):126-32.
9. Martinez C, Cohen AT, Bamber L, Rietbrock S. Epidemiology of first and recurrent venous thromboembolism: a population-based cohort study in patients without active cancer. Thromb Haemost. 2014;112(2): 255-63.
10. Stein PD, Sostman HD, Hull RD, Goodman LR, Leeper KV Jr, Gottschalk A, et al. Diagnosis of pulmonary embolism in the coronary care unit. Am J Cardiol. 2009;103(6):881-6.
11. Pacouret G, Marie O, Alison D, Delahousse B, Fichaux O, Peycher P, et al. Association of D-dimer and helicoidal thoracic scanner for diagnosis of pulmonary embolism. Prospective study of 106 ambulatory patients. Presse Med. 2002;31(1 Pt 1):13-8.
12. Wells PS, Hirsh J, Anderson DR, Lensing AW, Foster G, Kearon C, et al. Accuracy of clinical assessment of deep-vein thrombosis. Lancet. 1995;345(8961):1326-30.
13. Wells PS, Ginsberg JS, Anderson DR, Kearon C, Gent M, Turpie AG, et al. Use of a clinical model for safe management of patients with suspected pulmonary embolism. Ann Intern Med. 1998;129(12):997-1005.
14. Wells P, Anderson DR, Rodger M, Ginsberg JS, Kearon C, Gent M, et al. Derivation of a simple clinical model to categorize patients probability of pulmonary embolism: increasing the models utility with the SimpliRED D-dimer. Thromb Haemost. 2000;83(3):416-20.
15. Wells PS, Anderson DR, Rodger M, Stiell I, Dreyer JF, Barnes D, et al. Excluding pulmonary embolism at the bedside without diagnostic imaging: management of patients with suspected pulmonary embolism presenting to the emergency department by using a simple clinical model and d-dimer. Ann Intern Med. 2001;135(2):98-107.
16. Fedullo PF, Tapson VF. The evaluation of suspected pulmonary embolism. New Engl J Med 2003;349(13):1247-56.
17. Sanson BJ, Lijmer JG, Mac Gillavry MR, Turkstra F, Prins MH, Buller HR. Comparison of a clinical probability estimate and two clinical models in patients with suspected pulmonary embolism. ANTELOPE-Study Group. Thromb Haemost. 2000;83(2):199-203.
18. Van Belle A, Buller H, Huisman MV, Huisman PM, Kaasjager K, Kamphuisen PW, et al. Effectiveness of managing suspected pulmonary embolism using an algorithm combining clinical probability, D-dimer testing, and computed tomography. JAMA. 2006;295(2):172-9.
19. Neff MJ. ACEP releases clinical policy on evaluation and management of pulmonary embolism. Am Fam Physician. 2003;68(4):759-60.

20. Kosuge M, Kimura K, Ishikawa T, Ebina T, Hibi K, Tsukahara K, et al. Prognostic significance of inverted T waves in patients with acute pulmonary embolism. Circ J. 2006;70(6):750-5.

21. Sarin S, Elmi F, Nassef L. Inverted T waves on electrocardiogram: myocardial ischemia versus pulmonary embolism. J Electrocardiol. 2005;38(4):361-3.

22. Sodi Pallares D, Bisteni A, Hermann GR. Some views on the significance of qR and QR type complexes in right precordial leads in the absence of myocardial infarction. Am Heart J 1952;43(5):716-34.

23. Cheng ASH, Money-Kyrle A. Instructive ECG series in massive bilateral pulmonary embolism. Heart 2005;91(7):860-2.

24. Punukollu P, Gowda RM, Vasavada BC, Khan IA. Role of electrocardiography in identifying right ventricular dysfunction in acute pulmonary embolism. Am J Cardiol. 2005;96(3):450-2.

25. Ferrari E, Imbert A, Chevalier T, Mihoubi A, Morand P, Baudouy M. The ECG in pulmonary embolism. Predictive value of negative T waves in precordial leads – 80 case reports. Chest. 1997;111(3):537-43.

26. Khan NUA, Movahed A. Pulmonary embolism and cardiac enzymes. Heart Lung 2005;34(2):142-6.

27. Lassnig E, Weber T, Auer J, Berent R, Kirchgatterer A, Eber B. Uncommon electrocardiogram in a patient with right atrial thrombus and pulmonary embolism. Int J Cardiol. 2005;103(3):345-7.

28. Falterman TJ, Martinez JA, Daberkow D, Weiss LD. Pulmonary embolism with ST segment elevation in leads V1 to V4: case report and review of the literature regarding electrocardiographic changes in acute pulmonary embolism. J Emerg Med. 2001;21(3):255-61.

29. Moffa PJ. Eletrocardiograma o método que impulsionou a cardiologia: O ECG de identidade. Revista do InCor. 1997;2(24):14.

30. Lynch RE, Stein PD, Bruce TA. Leftward shift of frontal plane QRS axis as a frequent manifestation of acute pulmonary embolism. Chest. 1972;61(5):443-6.

31. Cooksey JD, Dunn M, Massie E. Clinical vectorcardiography and electrocardiography. 2.ed. Chicago: Year Book Medical Publishers; 1977. p.307-13.

32. Sreeram N, Cheriex EC, Smeets JL, Gorgels AP, Wellens HJ. alue of the 12-lead electrocardiogram at hospital admission in the diagnosis of pulmonary embolism. Am J Cardiol. 1994;73(4):298.

33. MacFarlane PW, Veitch Lawrie TD. Comprehensive electrocardiology. theory and practice in health and disease. New York: Pergamon Press; 1989. p.689-90.

34. Goldhaber SZ, Morpurgo M. Diagnosis, treatment, and prevention of pulmonary embolism. Report of the WHO/International Society and Federation of Cardiology Task Force. JAMA. 1992;268(13):1727-33.

35. Chou TC. Electrocardiography in clinical practice. 2.ed. Orlando: Grune and Stratton; 1986. p.309-18.

36. Young E, Levine HD, Vokonas PS, Kemp HG, Williams RA, Gorlin R. The frontal plane vectorcardiogram in old inferior myocardial infarction: II Mid-to-Late QRS Changes. Circulation. 1970;42(6):1143-62.

37. Karlen WS, Wolff L. The vectorcardiogram in pulmonary embolism. II. Am Heart J. 1956;51(6):839-60.

13 Pericardite urêmica simulando infarto agudo do miocárdio

RELATO DE CASO

Paciente do sexo feminino, de 70 anos de idade, hipertensa, há 20 dias apresenta dispneia progressiva aos esforços. Foi admitida na sala de parada cardiorrespiratória (SPCR) há 4 dias em franca insuficiência respiratória.

Antecedentes: possui hipertensão arterial sistêmica de longa data e apresenta antecedente de nefrectomia esquerda. Está em uso regular de inibidor da enzima de conversão da angiotensina (IECA).

Exame físico: PA = 160/80 mmHg, frequência cardíaca = 115 bpm.

Exames complementares iniciais

Saturação de oxigênio (SatO$_2$) baixa: 86%. Taxas normais que variam de 95 a 100% para um paciente respirando ar ambiente, a uma altitude não longe do nível do mar.

A Figura 1 apresenta o ECG inicial. As ondas T apiculadas sugestivas de hipercalemia ou hiperpotassemia são confirmadas laboratorialmente (níveis de K$^+$ sérico 7 mEq/L).

Pela sua gravidade a hipercalemia ou hiperpotassemia pode ser:

- Leve: K$^+$ sérico > 5,5 mEq/L.
- Moderada: K$^+$ sérico > 6 mEq/L e < 7 mE/L.
- Grave: K$^+$ sérico > 7 mE/L e < 9 mE/L.
- Extrema: K$^+$ sérico > 9 mE/L.

Conduta inicial

1. Realizou-se intubação orotraqueal e ventilação mecânica (IOT/VM).
2. Foram administradas uma ampola (10 mL) endovenosa lenta de gluconato de cálcio (para estabilizar a membrana miocárdica), bicarbonato de sódio (1 mEq/kg EV em *bolus*) e insulinoterapia regular (10 U EV + 50 g de glicose). Após essas medidas, as alterações de T do ECG da Figura 1 regrediram (Figura 3).

Logo em seguida, a paciente apresentou forte dor torácica de caraterísticas não bem definidas. Nesse momento, foram realizados dois ECG seriados (Figuras 4 e 5).

As alterações observadas nesses traçados foram interpretadas equivocadamente como decorrentes da presença de síndrome coronariana aguda (SCA) com supradesnivelamento do segmento ST (SCACSST), motivo pelo qual a paciente foi encaminhada para estudo hemodinâmico, que revelou coronárias isentas de obstrução.

O diagnóstico de SCACSST é possível na presença de supradesnivelamento do segmento ST > 1 mm em pelo menos duas derivações contíguas no plano frontal ou > 2 mm em derivações precordiais ou na presença de bloqueio completo do ramo esquerdo antes inexistente ou presumidamente novo.

Após o cateterismo, a dor precordial se irradiava para a região do trapézio, com alívio na posição sentada e piora no decúbito dorsal. Ao exame físico, chamou a atenção a presença de um atrito pericárdico mais audível com a paciente sentada e reclinada para frente.

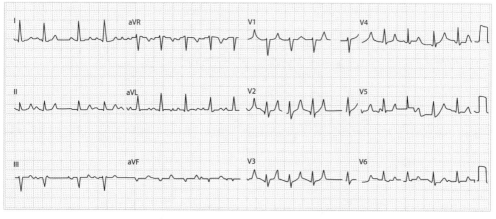

Figura 1   Diagnóstico eletrocardiográfico: taquicardia sinusal, com ondas T apiculadas de ramos simétricos e de base estreita. "Ondas T em tenda no deserto" ou "T em torre Eiffel" (Figura 2). Essas alterações eletrocardiográficas podem aparecer precocemente com níveis de potássio > 5,5.

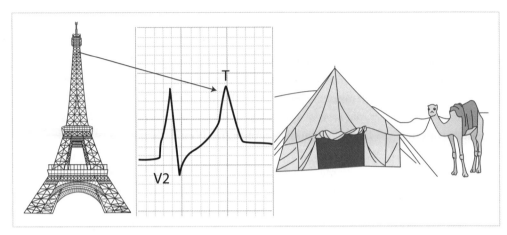

Figura 2   Onda T alta, apiculada e de base que se estreita rapidamente, lembrando a famosa torre Eiffel parisiense ou a "onda T em tenda no deserto".

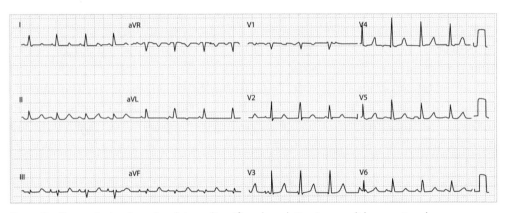

Figura 3   Regressão das alterações eletrocardiográficas da onda T após as medidas mencionadas.

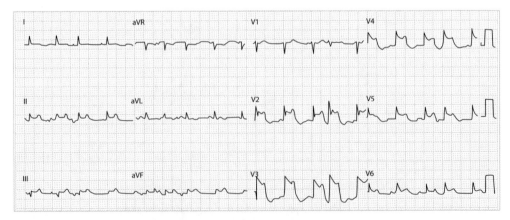

Figura 4   Elevação de concavidade superior difusa do segmento ST com supradesnivelamento do PR em aVR e ectopias atriais (durante episódio da dor torácica)

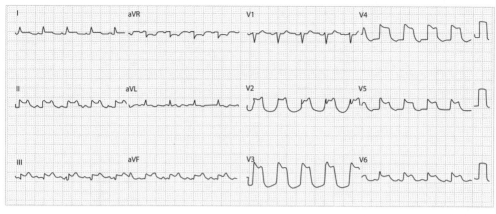

Figura 5   Significativa elevação difusa do segmento ST de concavidade superior mais proeminente de V2 a V6, II e III com elevação do segmento PR em aVR (durante a dor no peito). O aspecto de potencial monofásico (uma só polaridade) muito semelhante ao potencial de ação celular dos complexos QRS nas precordiais intermediárias levou a pensar erroneamente em SCACSST. Na presença de concomitância de elevação do segmento ST em parede anterior e inferior associada ao desvio do segmento PR oposto à polaridade da onda P, deve-se levantar a suspeita de estágio I da pericardite.[1,2] O padrão típico é o envolvimento em I, II, aVL, aVF e de V3 a V6. O segmento ST está sempre infradesnivelado em aVR, frequentemente em V1 e ocasionalmente em V2.[3]

Os exames laboratoriais eram compatíveis com quadro de insuficiência renal crônica (IRC) agudizada: acidose metabólica, hipercalcemia e hipocalcemia (pH: 7,04, PO_2: 126, PCO_2: 14, K: 7, HCO_3: 3,8, Gl: 134, Ur: 475, Cr: 18,9, Ca: 0,4, Hb: 6,4, Tp: 0,13, CK-MB: 14,1). A associação de aumento do potássio sérico com hipocalcemia, frequente nos quadros de IRC, costuma se traduzir no ECG por prolongamento do segmento ST (hipocalcemia) associado à onda T apiculada de ramos simétricos (hiperpotassemia), como mostrado no caso da Figura 6.

A Figura 7 mostra a derivação V2 de um paciente com hipocalcemia e hiperpotassemia decorrente de IRC.

A derivação mostra um ST prolongado típico da hipocalcemia associado à onda T alta, simétrica, de base estreita, assinalando associação de hipocalcemia com hipercalemia ou hiperpotassemia.

O paciente foi imediatamente submetido à terapia hemodialítica com melhora progressiva. Após uma semana, observou-se regressão da elevação do segmento ST com inversão da onda T, configurando o estágio III da pericardite caracterizado por difusa inversão das ondas T (Figura 8). Nessa ocasião, o atrito pericárdico já havia desaparecido.

O Quadro 1 relaciona as modificações do ECG de acordo com nível sérico de potássio.

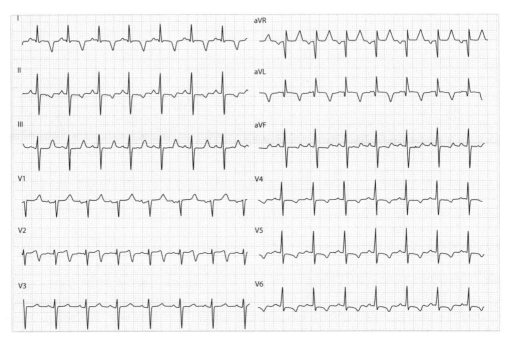

Figura 6   Diagnóstico clínico: homem de meia idade (47 anos) portador de insuficiência renal crônica em fase dialítica por rim policístico (creatininemia 7 mg%), potássio sérico elevado e hipocalcemia. Diagnóstico eletrocardiográfico: nota-se o prolongamento do segmento ST associado a ondas T tendendo à simetria e apiculadas típicas da hiperpotassemia.

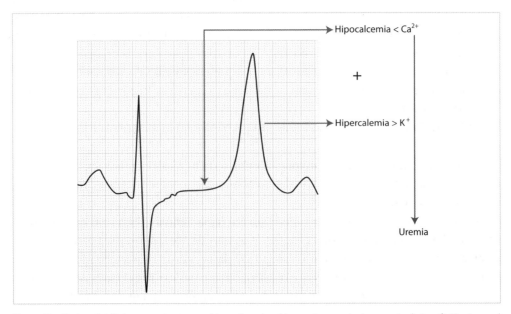

Figura 7   Derivação V2 de um paciente com hipocalcemia e hiperpotasssemia decorrente de insuficiência renal crônica.

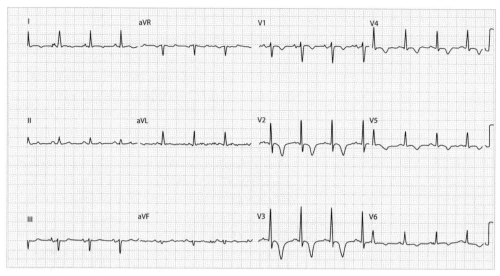

Figura 8   Inversão generalizada das ondas T na ausência de desnivelamentos do segmento ST, assinalando o estágio III da pericardite aguda.

Quadro 1   Modificações do ECG de acordo com nível sérico de potássio

Nível sérico de potássio	Padrões eletrocardiográficos encontrados
K⁺ > 5,5 mEq/L e < 6,5 mEq/L Leve hipercalemia	Associada a alterações de repolarização: as ondas T, altas, simétricas e de base estreita lembrando a torre Eiffel ou uma tenda no deserto (*Eiffel tower T-waves* ou *in desert tend T-waves*). Usualmente este é o sinal mais precoce de hipercalemia ou hiperpotassemia
K⁺ > 6,5 mEq/L e < 7,0 mEq/L Moderada hipercalemia	Associado à progressiva paralisia dos átrios: alargamento e achatamento da P (condução interatrial lenta) com eventual desaparecimento da P (ritmo sinoventricular). Prolongamento do intervalo PR: bloqueio AV de primeiro grau. Eventualmente, a voltagem da R diminui, o QRS se alarga e o segmento ST mostra elevação em algumas derivações e depressão em outras, simulando corrente de lesão (*acute injury pattern* ou *dialyzable injury current. Brugada phenocopy*)
K⁺ > 7,0 mEq/L e < 7,5 mEq/L ou grave hipercalemia	Alterações dromotrópicas e bradicardia: alargamento do QRS com padrão bizarro, bloqueio AV de alto grau, ritmo juncional ou ventricular de escape, pseudo-BCRE, BCRD, bloqueios divisionais ou fasciculares, bradicardia sinusal, ou FA com baixa taxa de resposta ventricular. Ondas em sino pré-terminais

(continua)

Quadro 1 Modificações do ECG de acordo com nível sérico de potássio (*continuação*)

Nível sérico de potássio	Padrões eletrocardiográficos encontrados
K+ > 8,0 mEq/L e < 9,0 mEq/L	Diminuição da voltagem da onda R, ondas S proeminentes, alargamento difuso dos complexos QRS, lembrando BCRE/BCRD, associado à BDAS ou BDPI por desvios extremos do SÂQRS no PF à esquerda ou direita. Este alargamento do complexo QRS diferencia-se dos bloqueios de ramo genuínos porque nestes o retardo é final ou médio-final, ao passo que na hiperpotassemia é sempre global ou difuso. Na fase tardia, descreve-se eventual convergência do complexo QRS com a onda T, desenhando uma onda sinuosa difásica (*smooth diphasic sine curve*) associada a concomitante prolongamento do intervalo QT. Pode-se observar intensificação da depressão ou elevação do segmento ST, conhecida como "corrente de lesão dializável" que eventualmente pode simular o padrão eletrocardiográfico tipo 1 da síndrome de Brugada (*Brugada-Like*). Descrevem-se raros casos que simulam infarto agudo anterosseptal por ausência de onda R de V1 a V4 associado à elevação do segmento ST do tipo corrente de lesão subepicárdica
K+ > 9,0 mEq/L Extrema hipercalemia	Complexos QRS amplos, ritmo sinoventricular (ausência de ondas P), ritmo irregular, pseudo-FA, complexos QRS muito largos e bizarros, taquicardia ventricular, fibrilação ventricular e assistolia com concentrações de potássio >12 mEq/L

DEFINIÇÃO

A pericardite é a forma mais comum de doença pericárdica encontrada na emergência. Muitas vezes é equivocadamente diagnosticada como SCA (como no caso presente). Trata-se de um processo inflamatório do pericárdio que tem múltiplas causas. Não se sabe a sua real incidência. Entretanto, nos indivíduos imunodeprimidos, 90% das pericardites são de etiologia viral ou idiopática.[4,5] É encontrada em aproximadamente 5% dos pacientes internados no departamento de emergência por dor torácica não relacionada ao infarto agudo do miocárdio. Ela ocorre mais frequentemente em homens de 20 a 50 anos de idade. A pericardite aguda tem uma série de etiologias potenciais, incluindo infecção, infarto agudo do miocárdio, uso de medicamentos, trauma torácico, e doenças sistêmicas, como a artrite reumatoide e insuficiência renal crônica. Entretanto, a maioria das avaliações etiológicas são inconclusivas. As principais causas de pericardite estão relacionadas a seguir.

Possíveis etiologias da pericardite
1. Infecciosas:
   - Viróticas: a mais frequente infecciosa.

- Bacterianas: destaca a tuberculosa.
- Fúngicas.
- Parasitárias.

2. Por doenças autoimunes e colagenóticas:
   - Lúpica (lúpus eritematoso sistêmico).
   - Esclerodermia.
   - Dermatomiosite.
   - Artrite reumatoide.
   - Periarterite nodosa.
   - Espondilite anquilosante.
   - Síndrome de Reiter.
   - Febre mediterrânea familiar.

3. Por processos autoimunes:
   - Artrite poliarticular aguda ou febre reumática.
   - Síndrome pós-cardiotomia.
   - Síndrome pós-infarto do miocárdio.
   - Pericardite autorreativa crônica.

4. Por processos de órgãos vizinhos ao pericárdio:
   - Epistenocárdica pós-infarto.
   - Miocardite.
   - Aneurisma aórtico.
   - Infarto pulmonar.
   - Pneumonia.
   - Esofagopatias.
   - Hidropericárdio na ICC.
   - Paraneoplásica.

5. Metabólicas:
   - Uremia frequente (o presente caso). Observa-se em 8% dos pacientes com IRC ou IRA. Relaciona-se com um grau de azotemia, nitrogênio sanguíneo ou BUN > 60 mg/dL. (O valor de referência para maiores de 60 anos é de 8 a 23 mg/dL.) Existe a pericardite associada à diálise inadequada ou sobrecarga hídrica.
   - Mixedema.
   - Doença de Addison.
   - Cetoacidose diabética.

6. Gestacional:
   - Da grávida (muito rara).

7. Traumáticas:
   - Lesões diretas do pericárdio: lesões diretas penetrantes, perfurações esofágicas, corpos extranhos.
   - Lesões indiretas do pericárdio: irradiação, lesões não penetrantes.

8. Neoplásicas:
    - Tumores primários: raros.
    - Tumores secundários: metástase de câncer de mama, pulmão, estômago, cólon, sarcomas, linfomas, leucemias etc.
9. Idiopáticas: em algumas séries correspondem à 50% dos casos.

DIAGNÓSTICO

O diagnóstico fundamenta-se na história de dor torácica pleurítica, presença de atrito pericárdico (presente em 85% dos casos)[6] e alterações eletrocardiográficas típicas caracterizadas por elevação difusa do segmento ST côncavo para cima, muitas vezes dificultando o diagnóstico diferencial com SCACSST.[4,7-9]

O diagnóstico é essencialmente clínico associado com as alterações eletrocardiográficas. São necessários pelo menos dois dos quatro critérios: dor torácica tipo pleurítica, atrito pericárdico mono, bi ou trifásico, elevação côncava difusa do segmento ST no ECG e derrame pericárdico.[10]

A febre está presente em aproximadamente 46% dos casos e 40% refere história recente de infecção respiratória. Classicamente, a dor tem caráter pleurítica que alivia na posição sentada e piora na posição supina, podendo irradiar-se para a região interescapular, já que o músculo trapézio e o pericárdio têm a mesma inervação.[11] A dor pode ser mínima ou ausente nos pacientes com pericardite urêmica, neoplásica, tuberculosa ou pós-radioterápica.

EXAME FÍSICO

O atrito pericárdico apresenta uma especificidade de práticamente 100% para o diagnóstico, porém tem sensibilidade muito variável (16 a 85%), dependendo da frequência da ausculta e da etiologia.[4,8] É mais bem audível com o diafragma do estetoscópio na borda esternal esquerda baixa com o paciente sentado e o tórax flexionado para frente. O ponto de Erb é o ideal para a ausculta do atrito (Figura 9).

O atrito pericárdico tem três componentes: um componente sistólico, um diastólico precoce e um componente diastólico final (trifásico).

Especificamente nos pacientes portadores de pericardite urêmica, como consequência de comprometimento do sistema nervoso autônomo, a frequência cardíaca pode permanecer sem taquicardia mesmo que haja tamponamento, febre, hipotensão e anemia induzida por resistência à eritropoietina.[12]

DADOS LABORATORIAIS

Os marcadores de atividade inflamatória da fase aguda, como VHS, leucocitose e proteína C reativa (PCR), encontram-se elevados em aproximadamente 75% dos pacientes.

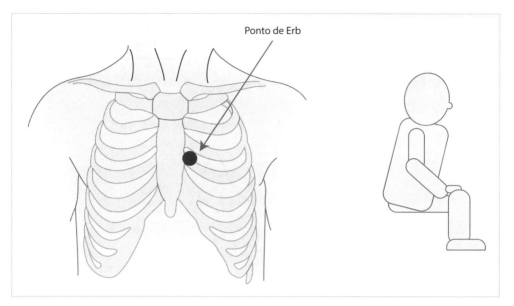

Figura 9   Localização do ponto de Erb e a posição adequada para ausculta do atrito pericárdico.

A elevação da TnI é marcador de comprometimento miocárdico associado, miopericardite.[13,14] A avaliação sorológica em busca de um fator causal deve incluir dosagem de hormônios tireoidianos, provas reumatológicas, função renal, hemoculturas na suspeita de infecção bacteriana. Na presença de derrame pericárdico volumoso, a análise histológica e imuno-histoquímica do líquido pericárdico para avaliação de tuberculose (dosagem de adenosina deaminase) e neoplasia pode aumentar a chance de diagnóstico etiológico.[14] Nos pacientes que não respondem à terapia após uma semana, outras etiologias devem ser pesquisadas para afastar doença autoimune e HIV.

ELETROCARDIOGRAFIA

As alterações eletrocardiográficas na pericardite ocorrem nos segmentos PR, segmento ST e no ritmo, variando de acordo com a fase da pericardite. O ECG é normal em aproximadamente 6% dos casos. Na pericardite aguda, as alterações eletrocardiográficas acontecem progressivamente em quatro estágios.[15,16] Em virtude da variação dinâmica das alterações do ECG, é fundamental a realização de traçados seriados que poderão mostrar os quatro estágios eletrocardiográficos.

Estágio I

Há elevação do segmento ST de concavidade superior e difuso (*diffuse, concave-upwards ST-segment elevation*) exceto em aVR e V1, onde ocorre depressão; onda T apiculada de ramos simétricos e base estreita, com leve aumento da voltagem e depressão do segmento PR (exceto em aVR, onde ocorre supradesnível). Essas alterações são observadas em mais de 80% dos casos[16,17] (Figuras 10 e 11).

A Figura 12 mostra um ECG de doze derivações com pericardite aguda em estágio I.

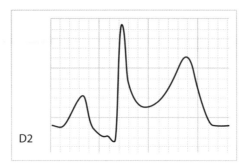

Figura 10   Supradesnível do segmento ST.

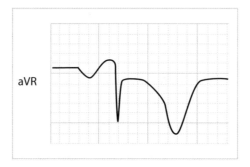

Figura 11   Alterações recíprocas em aVR.

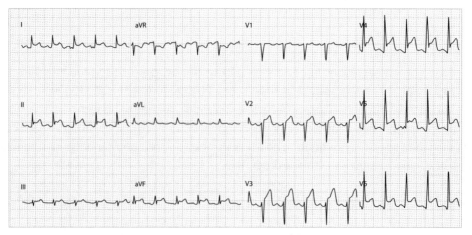

Figura 12   Exemplo de pericardite no estágio 1, evidenciando elevação difusa do segmento ST de concavidade superior com supradesnivelamento do segmento PR em aVR.

Presença do sinal de Spodick no estágio I[18]

Este sinal observado em pacientes com pericardite aguda, na maioria das vezes na derivação II, consiste na presença do segmento TP levemente descendente (*slightly downward sloping TP segment*), como evidenciam as setas pretas na derivação II (Figura 13).

O Quadro 2 mostra as principais causas de elevação do segmento ST.[19]

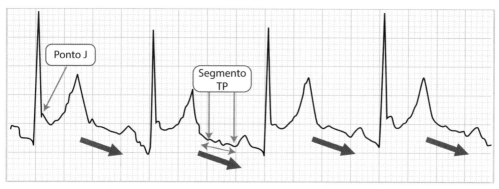

Figura 13   Derivação II mostrando o sinal de Spodick, caracterizado por um segmento TP levemente descendente assinalado pelas setas pretas.

Quadro 2   Principais causas de elevação do segmento ST

1. Síndrome coronariana com elevação do segmento ST
2. Miocardite aguda
3. Pericardite aguda
4. Cardiomiopatia de Takotsubo ou cardiomiopatia induzida pelo estresse (balonamento apical)
5. Sobrecarga ventricular esquerda
6. Cardiomiopatia hipertrófica
7. Aneurisma do ventrículo esquerdo
8. Dissecção aguda da aorta.
9. Embolia pulmonar
10. Cardiomiopatia/displasia arritmogênica do ventrículo direito
11. Bloqueio completo do ramo esquerdo
12. Hipercalemia ou hiperpotassemia
13. Após cardioversão elétrica
14. Ritmo de marca-passo ventricular
15. Angina variante ou angina de Prinzmetal

(continua)

Quadro 2 Principais causas de elevação do segmento ST (*continuação*)

16. Síndrome de Brugada

17. Padrão de repolarização precoce benigna

18. Repolarização precoce inferolateral (ER)

19. Fibrilação ventricular idiopática

20. Síndrome do QT curto congênita

21. Hipotermia

22. Hipercalcemia

23. Hemorragia cerebral aguda e lesão aguda do sistema nervoso: hemorragia subaracnoide e parada cardíaca

24. Disfunção do sistema cervical simpático

Estágio II

Ocorre reversão dos desnivelamentos dos segmentos ST e PR, além do achatamento da onda T (após alguns dias).

Estágio III

Há inversão da onda T difusa, simulando isquemia miocárdica. A ausência de onda Q de necrose é um dado importante para o diagnóstico diferencial com IAM neste estágio.

Estágio IV

Ocorre retorno à normalidade da onda T. Pode ocorrer semanas ou meses após o evento inicial.

Outras alterações do ECG

Alterações do ritmo podem ocorrer em qualquer estágio e variam de taquicardia sinusal até arritmias atriais diversas.[20] Baixa amplitude do QRS acontece na presença de derrame pericárdico, que melhora após pericardiocentese.[21] Na presença de derrame pericárdico o achado mais compatível é a baixa voltagem dos complexos QRS, e nos casos de tamponamento, a presença de alternância elétrica. Baixa voltagem é definida como complexos QRS menores do que 5 mm (0,5 mV) nas derivações periféricas e menor que 10 mm nas precordiais. A alternância ocorre no QRS a cada batimento, com variação no eixo, amplitude e/ou morfologia. A baixa voltagem também pode estar presente em outras patologias, como enfisema, doença miocárdica infiltrativa e pneumotórax. Após drenagem pericárdica a voltagem do QRS não normaliza de imediato, sugerindo processo inflamatório concomitante. A alternância elétrica é resultado do coração que balança em uma efusão grande. A mudança ocorre com o movimento do coração dentro do saco pericárdico com líquido, geralmente em derrames importantes. Este padrão é mais visível nas derivações precordiais. Alternância isolada do QRS não é específica de derrame pericárdico, mas alternância de P e QRS é patognomônica. O tipo de alternância mais frequente é aquela que afeta apenas o QRS. Quando inclui as três ondas, denomina-se alternância total observada em casos de tamponamento cardíaco, caracterizado pela tríade de Beck: distensão venosa jugular, hipotensão e bulhas hipofonéticas. A Figura 14 mostra este fenômeno.

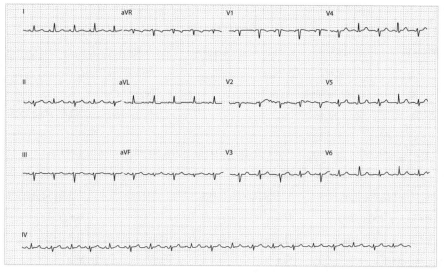

Figura 14 Paciente portador de pericardite tuberculosa com tamponamento cardíaco. O ECG mostra baixa voltagem difusa e alternância elétrica do QRS.

DIAGNÓSTICO DIFERENCIAL DA PERICARDITE

Os Quadros 3 e 4 mostram os principais diagnósticos diferenciais entre pericardite aguda com repolarização precoce e infarto agudo do miocárdio.

São características eletrocardiográficas da repolarização precoce que ajudam a diferenciar com a pericardite aguda em estágio I:

- Frequência cardíaca lenta: bradicardia.
- Eixo elétrico do QRS, segmento ST e onda T orientados na mesma direção no plano frontal.
- Frequente ondas Q profundas e estreitas seguidas de ondas R de grande voltagem nas derivações precordiais esquerdas.

Quadro 3   Diagnóstico diferencial

	Síndrome de repolarização precoce	Pericardite aguda em fase precoce/estágio I
Relação ST/T em V_6	< 0,25	Variável
Onda T	Sempre ampla, positiva persistente. Voltagem maior	Diminui sua amplitude em horas. Voltagem menor. Somente aumentada em fase precoce
ST	Supradesnível importante apenas nas precordiais. Depressão recíproca só em aVR	Supradesnível universal (todas). Pode existir depressão recíproca em aVR
Resposta ao esforço	Frequente retorno do ST à linha de base. Onda T pode normalizar	Não modifica o supradesnível do segmento ST
Hiperventilação	Pode modificar a polaridade da onda T	Não modifica a polaridade de T
Apresentação	Estável	Transitória
FC	Frequente bradicardia	Frequente taquicardia
Clínica	Assintomáticos	Sintomáticos
Faixa etária	20 a 40 anos	Predomínio aos 40 ou mais anos

Quadro 4   Diagnóstico diferencial com a síndrome coronariana aguda com supradesnivelamento de ST

	SCASST/STEMI	Pericardite aguda
Número de derivações implicadas	Segmentar localizada	Maior (difusa) extensa
Intensidade dos fenômenos	Maior	Menor
Efeito recíproco ou em espelho	Quando presente, ocorre em várias derivações	Apenas em aVR[24]
Prolongamento do complexo QRS	Sim	Não
Encurtamento do intervalo QT nas derivações com elevação do segmento ST	Sim	Não
Dispersão do QT[25]	Maior	Menor

- Entalhe e espessamento na rampa descendente da R (*notch or slurring*).
- Zona de transição precordial de ocorrência brusca.
- Elevação do ponto J e do segmento ST usualmente J < 2 mm (excepcionalmente pode ser > 5 mm) de concavidade superior nas precordiais intermediárias esquerdas e eventualmente nas inferiores seguida de onda T ampla e positiva.
- Sob estímulo simpático e drogas simpaticomiméticas se observa elevação do ponto J e segmento ST.
- Ausência de imagem recíproca ou em espelho com excepção de aVR.
- Pseudo-ondas T simétricas de grande amplitude e de polaridade coincidente com seu correspondente complexo QRS.

Radiografia do tórax

A radiografia do tórax é mandatória em todos os pacientes com suspeita de pericardite. A presença de cardiomegalia ocorre apenas quando há mais de 200 mL de líquido no saco pericárdico com a silhueta cardíaca, adquirindo um formato globoso, como mostra a Figura 15 (paciente com pericardite purulenta). Também pode ser de grande ajuda na etiologia demonstrando infecção pulmonar concomitante ou massas no mediastino. Esta ferramenta tem sensibilidade moderada (70%), porém baixa especificidade (41%) para o diagnóstico de derrame pericárdico.[22] A presença de calcificação pericárdica sugere fortemente a forma constrictiva (Figura 16), entretanto só está presente em apenas 25% dos casos.[23]

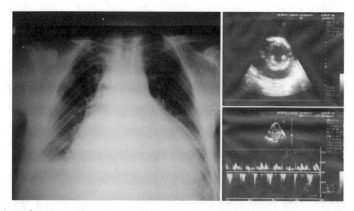

Figura 15   Radiografia mostrando aumento globoso da área cardíaca com derrame pleural à direita. ECO evidenciando derrame pericárdico.

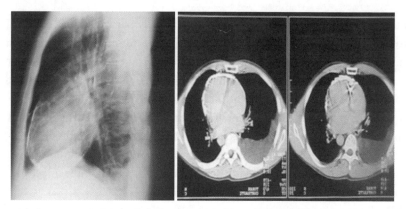

Figura 16   Calcificação pericárdica nítida em radiografia em perfil confirmada pela tomografia computadorizada ao lado.

Ecocardiograma

O ecocardiograma deve ser realizado em todos os casos suspeitos de pericardite, especialmente para avaliar a presença de DP.[3] Pode oferecer informações sobre a etiologia, pois permite caracterizar a natureza do líquido (se transudado ou exsudado), verificar se existe fibrina (como na tuberculose) ou cálcio. O colapso do AD é o sinal mais sensível de tamponamento, porém o do VD é mais específico. Os achados do dopplercardiograma representam a expressão ecocardiográfica do pulso paradoxal.

Tomografia computadorizada e ressonância magnética

Tomografia computadorizada (TC) e ressonância magnética (RM) são duas modalidades de exames de imagem mais precisas para avaliar o pericárdio. Em conjunto com o ecocardiograma são extramamente úteis para caracterização do derrame e do tamponamento e, principalmente em derrames loculados ou quando há derrame pleural associado. Não devem ser realizados em pacientes graves que requerem tratamento imediato. O espessamento pericárdico pode ser avaliado por ambos os métodos, permitindo determinar a cronicidade e a gravidade da inflamação (Figura 16). Na TC, atenuação similar à água sugere transudato; maior do que a água sugere malignidade, sangue ou pus.[26]

Análise do líquido pericárdico e biópsia

Nos casos de pericardite refratária com DP, deve-se realizar a análise do líquido pericárdico para estabelecer o diagnóstico etiológico, apesar de essa abordagem revelar a causa em apenas 20% dos casos.

TRATAMENTO

Os pacientes de alto risco devem ser hospitalizados para identificação e tratamento etiológico bem como para avaliação da complicação mais temida que é o tamponamento.[27]

A maioria dos casos de pericardite é de etiologia viral e responde muito bem à terapêutica com anti-inflamatórios não hormonais (AINH), sem necessidade de internação. Os marcadores de alto risco da pericardite aguda são: elevação de enzimas de necrose miocárdica, febre acima de 38°C, leucocitose, derrames pericárdicos volumosos com ou sem tamponamento cardíaco, pacientes imunodeprimidos, história prévia de anticoagulação oral, disfunção ventricular difusa pelo ecocardiograma, sugerindo miopericardite. Esses marcadores indicam a necessidade de admissão hospitalar, intensificação da avaliação etiológica e otimização terapêutica.

Os AINH devem ser utilizados nas doses anti-inflamatórias: ácido acetilsalicílico (AAS), 500 a 750 mg a cada 6 ou 8 horas, por 7 a 10 dias, seguido de redução gradual de

500 mg por semana, por três semanas; ibuprofeno, 400 a 800 mg a cada 6 ou 8 horas, por 14 dias; indometacina, 75 a 150 mg ao dia. Na pericardite pós-infarto agudo do miocárdio, deve-se evitar o uso de indometacina, por estar relacionada à redução do processo cicatricial da área infartada. A duração do tratamento com AINH é habitualmente em torno de 14 dias, guiado pelos níveis séricos da PCR.

A colchicina tem demonstrado ser mais efetiva que os AINH no alívio dos sintomas e na prevenção da recorrência.[28-31] Ensaios clínicos controlados demonstraram que a colchicina, como um adjuvante para a aspirina ou AINE, é eficaz na prevenção de pericardite recorrente e no alívio dos sintomas agudos. A colchicina geralmente foi bem tolerada, com uma baixa incidência de eventos adversos.[32]

Um estudo multicêntrico, duplo-cego, placebo controlado e randomizado concluiu que a colchicina adicionado ao tratamento anti-inflamatório convencional reduz significativamente a taxa de recorrências subsequentes de pericardite em pacientes com múltiplas recorrências. A análise em conjunto com os resultados de outros estudos randomizados controlados sugere que a colchicina pode ser considerada um tratamento de primeira linha para pericardite aguda ou recorrente, na ausência de contra-indicações ou indicações específicas.[33]

A dose é de 0,5 mg a cada 12 horas ou 0,5 mg a cada 24 horas nos pacientes com menos de 70 kg, pelo período de 3 meses no primeiro evento e 6 meses na pericardite recorrente.

O uso rotineiro de corticoesteroides deve ser evitado pois está associado com aumento na taxa de recorrência. Essas drogas devem ser indicadas nas seguintes situações:

- Pericardite refratária aos AINH e colchicina.
- Nos casos em que as drogas acima estão contraindicadas.
- Etiologia autoimune ou doenças do tecido conjuntivo.

O esquema padrão mais utilizado é com a prednisona na dose de 1 mg/kg/dia por pelo menos 1 mês. Entretanto há evidências de que doses menores (0,5 mg/kg/dia) apresentam a mesma eficácia com menor incidência de efeitos colaterais e recorrências.[34] Para evitar o fenômeno de recorrência imunológica com reativação da pericardite, o desmame deve ser lento e precedido da adição de colchicina na dose de 1 mg por dia.

A pericardite bacteriana necessita de drenagem pericárdica associada com terapia antimicrobiana apropriada. A pericardite tuberculosa requer esquema multidroga. Os casos de etiologia neoplásica podem resolver com quimioterapia, porém a taxa de recorrência é alta. Os pacientes com pericardite urêmica necessitam de intensificação da hemodiálise.

PERICARDIOCENTESE/PERICARDIECTOMIA

A drenagem pericárdica está indicada principalmente nos casos de tamponamento cardíaco, DP purulento ou grandes derrames sintomáticos.[14] A drenagem pericárdica

142 Eletrocardiograma na medicina de urgência e emergência

pode ser realizada por técnica percutânea com colocação de um cateter de drenagem ou por meio de drenagem cirúrgica aberta (janela pericárdica), ou ainda por meio de pericardioscopia vídeo-assistida. A pericardiocentese percutânea guiada pela ecocardiografia reduz as complicações e aumenta as taxas de sucesso.[35]

Nos pacientes com quadros de pericardite constritiva refratária ao tratamento clínico a pericardiectomia deve ser realizada.[3]

REFERÊNCIAS BIBLIOGRÁFICAS

1. Spodick DH Pericardial diseases. In: Branwald E, Zippes DP, Libby P, editors. Heart Diseases.6.ed. Philadelphia, London, Toronto, Montreal, Syndey, Tokio: W.B. Saunders; 2001. p.1823-76.
2. Bruch C, Sheinermund A, Dagres N, Bartel T, Caspari G, Sack S, et al. Changes in QRS voltage in cardiac taponade and pericardial efusion: reversibility after pericardiocentesis and after anti-inflamatory drug treatment. J Am Coll Cardiol. 2001;38(1)219-26.
3. Maisch B, Seferović PM, Ristić AD, Erbel R, Rienmüller R, Adler Y, et al. Task force on the diagnosis and management of pricardial diseases of the European Society of Cardiology. Guidelines on the diagnosis and management of pericardial diseases executive summary. Eur Heart J. 2004;25(7):587-610.
4. Lange RA, Hillis LD. Clinical practice. Acute pericarditis. N Engl J Med. 2004;351:2195-2202.
5. Zayas R, Anguita M, Torres F, Giménez D, Bergillos F, Ruiz M, et al. Incidence of specific etiology and role of methods for specific etiologic diagnosis of primary acute pericarditis. Am J Cardiol. 1995;75(5):378-382.
6. Snyder MJ, Bepko J, White M. Acutepericarditis: diagnosis and management. Am Fam Physician. 2014;89(7):553-60.
7. Imazio M, Demichelis B, Parrini I, Giuggia M, Cecchi E, Gaschino G, et al. Day-hospital treatment of acute pericarditis: a management program for outpatient therapy. J Am Coll Cardiol. 2004;43(6):1042-6.
8. Bonnefoy E, Godon P, Kirkorian G, Fatemi M, Chevalier P, Touboul P. Serum cardiac troponin I and ST-segment elevation in patients with acute pericarditis. Eur Heart J. 2000;21(10):832-6.
9. Salisbury AC, Olalla-Gomez C, Rihal CS, Bell MR, Ting HH, Casaclang-Verzosa G, et al. Frequency and predictors of urgent coronary angiography in patients with acute pericarditis. Mayo Clin Proc. 2009;84(1):11-15.
10. Imazio M, Spodick DH, Brucato A, Trinchero R, Adler Y. Controversial issues in the management of pericardial diseases. Circulation. 2010;121(7):916-28.
11. Spodick DH. Acute pericarditis: current concepts and practice. JAMA. 2003;289(9):1150-3.
12. Tarng DC, Huang TP. Uraemic pericarditis: a reversible inflammatory state of resistance to recombinant human erythropoietin in haemodialysis patients. Nephrol Dial Transplant. 1997;12(5):1051-4.
13. Imazio M, Demichelis B, Cecchi E. Cardiac troponin I in acute pericarditis. J Am Coll Cardiol. 2003;42(12):2144-8.
14. Sagristà Sauleda J, Permanyer Miralda G, Soler Soler J. Diagnosis and management of pericardial syndromes. Rev Esp Cardiol. 2005;58(7):830-41.
15. Spodick DH. Diagnostic electrocardiographic sequences in acute pericarditis. Significance of PR segment and PR vector changes. Circulation. 1973;48(3):575-80.
16. Bruce MA, Spodick DH. Atypical electrocardiogram in acute pericarditis: characteristics and prevalence. J Electrocardiol. 1980;13(1):61-6.
17. Baljepally R, Spodick DH. PR-segment deviation as the initial electrocardiographic response in acute pericarditis. Am J Cardiol. 1998;81(12):1505-6.
18. Chaubey VK, Chhabra L. Spodick's sign: a helpful electrocardiographic clue to the diagnosis of acute pericarditis. Perm J. 2014;18(1):e122.
19. Yahalom M, Roguin N, Suleiman K, Turgeman Y. Clinical Significance of conditions presenting with ECG changes mimicking acute myocardial infarction. Int J Angiol. 2013;22(2):115-22.

20. Spodick DH. Arrhythmias during acute pericarditis: a prospective study of 100 consecutive cases. JAMA. 1976;235(1):39-41.
21. Jung HO, Seung KB, Madias JE. Electrocardiographic changes resulting from pericardial effusion drainage. Am J Cardiol. 2010;106(3):437-41.
22. Eisenberg MJ, Dunn MM, Kanth N, Gamsu G, Schiller NB. Diagnostic value of chest radiography for pericardial effusion. J Am Coll Cardiol. 1993;22(2):588-93.
23. Ling LH, Oh JK, Breen JF Schaff HV, Danielson GK, Mahoney DW, et al. Calcific constrictive pericarditis: is it still with us? Ann Intern Med. 2000;132(6):444-50.
24. Chenniappan M, Sankar RU, Saravanan K, Karthikeyan. Lead aVR – the neglected lead. J Assoc Physicians India. 2013;61(9):650-4.
25. Rossello X, Wiegerinck RF, Alguersuari J, Bardají A, Worner F, Sutil M, et al. New electrocardiographic criteria to differentiate acute pericarditis and myocardial infarction. Am J Med. 2014;127(3):233-9.
26. Verhaert D, Gabriel RS, Johnston D, Lytle BW, Desai MY, Klein AL. The role of multimodality imaging in the management of pericardial disease. Circ Cardiovasc Imaging. 2010;3(3):333-43.
27. Imazio M, Cecchi E, Demichelis B, Parrini I, Cecchi E, Pomari F, et al. Indicators of poor prognosis of acute pericarditis. Circulation. 2007;115(21):2739-44.
28. Imazio M, Spodick DH, Brucato A, Trinchero R, Markel G, Adler Y. Diagnostic issues in the clinical management of pericarditis. Int J Clin Pract. 2010;64(10):1384-92.
29. Imazio M, Bobbio M, Cecchi E, Demarie D, Pomari F, Moratti M, et al. Colchicine as first-choice therapy for recurrent pericarditis: results of the colchicine for recurrent pericarditis (CORE) trial. Arch Intern Med. 2005;165(17):1987-91.
30. Adler Y, Finkelstein Y, Guindo J, Rodriguez de la Serna A, Shoenfeld Y, Bayes-Genis A, et al. Colchicine treatment for recurrent pericarditis: a decade of experience. Circulation. 1998;97(21):2183-5.
31. Imazio M, Bobbio M, Cecchi E, Demarie D, Demichelis B, Pomari F, et al. Colchicine in addition to conventional therapy for acute pericarditis: results of the colchicine for acute pericarditis (COPE) trial. Circulation. 2005;112(13):2012-26.
32. Norrid SE, Oliphant CS. Colchicine for the treatment of acute and recurrent pericarditis. Ann Pharmacother. 2014;48(8):1050-4.
33. Imazio M, Belli R, Brucato A, Cemin R, Ferrua S, Beqaraj F, et al. Efficacy and safety of colchicine for treatment of multiple recurrences of pericarditis (CORP-2): a multicentre, double-blind, placebo-controlled, randomised trial. Lancet. 2014;383(9936):2232-7.
34. Imazio M, Brucato A, Cumetti D, Brambilla G, Demichelis B, Ferro S, et al. Corticosteroids for recurrent pericarditis: high versus low doses: a nonrandomized observation. Circulation. 2008;118:667-771.
35. Uramoto H, Hanagiri T. Video-assisted thoracoscopic pericardiectomy for malignant pericardial effusion. Anticancer Res. 2010;30(11):4691-4.

14 Síndrome de Brugada desmascarada por febre e associada à repolarização precoce

RELATO DE CASO

Paciente do sexo masculino, de 52 anos de idade, relata que há 3 dias foi submetido à biópsia prostática. Após 72 horas do procedimento, começou a apresentar febre com calafrios seguido de um episódio sincopal. Havia história de outros dois episódios sincopais prévios. O exame físico apresentou-se normal.

Os dois primeiros eletrocardiogramas (ECG) realizados durante o estado febril (Figuras 1 e 2) são diagnósticos de síndrome de Brugada (SBr), pois mostram o padrão tipo 1, e o ECG da Figura 3 com o paciente afebril mostra apenas o padrão Brugada tipo 2 não diagnóstico.

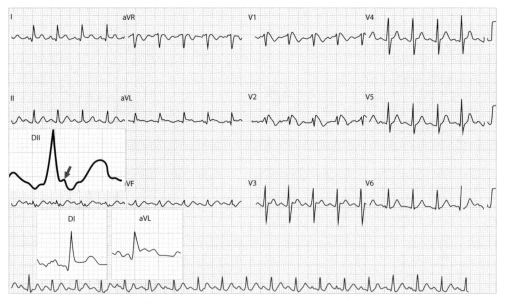

Figura 1 ECG 1. Diagnóstico eletrocardiográfico: taquicardia sinusal, elevação do ponto J e do segmento ST de convexidade superior ≥ 2 mm (*coved type*) seguido de onda T negativa nas precordiais direitas V1e V2 (padrão de Brugada tipo 1). Concomitantemente, observa-se onda J com elevação do segmento ST na parede lateral alta (I e aVL) e onda J sem elevação do ST em DII (seta), configurando um padrão de repolarização precoce associado. Tanto a síndrome de Brugada (SBr) quanto a fibrilação ventricular idiopática (FVI), quando associadas ao padrão de repolarização precoce na parede inferolateral, têm sido agrupadas dentro das assim chamadas síndromes da onda J (*J-wave syndromes*).[1] Observação: o ECG foi realizado com o paciente febril (38,8°C).

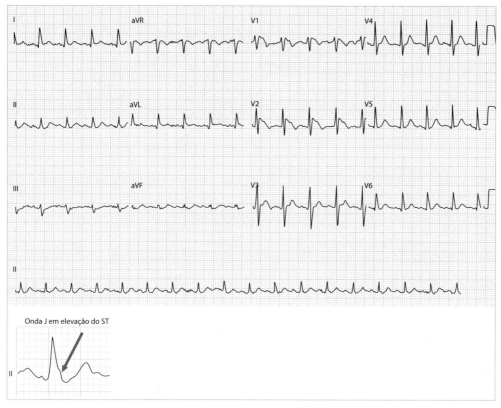

Figura 2   ECG 2. Diagnóstico eletrocardiográfico: mostra os mesmos três elementos do ECG 1: taquicardia sinusal (consequência do estado febril), o padrão Brugada tipo 1 e o padrão de repolarização precoce com elevação do segmento ST na parede lateral alta (I e aVL) e onda J sem elevação do segmento ST em II.

O paciente foi tratado imediatamente com antitérmicos e, após coleta de hemoculturas seriadas, foi iniciada antibioticoterapia e monitoração eletrocardiográfica constante e da temperatura. Com o paciente afebril, observaram-se mudanças no padrão eletrocardiográfico (Figura 3).

A Figura 4 mostra as características do padrão em sela de montaria em outro exemplo típico e no presente caso na derivação V2.

Em ambos os traçados destaca-se um padrão de QRS trifásico que sugere bloqueio de ramo direito (rSr' e RSr') seguido de uma elevação do ponto J e segmento ST que lembra uma sela de montaria (*saddle back pattern* ou *saddle back appereance*). Os elementos eletrocardiográficos de maior valor para diferenciar de um bloqueio incompleto do ramo direito (BIRD) "inocente" são o aspecto arredondado do ápice da onda "r" e o ângulo entre a rampa ascendente da S e a descendente da r' sempre maior do que 50°, ou seja, um ângulo menos agudo do que em casos de BIRD "inocente". Mais adiante, a Figura 10 mostra os detalhes de diagnóstico diferencial.

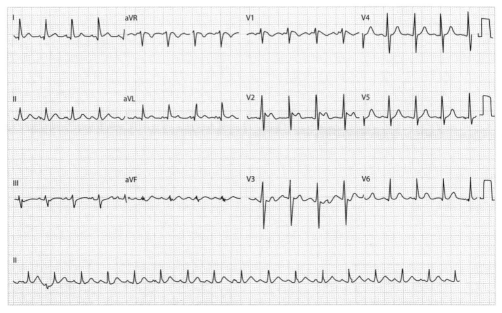

Figura 3 Traçado realizado com o paciente sem febre (T: 36,7°C). Diagnóstico eletrocardiográfico: taquicardia sinusal e típico padrão de repolarização ventricular em V2 em sela de montaria (*saddle back patttern*, *saddleback appeareance*) ou padrão eletrocardiográfico Brugada tipo 2.

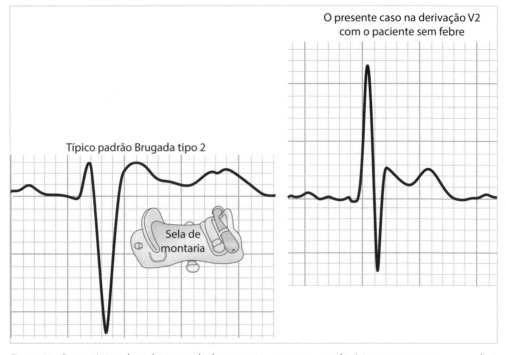

Figura 4 Características do padrão em sela de montaria em outro exemplo típico e no presente caso na derivação V2.

A seguir, são abordados os aspectos relevantes do presente caso:

- Padrões de repolarização precoce: definição e significado clínico.
- Síndrome de Brugada.
- Importância da febre como deflagrador de eventos na síndrome de Brugada.

PADRÕES DE REPOLARIZAÇÃO PRECOCE: DEFINIÇÃO E SIGNIFICADO CLÍNICO

Até pouco tempo atrás, o conceito de padrão de repolarização precoce (PRP – *early repolarization pattern*) ou variante de repolarização precoce (VRP – *early repolarization variant*) implicava a obrigatória presença da elevação do ponto J e do segmento ST e se definia como um fenômeno eletrocardiográfico idiopático considerado presente apenas quando pelo menos duas derivações precordiais contíguas apresentam elevação do segmento ST ≥1 mm. O PRP clássico, "benigno" caracteriza-se por elevação difusa do segmento ST de concavidade superior seguido de uma onda T positiva, ampla, de polaridade concordante com o QRS precedente e com tendência à simetria, de V2 a V4 ou V5-V6. Com frequência, a elevação do ponto J e do segmento ST estão associadas a um entalhe (*notching*) no fim do QRS (onda J) (*slurring*) ou um alentecimento da condução na parte final do ramo descendente da onda R. Atualmente, o conceito de PRP tem sido modificado. Admite-se que no PRP, a elevação do segmento ST não é um elemento eletrocardiográfico obrigatório, podendo estar caracterizado apenas pelo entalhe na parte final do QRS (onda J) que pode ser observado na parede lateral (I, aVL, V5-V6) e/ou inferior (II, III e aVF) e/ou anterior (V3-V4) em pelo menos duas derivações contíguas, exceto nas derivações precordiais septais (V1-V2).[2] Além disso, quaisquer derivações precordiais que estejam uma ao lado da outra deverão ser consideradas contíguas mesmo pertencendo a paredes diferentes. Exemplo: as derivações V4 e V5 são consideradas contíguas, embora V4 seja uma derivação que pertence à parede anterior e V5 à parede lateral, pois ambas estão próximas uma da outra no tórax do paciente (Figura 5).

São necessárias pelo menos duas derivações contíguas porque mais de 90% dos homens hígidos têm pelo menos 1 mm (0,1 mV) de elevação do segmento ST em pelo menos uma derivação precordial.[3]

Os dados de literatura em relação ao prognóstico do PRP são conflitantes. Isso ocorre em virtude das diferentes definições utilizadas por diversos autores, o que tem ocasionado uma confusão semântica que assinala a necessidade urgente de padronizar as definições do termo PRP. Recentemente, Pérez et al.[4] revisaram o conceito do PRP e incluíram o aspecto arrastado (*slurred*) no final da rampa descendente do R, sem elevação do segmento ST, como critério eletrocardiográfico do PRP (Figura 6 C,D).

Apesar de esclarecedor, observamos outras variantes "malignas": a primeira muito semelhante ao tipo C da classificação da Figura 6, porém com onda T negativa a qual denominamos variante lambda (Figura 7).

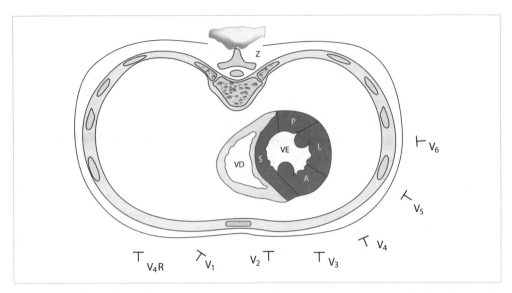

Figura 5   Correlação das paredes do coração com as derivações precordiais. A: parede anterior (V3-V4); L: parede lateral (V5-V6); P: parede posterior: acessórias (V7-V8-V9); S: septo interventricular (V1-V2); VD: ventrículo direito (V4R).

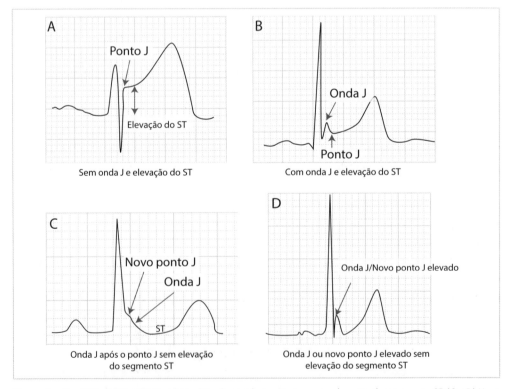

Figura 6   (A e B) Definição clássica do padrão de repolarização precoce: elevação do segmento ST. (C e D) Nova definição de repolarização precoce: sem elevação do segmento ST.

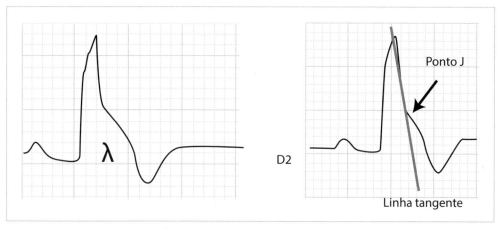

Figura 7 Variante muito semelhante ao tipo C da classificação da Figura 6, porém com onda T negativa, denominada variante lambda.

A parte final da rampa descendente da R lembra a letra grega lambda[5] muito semelhante à variedade C da Figura 6, porém, seguido de onda T negativa. O método da linha tangente é muito adequado na determinação do ponto J. Esse ponto se encontra exatamente onde a linha tangente se afasta da rampa descendente da onda R. Essa variedade se mostrou altamente maligna e tem sido observada nas formas atípicas da SBr.[6] No contexto do infarto agudo de miocárdio é considerado um marcador de alto risco para o desenvolvimento de fibrilação ventricular (FV).[7] As formas malignas apresentam uma característica elevação transitória significativa do segmento ST imediatamente antes da deflagração dos eventos de TV/FV, como foi publicado pelo grupo de Haïssaguerre et al.,[8] conforme ilustrado na Figura 8.

Nestes casos, o característico é o aumento transitório da amplitude da onda J precendendo o início dos eventos. Antzelevitch e Yan[9] propuseram a existência de três padrões de repolarização precoce (PRP):

- Tipo 1: observado apenas nas precordiais laterais. Esse padrão é considerado benigno e altamente prevalente entre atletas do sexo masculino.[10]
- Tipo 2: observado na parede inferior ou inferolateral. Esse tipo está associado com aumento do risco de morte súbita em pessoas de meia-idade.[10]
- Tipo 3: registra-se concomitantemente na parede inferior (II, III e aVF), lateral (I, aVL, V5-V6) e anterior (V3-V4). Esse tipo se associa com elevado risco de arritmias malignas. Antzelevitch e Yan[9] propuseram que a SBr e a síndrome de PRP diferem em relação à magnitude e a localização das derivações afetadas, uma vez que a SBr apresenta as alterações nas derivações correspondentes ao septo (V1-V2). Ambas as entidades seriam um espectro contínuo com expressão fenotípica diferente. Nosso grupo apresentou um caso em que os ECG sequenciais mostraram claramente a

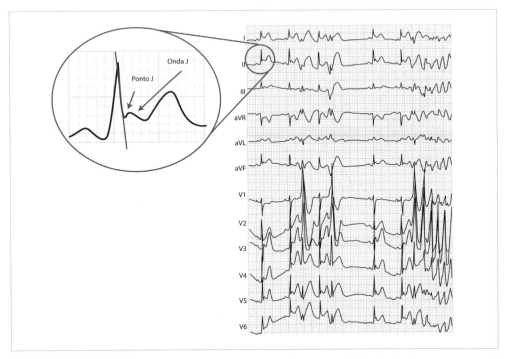

Figura 8 As formas malignas apresentam uma característica elevação transitória significativa do segmento ST imediatamente antes da deflagração dos eventos de TV/FV.[8]

coexistência da SBr com repolarização precoce sugerindo uma sobreposição (*overlapping*) entre ambas as entidades.[11]

Ademais, existe um tipo 4 que mostra elevação do ponto J e do segmento ST de convexidade superior seguido de onda T negativa que corresponde ao padrão tipo 1 da SBr.

A prevalência do PRP varia de 1 a 5% na população geral e se apresenta de diversas formas segundo diferentes autores:

- Como uma variante normal com características eletrocardiográficas próprias.[12]
- Como uma onda J patológica:
  - Na fibrilação ventricular idiopática associada ao PRP: conhecido com o epônimo de padrão de Haïssaguerre (*Haïssaguerre pattern*).
  - Pacientes portadores da SBr com FV documentada.[13]
  - Na síndrome do QT curto congênita.[14]
  - No *torsade de pointes* com intervalo QT normal e extrassístole inicial de acoplamento curto (*short-coupled variant of torsades de pointes with normal QT interval*).[15]

Critérios do padrão "benigno" ou normal de repolarização precoce

Este normal e enigmático padrão fisiológico é observado principalmente em adultos jovens e indivíduos saudáveis, mais frequente em pessoas com bradicardia, predominantemente do sexo masculino ($\approx$ 70% dos casos), afrodescendentes e atletas, com baixo índice de massa corporal – próximo de 18,5 de BMI (kg/m^2) e baixos níveis de trigliceridemia.[16] Frequentemente, o padrão desaparece com o avanço da idade, no entanto, uma maior duração do intervalo QRS (QRSd) está associada com a manutenção do padrão ao longo do tempo. Além disso, a história familiar de morte súbita em familiares jovens é negativa.[10]

Caracterização eletrocardiográfica do PRP benigna

- Bradicardia sinusal frequente.
- Eixos do QRS, segmento ST e onda T orientados na mesma direção no plano frontal.
- Frequente ondas Q profundas e estreitas seguidas de ondas R de grande voltagem nas derivações precordiais esquerdas.
- Entalhe ou empastamento terminal do ramo descendente da onda R na transição entre o QRS e o inicio do segment ST.[17]
- Eventual presença de onda J definida como uma deflexão positiva (*upward deflection*) ou um atraso de condução na parte final do descenso da onda R do complexo QRS.
- Rotação horária da zona de transição (a zona de transição se define no momento em que o complexo QRS com polariade predominantemente negativa passa para predominantemente positiva) está desviada para esquerda, motivo pelo qual se conhece como pobre progressão da onda R nas derivações precordiais (*poor R progression in the precordial leads*).
- Elevação do ponto J e do segmento ST $\geq$ 0,1 mV em $\geq$ 2 derivações adjacentes usualmente < 2 mm (excepcionalmente pode ser > 5 mm) de concavidade superior nas derivações precordiais médias e/ou esquerdas e eventualmente nas inferiores com ou sem onda J ou atraso de condução na porção descendente terminal da onda R (*conduction delay on the QRS downstroke*).
- Eventual redução na elevação do ponto J e do segmento ST pela ação simpática e drogas simpaticomiméticas.
- Ausência de imagem recíproca ou em espelho com exceção de aVR.[18]
- Ondas T com tendência à simetria, amplas e de polaridade concordante com o QRS precedente em pelo menos duas derivações contíguas. Uma onda T em V6 $\geq$ 3 mm (0,3 mV) permite diferenciar a pericardite do PRP. A razão ST/T em V6 permite diferenciar o ECG da pericardite aguda da PRP. Uma razão de ST/T $\geq$ 0,25 indica pericardite aguda e não PRP. Se não estiver disponível V6, uma razão de ST/T $\geq$ 0,24 em V4-V5 ou em I é altamente sugestiva de pericardite aguda.[19]

Em um grande estudo epidemiológico do sistema de saúde em Palo Alto na Califórnia, Estados Unidos, foram avaliados 29.281 ECG ambulatoriais, utilizando o intervalo PR como linha isoelétrica. Nos indivíduos com PRP, definido como elevação do segmento ST ≥ 0,1 mV com onda J e/ou atraso de condução na parte terminal da R, não se encontrou relação da PRP e mortalidade.[20]

Na PRP benigna, observa-se um gradiente de voltagem sem dispersão transmural de repolarização dos potenciais de ação monofásicos na espessura da parede ventricular. Esse parâmetro, conhecido como TDP (*transmural dispersion of repolarization*), expressa-se no ECG de superfície pelo intervalo do pico ao fim da onda T (Tp-Te). Por esse motivo, os portadores de PRP mostram elevação do segmento ST na ausência de tendência a arritmias (Figura 9).

A Figura 10 mostra um típico exemplo de PRP benigno.

A Figura 11 mostra a derivação V4 característica do PRP benigno.

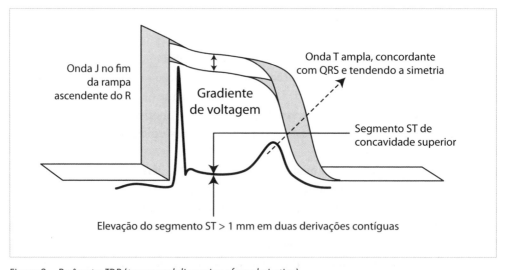

Figura 9   Parâmetro TDP (*transmural dispersion of repolarization*).

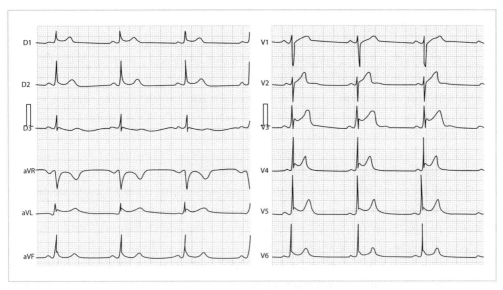

Figura 10 Diagnóstico eletrocardiográfico: típico padrão de repolarização precoce com bradicardia sinusal, segmento ST supradesnivelado de V2-V5 de concavidade superior seguido de onda T positiva ampla concordante com a polaridade do QRS, onda J na parte final da rampa descendente da R e discreta imagem recíproca apenas em aVR.

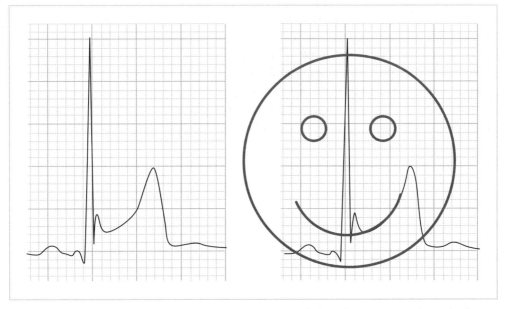

Figura 11 Segmento ST de "concavidade superior" em V4, seguida de onda T positiva ampla que lembra um "rosto sorridente".

Onda J patológica ou maligna

Fibrilação ventricular idiopática associada a padrão de repolarização precoce conhecido com o epônimo de padrão Haïssaguerre.

Pacientes dessa categoria são predominantemente homens jovens, que raramente apresentam história familiar positiva de morte súbita em familiar de primeiro grau (< 40 anos), sem cardiopatia estrutural, doença elétrica cardíaca pura (*purely electrical heart disease*), demonstrada por ecocardiograma transtorácico, coronariografia com ventriculografia biventricular e na ausência de efeito de drogas ou hipotermia.

O ECG apresenta PRP com elevação do segmento ST na parede lateral, inferior ou inferolateral. Quando o segmento ST é horizontal ou descendente de convexidade superior assinala pior prognóstico.[21] Por outra parte, um aumento transitório "dramático" da amplitude da onda J caracteristicamente precede o início dos eventos taquiarrítmicos, os quais predominam à noite e eventualmente são deflagrados pela febre à semelhança do que ocorre na SBr. A presença de ondas J de grande amplitude registradas em múltiplas derivações mostrou-se mais prevalente na FVI, e a presença do PRP nas derivações inferiores com ST elevado > 2 mm aumenta significativamente a morte de causa cardíaca.[22]

Em adultos assintomáticos a morte arrítmica aumenta três vezes durante um seguimento longo.[23] Num grande estudo prospectivo, de base populacional (estudo de caso-coorte), composto por indivíduos de ascendência centro-europeia, Sinner et al.[2] verificaram elevada prevalência do PRP em indivíduos de meia-idade entre 35 e 54 anos. A presença de PRP esteve associado a um risco de cerca de 2 a 4 vezes maior de mortalidade cardíaca. A localização inferior do PRP esteve associado ao aumento do risco.

Cappato et al.[24] verificaram que o PRP (J onda e/ou QRS *slurring* pronunciando) é quatro vezes mais prevalente entre os atletas com história positiva de parada cardíaca/morte súbita cardíaca do que entre os atletas hígidos do grupo controle.

Igualmente à SBr, na FVI a resposta terapêutica positiva durante a tempestade arrítmica ocorre com o isoproterenol e a quinidina. Em ambas as entidades esses eventos são refratários ao betabloqueador e amiodarona.

COINCIDÊNCIAS ENTRE A FIBRILAÇÃO VENTRICULAR IDIOPÁTICA E A SÍNDROME DE BRUGADA

- Ambas são mais frequentes em homens.
- Ambas ocorrem preferencialmente na época produtiva da vida.
- Ambas possuem os eventos mais frequentes no perído noturno (pioram com a vagotonia noturna).
- Ambas apresentam aparentemente um coração estruturalmente normal.
- Ambas podem ser decorrentes de mutações no gene SCN5A.

Síndrome de Brugada desmascarada por febre e associada à repolarização precoce **155**

- Ambas podem ser decorrentes de mutações no gene CACNA1C. Assim, a variedade Brugada tipo 3 e a FVI obedecem a mutações nesse gene:[25] trata-se da variante SBr 3 que afeta a subunidade alfa-1C do canal lento de cálcio voltagem-dependente tipo L.[26]
- Ambas podem ser decorrentes de mutações no gene KCNE1L (KCNE5) KCNE5 que modula o canal inicial de saída I (to) ocasionando um ganho na função desse canal e os fenótipos SBr e FVI.[27]
- Ambas afetam o mesmo *locus* (3p24-p21), portanto são alélicas.
- Ambas compartem o mesmo número OMIM (OMIM N. 600163).
- Ambas podem estar associadas ao padrão de repolarização precoce (PRP).
- Ambas formam parte das denominadas síndromes da onda J (*J-wave syndromes*): *Brugada syndrome or type 1 (T1-AER) and non-type 1 anterior early repolarization (NT1-AER)*.
- Ambas as entidades apresentam os eventos caracterizados por um dramático aumento na amplitude da onda J.
- Ambas mostram a extrassístole inicial dos eventos de acoplamento extremamente curto.
- Em ambas, os eventos de TVP podem ser originados na via de saída do VD.[28]
- Ambas respondem bem ao uso de isoproterenol e quinidina, assim como a combinação de bepridil e cilostazol.[1]
- Ambas podem se beneficiar com ablação dos potenciais de Purkinje.[29,30]
- Em ambas as tempestades elétricas são refratárias aos betabloqueadores e amiodarona.

CONCEITOS RELEVANTES DOS PADRÕES ELETROCARDIOGRÁFICOS NA SÍNDROME DE BRUGADA

No primeiro consenso sobre a síndrome realizado em 2002,[31] distinguiram-se três padrões eletrocardiográficos de repolarização ventricular nas precordiais direitas (tipo 1, tipo 2 e tipo 3), sendo que apenas o tipo 1 possui valor diagnóstico.

O Quadro 1 mostra as características dos três padrões da repolarização ventricular considerados no primeiro consenso.

Quadro 1 Alterações do ponto J, segmento ST e onda T nos 3 tipos considerados no primeiro consenso

	Tipo 1	Tipo 2	Tipo 3
Elevação do ponto J e segmento ST (amplitude da onda J)	≥ 2 mm	Gradualmente descendente com discreta ascensão final	Elevado ≥ 1 mm
Aspecto do segmento ST e onda T	ST de convexidade superior ou retilíneo descendente seguido de onda T negativa (*coved type*)	ST em sela de montaria (*saddle-back pattern*)	ST em sela de montaria (*saddle-back pattern*)
Porção terminal do segmento ST	Gradualmente descendente	Elevado ≥ 1 mm	Elevado < 1 mm

O diagnóstico de SBr requer padrão tipo 1 na presença ou ausência de um agente bloqueante do canal de sódio e sem evidência de cardiopatia estrutural aparente, doença coronariana, alterações eletrolíticas, efeito de certas drogas ou compressão da via de saída do ventrículo direito,[32] e pelo menos um dos seguintes elementos presentes:[33]

- Fibrilação ventricular documentada (VF).
- Taquicardia ventricular polimórfica (TVP) muito rápida; e, quando visível, o acoplamento da primeira extrassístole muito curto.
- História familiar de morte súbita cardíaca em familiares de primeiro grau relativamente jovens (menores de 45 anos).
- Padrão ECG tipos 1 ou 2 nos familiares de primeiro grau.
- Indutibilidade de TV/FV com estimulação elétrica programada.
- Síncope.
- Respiração agônica noturna.

Um consenso realizado em 2012 dividiu os padrões eletrocardiográficos em apenas dois tipos – tipo 1 e tipo 2, este último resultante da união dos tipos 2 e 3. Os critérios propostos para o tipo 2 são os seguintes:[34]

- Padrão típico "em sela de montaria" observado em V1 e V2 é caracterizado por:
  - O ponto mais alto da r' (*high take-off*) ≥ 2 mm.
  - O aspecto da onda r' é arredondado e não agudo. No BIRD, no padrão trifásico dos atletas e no *pectus excavatum* a onda r' final é apiculada, aguda ou afiada.
  - O ramo descendente da r' coincide do início do segmento ST (frequentemente isto não é bem visualizado).
  - Discreta ascensão final do segmento ST ≥ 0,5 mm.
  - O segmento ST seguido por onda T positiva em V2 e morfologia variável em V1.
  - Ângulo beta tem em média 62° (± 20°). Esse ângulo é formado pela rampa ascendente da S de V2 e a rampa descendente da r'. Diferentemente do BIRD inocente, padrão trifásico do atleta e do *pectus excavatum*, o ângulo é maior. Assim, no BIRD benigno o ângulo beta tem em média 35° ao passo que no Brugada tipo 2 possui 62° em média.
  - Duração da base do triângulo do ângulo beta a 5 mm do ápice é > 3,5 mm, Figura 12.

Para diferenciar o padrão eletrocardiográfico tipo 2 do ECG de atletas, analisando apenas as características do triângulo formado pelo ângulo beta e sua base em V1-V2, foram comparados os ECG de 50 pacientes portadores da SBr com ECG de 58 atletas normais.[35] Os autores concluíram que:

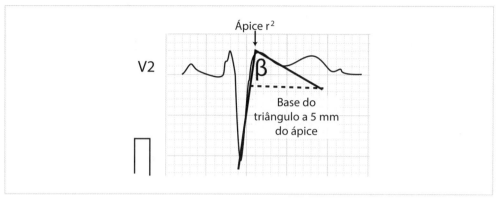

Figura 12   A duração do QRS (QRSd) em V2 é maior do que no padrão Brugada tipo 2 do que no BIRD inocente e a QRSd de V2 é maior do que a QRSd em V6.

- A duração da base do triângulo a 0,5 mV (5 mm) do ápice (*high take-off*) ≥160 ms (4 mm) possui especificidade (E) de 95,6%; sensibilidade (S) de 85%; valor preditivo positivo (VPP) de 94,4%; e valor preditivo negativo (VPN) de 87,9%.
- A duração da base do triângulo na linha isoelétrica ≥ 60 ms (1,5 mm) em V1-V2 possui E de 78%, S de 94,8; VPP de 79,3%; e VPN de 93,5%.
- A proporção da base da linha isoelétrica/altura a partir da linha de base até o pico da onda r' em V1-V2 tem uma E de 92,1%; S de 82%; VPP de 90,1%; e VPN de 83,3%.

O diagnóstico diferencial do padrão trifásico em precordiais direitas de um BIRD "inocente" do padrão trifásico Brugada tipo 2 pode ser realizado de forma simples, aferindo os graus do ângulo formado pela rampa ascendente da S em V1 ou V2, com a linha descendente da r' final (ângulo beta).[36] No padrão Brugada tipo 2, o ângulo beta é significativamente mais largo (em média 60°) do que o ângulo beta de um BIRD "inocente" (em média 38°). Além disso, a onda r' é arredondada em seu aspecto, diferentemente de um BIRD inocente em que é aguda.

Em casos de BIRD inocente, esse ângulo é mais agudo com uma média de 36°.

O valor de corte com valor preditivo positivo de 73% e negativo de 87% no trabalho de Chevalier et al. foi de 58°. Estes autores propuseram também a aferição do assim chamado ângulo alfa, definido como o ângulo formado pela linha vertical que passa pelo ápice de r' e a rampa descendente da r' em V1 ou V2. À semelhança do ângulo beta, o ângulo alfa sempre será maior no padrão trifásico Brugada tipo 2 do que no BIRD "inocente".

O valor do ângulo alfa mostrou ser levemente menos sensível e menos específico em comparação ao ângulo beta para diferenciar o padrão Brugada tipo 2 de um BIRD "inocente" (Figura 13).

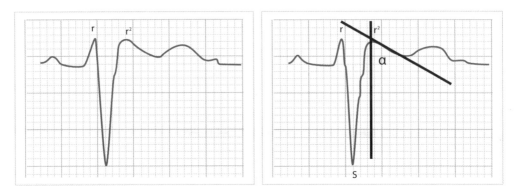

Figura 13 O ângulo alfa é definido como o ângulo formado pela linha vertical que passa pelo ápice da r' e a rampa descendente da r' de V1 ou V2.

A sensibilidade do ECG na identificação da SBr é aumentada com a colocação de derivações precordiais direitas acessórias altas um ou dois espaços intercostais acima das derivações V1 e V2 convencionais (*modified precordial leads: right precordial leads at higher intercostal space positions:* "V_{1H}-V_{2H}-V_{3H}"), conforme têm demonstrado numerosos trabalhos[37-43] (Figura 14).

Os ECG dos pacientes com Brugada podem mudar ao longo do tempo, passando do tipo 1 para 2 ou 3. Um ECG tipo 3 é muito comum e é considerado uma variante normal,

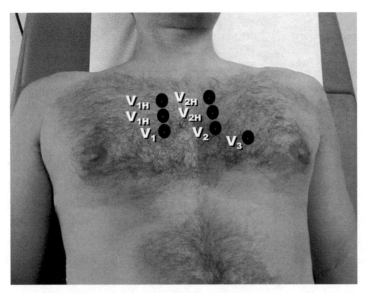

Figura 14 V_1: no quarto espaço intercostal, na borda direita do esterno; V_2: no quarto espaço intercostal, na borda esquerda do esterno; V_3: no meio do caminho entre V_2 e V_4; V_{1H}: no terceiro ou segundo espaço intercostal, na borda direita do esterno; V_{2H}: no terceiro ou segundo espaço intercostal, na borda esquerda do esterno.

mas também o tipo 2 é uma variante normal, embora com características que permitem diferenciar o bloqueio incompleto de ramo direito benigno

A FEBRE COMO DESMASCARADORA DO PADRÃO ELETROCARDIOGRÁFICO TIPO 1 E DEFLAGRADORA DE EVENTOS NO PACIENTE PORTADOR DA SÍNDROME DE BRUGADA

A Figura 15 mostra as modificações do ECG ocorridas em nosso paciente sob efeito da febre, a qual desmascara o padrão tipo 1 diagnóstico.

Uma vez que a temperatura afeta a permeabilidade do canal de sódio e outros canais é lógico inferir que possa influenciar no estado funcional do canal.[44] Estudos experimentais mostram que a cinética transmembrana do cátion sódio é influenciada fortemente pela temperatura.[45] Assim, um aumento de 10°C incrementa o tempo de abertura e o número de vezes que o canal se abre multiplicado por três. Ademais, a ativação e desativação da cinética precoce do canal de sódio se processa duas vezes mais rápido com o aumento da temperatura e modifica a ativação e inativação a partir do estado estacionário.[46] Por esse fundamento, a febre é considerada um importante deflagrador de eventos (TVP/VF) na SBr, ocasionando elevação do segmento ST por modificar a condutância ao cátion sódio,

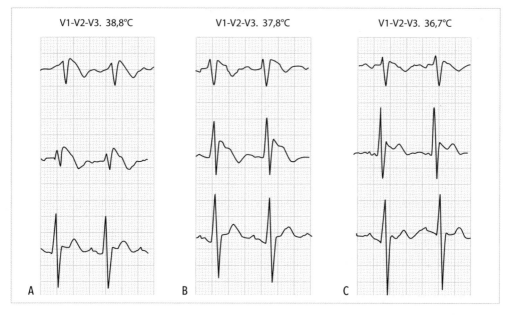

Figura 15   Padrão de repolarização ventricular nas precordiais direitas com o paciente febril (B e C) e afebril (A). Apenas em B e C, com o paciente febril (38,8°C e 37,8°C), apresentam o padrão eletrocardiográfico diagnóstico da síndrome de Brugada (padrão eletrocardiográfico tipo 1). Com o paciente afebril (36,7°C), o diagnóstico eletrocardiográfico não é possível uma vez que o padrão eletrocardiográfico Brugada tipo 2 que se observa não é diagnóstico.

o que propicia o fenômeno da reentrada funcional em fase 2 considerada a base fisiopatológica dos eventos na entidade.

Além da febre, outros fatores podem deflagrar eventos na SBr como os antimaláricos, antidepressivos tricíclicos, alguns antiarrítmicos da classe IA (ajmalina e procainamida) e IC (flecanida e pilsicainide), hiperglicemia, bradicardia noturna (pelo predomínio vagal), consumo de álcool, estresse mental, uso de cocaína etc.

Estudos experimentais de Dumaine et al.[47] demonstraram que certas mutações no gene SCN5A que codifica o canal de sódio aumentam a sensibilidade à febre (temperatura dependente), desencadeando o fenótipo eletrocardiográfico tipo 1. Esses autores levantaram a hipótese de que em temperaturas mais fisiológicas, a presença de uma mutação missense no gene SCN5A pode alterar a propagação do cátion sódio a ponto de aumentar drasticamente sua entrada durante a fase inicial do potencial de ação na via de saída do ventrículo direito. Os autores testaram essa hipótese, utilizando células de mamíferos com a mutação Thr1620Met por meio da técnica de *patch-clamp* para estudar as correntes de entrada de Na^+ a 32°C. Concluíram que a cinética das células Thr1620Met é mais rápida quando comparada com o tipo selvagem a 32°C. Por outra lado, a recuperação da inativação foi mais lenta para Thr1620Met a 32°C, e a ativação à partir de estado estacionário foi deslocada de forma significativa. Esses resultados explicam as características do ECG dos pacientes portadores da síndrome e ilustraram pela primeira vez que uma mutação canal INa^+ pode modificar o comportamento eletrofisiológico e propiciar maior arritmogenicidade durante estados febris. Na verdade, o estudo pioneiro foi o de Nagatomo et al.,[45] que mostrou experimentalmente a temperatura-dependência do canal de sódio na mutacão condicionante da variante 3 do QT longo (LQT3), considerada a imagem em espelho da SBr.

Existem numerosos relatos da ação da febre em pacientes portadores da síndrome traduzidas por:

- Elevação do segmento ST com piora do padrão tipo 1, isto é agravamento do padrão *coved type* ou aparecimento caso não existisse.
- Presença do padrão tipo 1 apenas durante a febre e desaparecimento quando o paciente se torna afebril como no presente caso.[48,49]
- Alternância espontânea da onda T.
- Aparecimento de extrassístoles ventriculares.
- Aparecimento de eventos de TV polimórfica com síncope.
- Taquicardia ventricular monomórfica incessante.
- Tormentas elétricas fatais.[49-55]

A SBr é um distúrbio elétrico primário que ocorre em indivíduos com coração aparentemente com a estrutura normal que se associa com frequência à síncope/morte súbita cardíaca. Sua prevalência tem sido calculada numa média mundial de 5:10.000 para qualquer etnia.[56]

Trata-se de uma doença hereditária de penetrância variável e transmissão autossômica dominante.[57,58] A síncope e a morte súbita geralmente ocorrem em repouso ou durante o sono em decorrência de taquicardia ventricular polimórfica que degenera para fibrilação ventricular. Atualmente, são conhecidas mais de 100 mutações que podem afetar 15 genes; 65% são esporádicos sem mutação.

As mutações no gene SCN5A são de longe as mais frequentes, as 14 restantes constituem menos de 1% de todos os casos:

- SCN5A: SBr tipo 1 ocorre em 15 a 30% dos casos. A principal mutação afeta gene SCN5A, que codifica a subunidade alfa do canal de sódio (I_{Na}^+) Na(v)1.5, determinando uma redução na função do canal em fase 0 em aproximadamente 15 a 20% dos casos, sendo maior em pessoas com história familiar positiva. Foi identificado por Chen et al. em 1998.[59,60]
- GPD1L: NAD-dependente glicerol-3-dehidrogenase fosfato. SBr tipo 2.[61]
- CACNA1C: SBr tipo 3. Subunidade alfa-1C do canal lento de cálcio voltgem dependete tipo L.[26]
- CACNB2: SBr tipo 4.[26]
- SCN1B: subunidade beta 1 do canal do sódio voltgem dependente. SBr tipo 5.[62]
- KCNE3: codifica a subunidade beta ancilar de vários canais de potássio incluindo o kv4.3 que regula o canal Ito: SBr tipo 6.[63]
- SCN3B: codifica a subunidade beta do canal de Na(v) 1.5. SBr tipo 7.[64]
- HCN4: SBr tipo 8.[65]
- SCN2B: SBr tipo 9.[66]
- KCND3: SBr tipo 10.[67]
- KCNE1L (KCNE5): modula o canal de saída inicial de K+ I(to) ocasionando um ganho na função neste canal e os fenótipos BrS e FVI.[27]
- KCNJ8.[68]
- RANGRF.[69]
- SLMAP: essa mutação pode causar a SBr via modulação da corrente intracelular no canal (*hNav1.5 channel*).[70]
- TRPM4.[71]

O Quadro 2 mostra um resumo dos dez principais tipos genéticos da SBr.

Quadro 2   Principais tipos genéticos e suas caraterísticas

SBr	Gene	Locus	Proteína	Canal afetado	Efeito sobre o canal
BrS1 OMIM 601144	SCN5A	3p21-p23	Nav1.5	Subunit-alfa I_{Na}	Perda

(continua)

Quadro 2   Principais tipos genéticos e suas caraterísticas *(continuação)*

SBr	Gene	Locus	Proteína	Canal afetado	Efeito sobre o canal
BrS2 OMIM 611778	GPD-1L	3p24	G3PD1L	Interaction Subunit-alfa I_{Na}	Perda
BrS3 OMIM 114205	CACNA1C	12p13.3	Cav1.2	Subunit-alfa I_{Ca}	Perda
BrS4 OMIM 600003	CACNB2	10p12.33	Cavβ2	Subunit-beta I_{Ca}	Perda
BrS5 OMIM 604433	SCN1B	19q13.1	Navβ1/β1b	Subunit-beta I_{Na}	Perda
BrS6 OMIM 600235	KCNE3	11q13-q14	MiRP2	Subunit-beta I_{Ks}/I_{to}	Ganho de função
BrS7	SCN3B	11q24.1	Navβ3	Subunit-beta I_{Na}	Perda
BrS8	KCNJ8	12p11.23	Kir6.1	I_{ATP}	Ganho de função
BrS9	CACNA2D1,	7q21.11	$Ca_{\gamma\alpha}217$	I_{Ca}	Perda
BrS 10	KCND3	1p 13.2	Ky4.3	I_{to}	Ganho de função

SBr: síndrome de Brugada.

Todas as mutações genéticas estão relacionadas com alterações funcionais do canal de Na^+ para dentro ou correntes de Ca^{+2} ou de K^+ para fora. A baixa frequência das mutações genéticas associadas às correntes de cálcio ou potássio faz com que correlações genótipo-fenótipo para estes genes não sejam estudadas na mesma medida do que as relacionadas às mutações do gene SCN5A. Em algumas famílias com mutações SCN5A, a penetrância das mutações é baixa, e alterações fisiopatológicas na via de saída do ventrículo direito foram relatados em pacientes com mutações SCN5A. Os fenótipos da SBr SCN5A-relacionados, podem se sobrepor a outros fenótipos, incluindo a síndrome do QT longo, síndrome do nó sinusal e doença de Lenègre.

A Figura 16 exemplifica o caráter eletrocardiográfico dinâmico da repolarização ventricular na SBr.

Figura 17 ilustra um caso de Brugada tipo 2 que poderia ser diagnosticado como um BIRD inocente.

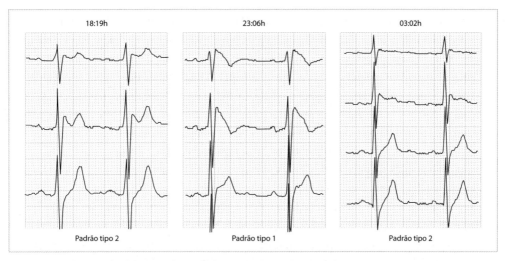

Figura 16   Traçado de Holter de 24 horas das precordiais direitas exibindo o caráter intermitente da síndrome de Brugada. Observa-se claramente a alternância entre os padrões tipos 1 e 2.

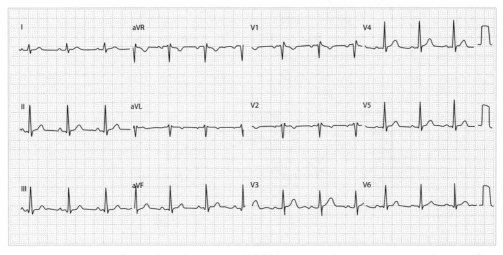

Figura 17   Diagnóstico eletrocardiográfico: padrão Brugada tipo 2 que poderia passar como um BIRD "inocente".

MARCADORES ELETROCARDIOGRÁFICOS DE RISCO NA SÍNDROME DE BRUGADA

- Presença de complexos QRS fragmentados (fQRS) no ECG de 12 derivações é um marcador de anormalidade na despolarização. A fQRS inclui a presença de várias morfologias do QRS com ou sem onda Q e também a presença de onda R adicional (R') ou *notching* no nadir da R' (fragmentação) em duas derivações contíguas. A fQRS representa um retardo de condução em uma área do ventrículo com ativação heterogênea decorrente de uma cicatriz. Apresenta alto valor preditivo para cicatriz miocárdica e mortalidade nos pacientes com DAC. Além disso a fQRS é preditora de eventos arrítmicos e mortalidade em pacientes com CDI. Sinaliza também pior prognóstico nos pacientes com miocardiopatia não isquêmica, cardiomiopatia arritmogênica do ventrículo direito e SBr. Entretanto, fQRS é um achado prognóstico inespecífico e sómente deve ser interpretado no contexto de uma evidência clínica pertinente de envolvimento miocárdico (cardiopatia estrutural *versus* normal).[72] O emprego de ECG com derivações multipolares precordiais computadorizadas pode identificar QRS fragmentados não visíveis com ECG convencional de 12 derivações (Figura 18).[73]

- Presença de repolarização precoce (RP)[74] secundária à presença de gradiente transmural de repolarização celular precoce, resultando na presença de um padrão de elevação ST e onda J na parte final da rampa descendente da onda R. A presença desse padrão é um substrato elétrico que aumenta o risco de arritmias malignas em diversas situações clínicas, tais como a isquemia miocárdica aguda, SBr e FVI. O desafio reside em identificar quando esta RP representa um marcador de ECG sinistro, em oposição a uma entidade benigna
- Onda R final de aVR proeminente (sinal de aVR) caracterizada por voltagem da R final de aVR ≥ 0,3 mV ou relação R/q ≥ 0,75. A presença desse sinal constitui um marcador de risco para eventos fatais[75] (Figura 19).
- Aumento na duração do QRS nas precordiais direitas com QRSd de V2 > QRSd de V6.

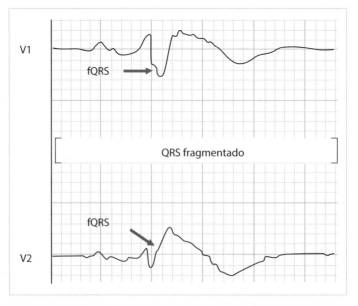

Figura 18 Presença de um entalhe *notch* dentro de um QRS menor do que 120 ms em duas derivações contíguas (V₁-V₂.): fQRS.

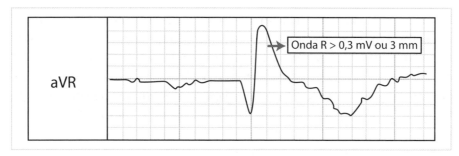

Figura 19   Presença de uma onda R final proeminente na derivação unipolar aVR denominado sinal de aVR (aVR sign) (R ≥ 0,3 mV ou 3 mm ou razão R/q ≥ 0,75). Esse sinal constitui um marcador de risco para o aparecimento de eventos em pacientes portadores da síndrome de Brugada.

- Prolongamento do intervalo medido do ápice da onda ao final da T ou *T peak/ Tend interval* (Tpe), consequência de heterogeneidade transmural na espessura da parede ventricular.[76]
- Distúrbios de condução intra-atrial: discreto prolongamento na duração da onda P nos portadores da síndrome associados a mutação no gene SCN5A e grande aumento na duração da P nos pacientes com mutação após a injeção de ajmalina endovenosa. Os distúrbios de conduções interatrial e intra-atrial podem contribuir para a arritmogênese na SBr[77] (Figura 20).
- Bloqueio AV de primeiro grau por prolongamento do intervalo PR observado em 50% dos casos, e corresponde ao prolongamento do intervalo HV ou Split His, principalmente quando associado à mutação do gene SCN5A. Em indivíduos assintomáticos, um intervalo HV prolongado durante o ritmo sinusal está associado à um maior risco de eventos arrítmicos durante o seguimento.[78] O bloqueio AV de primeiro grau é considerado um marcador independente de risco na SBr.

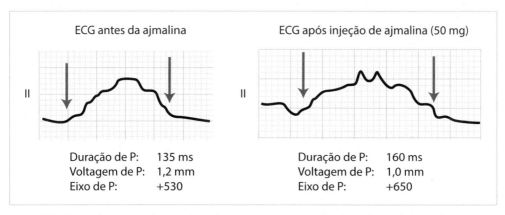

Figura 20   O traçado mostra a duração da onda P num paciente portador da síndrome de Brugada com mutação no gene SNC5A antes e imediatamente após o teste da ajmalina endovenosa (1 mg/kg).

166 Eletrocardiograma na medicina de urgência e emergência

- Maior tendência a arritmias supraventriculares, em especial a fibrilação atrial paroxística. A prevalência de FA ou *flutter* atrial nos pacientes portadores da síndrome é mais elevada do que na população geral da mesma idade. Quando essas arritmias são reconhecidas antes da síndrome, o prognóstico é pior, mas a resposta ao uso de quinidina é boa.[79]
- Extremo desvio do eixo elétrico à esquerda observada em aproximadamente 10% dos casos por BDAS ou por bloqueio na divisão superior do ramo direito na via de saída do ventrículo direito. Os bloqueios fasciculares foram encontrados em 16% dos casos de uma grande série com 365 pacientes.[80]
- A combinação de anormalidades na despolarização e na repolarização num mesmo paciente é um forte marcador de eventos fatais. As alterações da despolarização como: duração do QRS ≥120 ms e QRS fragmentado ([f-QRS]) e repolarização precoce inferolateral e prolongamento do intervalo QT são altamente sensíveis e específicos na predição de eventos fatais na SBr.[81]
- Presença de potenciais tardios no ECG-AR é um marcador não invasivo altamente sensível de eventos.[82]
- A presença de alternância da onda T (TWA) é um marcador de eventos que pode conduzir à morte súbita. Empregando-se o Holter, pelo domínio do tempo, em pacientes com Brugada observou-se positividade (TWA) nos sintomáticos.[83]

REFERÊNCIAS BIBLIOGRÁFICAS

1. Shinohara T, Ebata Y, Ayabe R, Fukui A, Okada N, Yufu K, et al. Combination therapy of cilostazol and bepridil suppresses recurrent ventricular fibrillation related to J-wave syndromes. Heart Rhythm. 2014;11(8):1441-5.
2. Sinner MF, Reinhard W, Müller M, Beckmann BM, Martens E, Perz S, et al. Association of early repolarization pattern on ECG with risk of cardiac and all-cause mortality: a population-based prospective cohort study (MONICA/KORA). PLoS Med. 2010;7:e1000314T.
3. Wang K, Asinger RW, Marriott HJ. ST-segment elevation in conditions other than acute myocardial infarction. N Engl J Med. 2003;349(22):2128-35.
4. Pérez MV, Friday K, Froelicher V. Semantic confusion: the case of early repolarization and the J point. Am J Med. 2012;125:843-4.
5. Gussak I, Bjerregaard P, Kostis J. Electrocardiographic "lambda" wave and primary idiopathic cardiac asystole: a new clinical syndrome? J Electrocardiol. 2004;37(2):105-7.
6. Riera AR, Ferreira C, Schapachnik E, Sanches PC, Moffa PJ. Brugada syndrome with atypical ECG: downsloping ST-segment elevation in inferior leads. J Electrocardiol. 2004;37(2):101-4.
7. Kukla P, Jastrzebski M, Sacha J, Bryniarski L. Lambda-like ST segment elevation in acute myocardial infarction – a new risk marker for ventricular fibrillation? Three case reports. Kardiol Pol. 2008;66(8):873-7.
8. Haïssaguerre M, Sacher F, Nogami A, Komiya N, Bernard A, Probst V, et al. Characteristics of recurrent ventricular fibrillation associated with inferolateral early repolarization role of drug therapy. J Am Coll Cardiol. 2009;53(7):612-9.
9. Antzelevitch C, Yan GX. J wave syndromes. Heart Rhythm. 2010;7:549-58.
10. Tikkanen JT, Anttonen O, Junttila MJ Aro AL, Kerola T, Rissanen HA, et al. Long-term outcome associated with early repolarization on electrocardiography. N Engl J Med. 2009;361:2529-37.
11. McIntyre WF, Pérez-Riera AR, Femenía F, Baranchuk A. Coexisting early repolarization pattern and Brugada syndrome: recognition of potentially overlapping entities. J Electrocardiol. 2012;45(3):195-8.

12. Wasserburger RH, Alt WJ. The normal RS-T segment elevation variant. Am J Cardiol. 1961;8:184-92.
13. Kawata H, Morita H, Yamada Y, Noda T, Satomi K, Aiba T, et al. Prognostic significance of early repolarization in infero-lateral leads in Brugada patients with documented ventricular fibrillation – a novel risk factor for Brugada syndrome with ventricular fibrillation. Heart Rhythm. 2013;10(8):1161-8.
14. Pérez-Riera AR, Abreu LC, Yanowitz F, Barros RB, Femenía F, McIntyre WF, et al. "Benign" early repolarization versus malignant early abnormalities: clinical-electrocardiographic distinction and genetic basis. Cardiol J. 2012;19:337-46.
15. Durand-Dubief A, Burri H, Chevalier P, Touboul P. Short-coupled variant of torsades de pointes with intractable ventricular fibrillation: lifesaving effect of cardiopulmonary bypass. J Cardiovasc Electrophysiol. 2003;14(3):329.
16. Walsh JA 3rd, Ilkhanoff L, Soliman EZ, Prineas R, Liu K, Ning H, Lloyd-Jones DM. Natural history of the early repolarization pattern in a biracial cohort: CARDIA (Coronary Artery Risk Development in Young Adults) Study. J Am Coll Cardiol. 2013;61(8):863-9.
17. Rautaharju PM, Surawicz B, Gettes LS, Bailey JJ, Childers R, Deal BJ, et al; American Heart Association Electrocardiography and Arrhythmias Committee, Council on Clinical Cardiology; American College of Cardiology Foundation; Heart Rhythm Society. AHA/ACCF/HRS recommendations for the standardization and interpretation of the electrocardiogram: part IV: the ST segment, T and U waves, and the QT interval: a scientific statement from the American Heart Association Electrocardiography and Arrhythmias Committee, Council on Clinical Cardiology; the American College of Cardiology Foundation; and the Heart Rhythm Society: endorsed by the International Society for Computerized Electrocardiology. Circulation. 2009;119(10):e241-50.
18. Riera AR, Uchida AH, Schapachnik E, Dubner S, Zhang L, Celso Ferreira Filho, et al. Early repolarization variant: Epidemiological aspects, mechanism, and differential diagnosis. Cardiology J. 2008;15(1):4-16.
19. Ginzton LE, Laks MM. The differential diagnosis of acute pericarditis from the normal variant: new electrocardiographic criteria. Circulation. 1982;65(5):1004-9.
20. Uberoi A, Jain NA, Perez M, Weinkopff A, Ashley E, Hadley D, et al. Early repolarization in an ambulatory clinical population. Circulation. 2011;124(20):2208-14.
21. Viskin S. Idiopathic ventricular fibrillation "Le Syndrome d'Haïssaguerre" and the fear of J waves. J Am Coll Cardiol. 2009;53(7):602-20.
22. Kambara H, Phillips J. Long-term evaluation of early repolarization syndrome (normal variant RS-T segment elevation). Am J Cardiol. 1976;38(2):157-6.
23. Rosso R, Adler A, Halkin A, Viskin S. Risk of sudden death among young individuals with J waves and early repolarization: Putting the evidence into perspective. Heart Rhythm. 2011;8(6):923-9.
24. Cappato R, Furlanello F, Giovinazzo V, Infusino T, Lupo P, Pittalis M, et al. J wave, QRS slurring, and ST elevation in athletes with cardiac arrest in the absence of heart disease: marker of risk or innocent bystander? Circ Arrhythm Electrophysiol. 2010;3(4):305-11.
25. Tallila J, Hiippala A, Myllykangas S. Timothy syndrome type 2 associated CACNA1C G402S mutation in a teenage girl with idiopathic ventricular fibrillation. Heart Lung Circ. 2014;23(Suppl 2):e4-5.
26. Antzelevitch C, Pollevick GD, Cordeiro JM, Casis O, Sanguinetti MC, Aizawa Y, et al. Loss-of-function mutations in the cardiac calcium channel underlie a new clinical entity characterized by ST-segment elevation, short QT intervals, and sudden cardiac death. Circulation. 2007;115(4):442-9.
27. Ohno S, Zankov DP, Ding WG Itoh H, Makiyama T, Doi T, et al. KCNE5 (KCNE1L) variants are novel modulators of Brugada syndrome and idiopathic ventricular fibrillation. Circ Arrhythm Electrophysiol. 2011;4(3):352-61.
28. Noda T, Shimizu W, Taguchi A, Aiba T, Satomi K, Suyama K, et al. Malignant entity of idiopathic ventricular fibrillation and polymorphic ventricular tachycardia initiated by prematureextrasystoles originating from the right ventricular outflow tract. J Am Coll Cardiol. 2005;46(7):1288-94.
29. Samo Ayou R, Steen T, Agarwal S. Successful ablation of idiopathic ventricular fibrillation by targeting Purkinje potentials from right ventricle. Europace. 2014;16(1):46.
30. Shah AJ, Hocini M, Lamaison D, Sacher F, Derval N, Haissaguerre M. Regional substrate ablation abolishes Brugada syndrome. J Cardiovasc Electrophysiol. 2011;22(11):1290-1.

31. Wilde AA, Antzelevitch C, Borggrefe M, Brugada J, Brugada R, Brugada P, et al. Proposed diagnostic criteria for the Brugada syndrome: consensus report. Circulation. 2002;106(19):2514-9.
32. Asteriou C, Lazopoulos A, Giannoulis N, Kalafatis I, Barbetakis N, et al. Brugada-like ECG pattern due to giant mediastinal lipoma. Hippokratia. 2013;17(4):368-9.
33. Antzelevitch C, Brugada P, Borggrefe M, Brugada J, Brugada R, Corrado D, et al. Brugada Syndrome. Report of the Second Consensus Conference. Endorsed by the Heart Rhythm Society and the European Heart Rhythm Association. Circulation. 2005;111(5):659-70.
34. Bayés de Luna A, Brugada J, Baranchuk A, Borggrefe M, Breithardt G, Goldwasser D, et al. Current electrocardiographic criteria for diagnosis of Brugada patter: a consensus report. J Electrocardiol. 2012;45(5):433-42.
35. Serra G, Baranchuk A, Bayés-De-Luna A, Goldwasser D, Capulzini L, Arazo D, et al New electrocardiographic criteria to differentiate the Type-2 Brugada pattern from electrocardiogram of healthy athletes with r'-wave in leads V1/V2. Europace. 2014;16(11):1639-45.
36. Chevallier S, Forclaz A, Tenkirang J, Ahmad Y, Faouzi M, Graf D, et al. New electrocardiographic criteria for discriminating between Brugada types 2 and 3 patterns and incomplete right bundle branch block. J Am Coll Cardiol. 2011;58(22):2290-8.
37. Farre J. The Brugada syndrome: do we need more than the 12-lead ECG? Eur Heart J. 2000;21(4):264-5.
38. Sangwatanaroj S, Prechawat S, Sunsaneewitayakul B, Sitthisook S, Tosukhowong P, Tungsanga K. New electrocardiographic leads and the procainamide test for the detection of the Brugada sign in sudden unexplained death syndrome survivors and their relatives. Eur Heart J. 2001;22(24):2290-2296.
39. Nagatomo T, Abe H, Oginosawa Y, et al. Reproduction of typical electrocardiographic findings of the Brugada syndrome using modified precordial leads. J UOEH 2002;24(4):383-389.
40. Nagase S, Kusano KF, Morita H, Fujimoto Y, Kakishita M, Nakamura K, et al. Epicardial electrogram of the right ventricular outflow tract in patients with the brugada syndrome. Using the epicardial lead. J Am Coll Cardiol. 2002;39(12):1992-5.
41. Takagi M, Toda I, Takeuchi K. Utility of right precordial leads at higher intercostal space positions to diagnose Brugada syndrome. Pacing Clin Electrophysiol. 2002;25(2):241-2.
42. Cabezon Ruiz S, Errazquin Saenz De Tejada F, Pedrote Martinez A, et al. Normal conventional electrocardiogram with negative pharmalogical stress test does not rule out Brugada syndrome. Rev Esp Cardiol. 2003;56(1):107-10.
43. Butz T, Vogt J, Vielhauer C, Wetzel U, Langer C, Horstkotte D. Detection of a type 1 Brugada ECG by ECG recording at a higher intercostal space of leads V (1) and V (2). Herz. 2010;35(2):112.
44. Antzelevitch C, Brugada R. Fever and Brugada syndrome. Pacing Clin Electrophysiol 2002;25(11):1537-9.
45. Nagatomo T, Fan Z, Ye B, Tonkovich GS, January CT, Kyle JW, Makielski JC. Temperature dependence of early and late currents in human cardiac wild-type and long Q-T DeltaKPQ Na+ channels. Am J Physiol. 1998;275(6 Pt 2):H2016-H2024.
46. Gonzalez Rebollo JM, Hernandez Madrid A, García A, García de Castro A, Mejías A, et al. Recurrent ventricular fibrillation during a febrile illness in a patient with the Brugada syndrome. Rev Esp Cardiol. 2000;53(5):755-7.
47. Dumaine R, Towbin JA, Brugada P, Vatta M, Nesterenko DV, Nesterenko VV, et al. Ionic mechanisms responsible for the electrocardiographic phenotype of the Brugada syndrome are temperature dependent. Circ Res. 1999;85(9):803-9.
48. Patruno N, Pontillo D, Achilli A, et al. Electrocardiographic pattern of Brugada syndrome disclosed by a febrile illness: clinical and therapeutic implications. Europace. 2003;5(3):251-5.
49. Wakita R, Watanabe I, Okumura Y, Yamada T, Takagi Y, Kofune T, et al. Brugada-like Electrocardiographic Pattern Unmasked by Fever. Jpn Heart J. 2004;45(1):163-7.
50. Morita H, Nagase S, Kusano K, Ohe T. Spontaneous T wave alternans and premature ventricular contractions during febrile illness in a patient with Brugada syndrome. Cardiovasc Electrophysiol. 2002;13(8):816-8.
51. Porres JM, Brugada J, Urbistondo V, Garcia F, Reviejo K, Marco P, et al. Fever unmasking the Brugada syndrome. Pacing Clin Electrophysiol. 2002;25(11):1646-8.

52. Dinckal MH, Davutoglu V, Akdemir I, Soydinc S, Kirilmaz A, Aksoy M. Incessant monomorphic ventricular tachycardia during febrile illness in a patient with Brugada syndrome: fatal electrical storm. Europace. 2003;5(3):257-61.

53. Amin AS, Klemens CA, Verkerk AO, Meregalli PG, Asghari-Roodsari A, Bakker JMT, et al. Fever-triggered ventricular arrhythmias in Brugada syndrome and type 2 long-QT syndrome. Neth Heart J. 2010;18(3):165-9.

54. Matsubara E, Fujisaki T, Minamoto Y, Aoki K, Yokota E. Brugada syndrome occurring after autologous peripheral blood stem cell transplantation for acute myeloid leukemia. Rinsho Ketsueki. 2004;45(6):481-3.

55. Keller DI, Rougier JS, Kucera JP, Benammar N, Fressart V, Guicheney P, et al. Brugada syndrome and fever: genetic and molecular characterization of patients carrying SCN5A mutations. Cardiovasc Res. 2005;67(3):510-9.

56. Hedley PL, Jørgensen P, Schlamowitz S, Moolman-Smook J, Kanters JK, Corfield VA, et al. The genetic basis of Brugada syndrome: a mutation update. Hum Mutat. 2009;30(9):1256-66.

57. Brugada P, Brugada J. Right bundle branch block, persistent ST segment elevation and sudden cardiac death: a distinct clinical and electrocardiographic syndrome. A multicenter report. J Am Coll Cardiol. 1992;20(6):1391-96.

58. Probst V, Wilde AA, Barc J, Sacher F, Babuty D, Mabo P, et al. SCN5A mutations and the role of genetic background in the pathophysiology of Brugada syndrome. Circ Cardiovasc Genet. 2009;2(6):552-7.

59. Chen Q, Kirsch GE, Zhang D, Brugada R, Brugada J, Brugada P, et al. Genetic basis and molecular mechanism for idiopathic ventricular fibrillation. Nature. 1998;392(6673):293-5.

60. Morita H, Nagase S, Miura D, Miura A, Hiramatsu S, Tada T, et al. Differential effects of cardiac sodium channel mutations on initiation of ventricular arrhythmias in patients with Brugada syndrome. Heart Rhythm. 2009; 6(4):487-92.

61. Weiss R, Barmada MM, Nguyen T, Seibel JS, Cavlovich D, Kornblit CA, et al. Clinical and molecular heterogeneity in the Brugada syndrome: a novel gene locus on chromosome 3. Circulation. 2002;105(6):707-13.

62. Watanabe H, Koopmann TT, Le Scouarnec S, Yang T, Ingram CR, Schott JJ, et al. Sodium channel beta1 subunit mutations associated with Brugada syndrome and cardiac conduction disease in humans. J Clin Invest. 2008;118(6):2260-8.

63. Delpón E, Cordeiro JM, Núñez L, Thomsen PE, Guerchicoff A, Pollevick GD, et al. Functional effects of KCNE3 mutation and its role in the development of Brugada syndrome. Circ Arrhythm Electrophysiol. 2008;1(3):209-18.

64. Hu D, Barajas-Martinez H, Burashnikov E, Springer M, Wu Y, Varro A, et al. A mutation in the beta 3 subunit of the cardiac sodium channel associated with Brugada ECG phenotype. Circ Cardiovasc Genet. 2009;2(3):270-8.

65. Ueda K, Nakamura K, Hayashi T, Inagaki N, Takahashi M, Arimura T, et al. Functional characterization of a trafficking-defective HCN4 mutation, D553N, associated with cardiac arrhythmia. J Biol Chem. 2004;279(26):27194-8.

66. Burashnikov E, Pfeiffer R, Barajas-Martinez H, Delpón E, Hu D, Desai M, et al. Mutations in the cardiac L-type calcium channel associated with inherited J wave syndromes and sudden cardiac death. Heart Rhythm. 2010;7(12):1719.

67. Giudicessi JR, Ye D, Tester DJ, Crotti L, Mugione A, Nesterenko VV, et al. Transient outward current (I(to)) gain-of-function mutations in the KCND3-encoded kv4.3 potassium channel and Brugada syndrome. Heart Rhythm. 2011;8(7):1024-32.

68. Medeiros-Domingo A, Tan BH, Crotti L, Tester DJ, Eckhardt L, Cuoretti A, et al. Gain-of-function mutation S422L in the KCNJ8-encoded cardiac K (ATP) channel Kir6. 1 as a pathogenic substrate for J-wave syndromes. Heart Rhythm. 2010;7(10):1466-71.

69. Campuzano O, Berne P, Selga E, Allegue C, Iglesias A, Brugada J, et al. Brugada syndrome and p. E61X_RANGRF. Cardiol J. 2014;21(2):121-7.

70. Ishikawa T, Sato A, Marcou CA, Tester DJ, Ackerman MJ, Crotti L, et al. A novel disease gene for Brugada syndrome: sarcolemmal membrane-associated protein gene mutations impair intracellular trafficking of hNav1. 5. Circ Arrhythm Electrophysiol. 2012;5(6):1098-107.

71. Liu H, Chatel S, Simard C, Syam N, Salle L, Probst V, et al. Molecular genetics and functional anomalies in a series of 248 Brugada cases with 11 mutations in the TRPM4 channel. PLoS One. 2013;8(1):e54131.

72. Jain R, Singh R, Yamini S, Das MK. Fragmented ECG as a risk marker in cardiovascular diseases. Curr Cardiol Rev. 2014;10(3):277-86.

73. Batchvarov VN, Behr ER. Clinical utility of computed electrocardiographic leads. J Electrocardiol. 2014;47(3):281-7.
74. Roberts JD, Gollob MH. Early repolarization: a rare primary arrhythmic syndrome and common modifier of arrhythmic risk. J Cardiovasc Electrophysiol. 2013;24(7):837-43.
75. Babai Bigi MA, Aslani A, Shahrzad S. aVR sign as a risk fator for life-threatening arrhythmic events in patients with Brugada syndrome. Heart Rhythm 2007;4(8):1009-12.
76. Letsas KP, Weber R, Astheimer K, Kalusche D, Arentz T. Tpeak-Tend interval and Tpeak-Tend/QT ratio as markers of ventricular tachycardia inducibility in subjects with Brugada ECG phenotype. Europace. 2010;12(2):271-4.
77. Kofune M, Watanabe I, Ohkubo K, Ashino S, Okumura Y, Nagashima K, et al. Abnormal atrial repolarization and depolarization contribute to the inducibility of atrial fibrillation in Brugada syndrome. Int Heart J. 2010;51(3):159-65.
78. Brugada P, Geelen P, Brugada R, Mont L, Brugada J. Prognostic value of electrophysiologic investigations in Brugada syndrome. J Cardiovasc Electrophysiol. 2001;12(9):1004-7.
79. Giustetto C, Cerrato N, Gribaudo E, Scrocco C, Castagno D, Richiardi E, et al. Atrial fibrillation in a large population with Brugada electrocardiographic pattern: prevalence, management, and correlation with prognosis. Heart Rhythm. 2014;11(2):259-65.
80. Maury P, Rollin A, Sacher F, Gourraud JB, Raczka F, Pasquié JL, et al. Prevalence and prognostic role of various conduction disturbances in patients with the Brugada syndrome. Am J Cardiol. 2013;112(9):1384-9.
81. Tokioka K, Kusano KF, Morita H, Miura D, Nishii N, Nagase S, et al. Electrocardiographic parameters and fatal arrhythmic events in patients with Brugada syndrome: combination of depolarization and repolarization abnormalities. J Am Coll Cardiol. 2014;63(20):2131-8.
82. Alvarez-Gomez JA, Dorantes Sánchez M, Stanley J, et al. Non-invasive electrical markers in patients with the Brugada syndrome. Arch Cardiol Mex. 2006;76(1):52-8.
83. Uchimura-Makita Y, Nakano Y, Tokuyama T, Fujiwara M, Watanabe Y, Sairaku A, et al. Time-Domain T-Wave Alternans is Strongly Associated with a History of Ventricular Fibrillation in Patients with Brugada Syndrome. J Cardiovasc Electrophysiol. 2014;25(9):1021-7.
84. Sangwatanaroj S, Prechawat S, Sunsaneewitayakul B, Sitthisook S, Tosukhowong P, Tungsanga K. Right ventricular electrocardiographic leads for detection of Brugada syndrome in sudden unexplained death syndrome survivors and their relatives. Clin Cardiol. 2001;24(12):776-81.

Síncope em paciente jovem 15

RELATO DE CASO

Paciente do sexo masculino, de 22 anos de idade, deu entrada em uma unidade de pronto atendimento com síncopes de repetição e história familiar de morte súbita (MS). O exame físico apresentou-se normal. Após a realização do eletrocardiograma (ECG) compatível com intervalo QT longo e surto de taquicardia ventricular polimórfica tipo *torsades de pointes* (TdP) autolimitada (Figura 1), houve resolução espontânea quando foi transferido para o setor de emergência do hospital. Na admissão, foi realizado um segundo ECG (Figura 2) que revelava intervalo QT longo associado à macroalternância da onda T além de um ECG que não mostrou evidências de cardiopatia estrutural. O paciente foi submetido ao implante de marca-passo provisório e terapia betabloqueadora com propranolol (Figura 3). Após 5 dias, foi desligada a estimulação cardíaca temporária quando se observou nítida diminuição na duração do intervalo QT (Figura 4).

A alternância da polaridade da onda T é uma característica dos pacientes portadores da síndrome de QT longo (SQTL). Alternância da onda T isolada não relacionada à taquicardia ou extrassístole costuma indicar doença cardíaca avançada ou severo distúrbio eletrolítico. São possíveis causas de onda T alternante:

- Taquicardia.
- Súbitas mudanças no comprimento do ciclo ou da frequência cardíaca (FC).
- Hiperpotassemia grave da uremia.
- Experimentalmente na hipocalcemia no cão.
- Dano miocárdico grave: cardiomiopatia.
- Isquemia miocárdica aguda em especial na angina variante.
- Pós-ressuscitação.

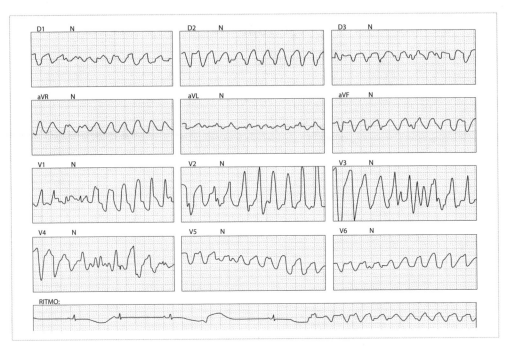

Figura 1 Episódio de TdP com reversão espontânea. Na tira inferior (II longo), observa-se intervalo QT prolongado com alternância da onda T seguido de um evento de taquicardia ventricular (TV).

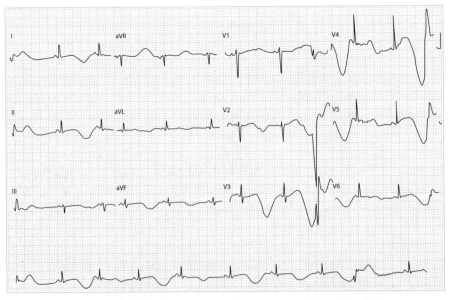

Figura 2 Traçado realizado após reversão espontânea em que se observa em forma intermitente macroalternância da onda T. Esse fenômeno denota instabilidade elétrica e se constitui num marcador de repolarização ventricular heterogênea na espessura da parede ventricular, propiciando o aparecimento de taquiarritmias com importante repercussão elétrica e hemodinâmica.

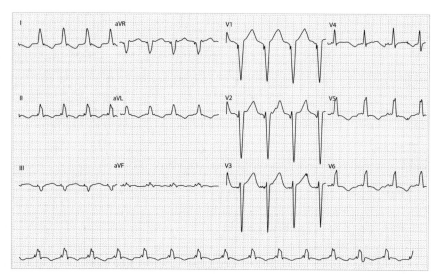

Figura 3   ECG realizado durante estimulação ventricular com marca-passo provisório.

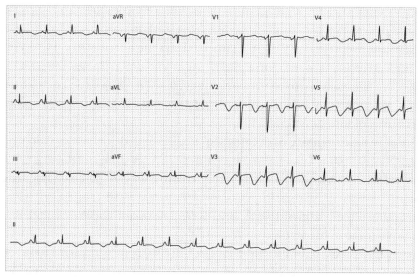

Figura 4   Marca-passo desligado. Observa-se uma redução parcial da duração do intervalo QT.

- Embolia pulmonar aguda.
- Após administração de amiodarona ou quinidina (raro).
- Síndromes do QT longo congênitas tipo Romano-Ward ou Jervell e Lange-Nielsen (JLNS).
- Síndrome de Brugada.

A Figura 5 mostra um típico evento de TdP.

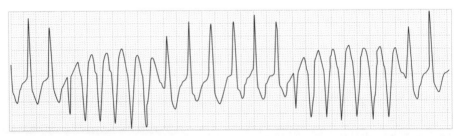

Figura 5   Típico evento de *torsades de pointes*. Note a rotação do eixo QRS em torno da linha de base próximo dos 180°, ou seja, as pontas da taquicardia giram como um saca-rolhas.

CARACTERÍSTICAS DAS *TORSADES DE POINTES*

- São taquicardias ventriculares (TV) polimórficas de origem congênitas, hereditárias ou heredofamiliares ou adquiridas em consequências de bradiarritmia grave, hipopotassemia e efeito de drogas.
- São TV polimórficas ou atípicas, isto é, apresentam um padrão morfológico dos complexos QRS variável com reversão habitualmente espontânea e raramente degeneram em fibrilação ventricular (FV). A Figura 6 mostra uma derivação contínua realizada em uma criança de 6 anos, portadora da síndrome do QT longo congênita em que se observa intervalo QT muito prolongado (670 ms) e episódio de TdP que degenera em FV após a presença de macroalternância da onda T, cuja presença constitui um marcador ominoso de arritmia.
- O ritmo de base é lento, e os eventos são bradicárdico-dependentes (adquiridas) ou desencadeadas por esforços: adrenérgico-dependentes (congênitas).
- Apresentam eventual desaparecimento do evento com o aumento da frequência cardíaca.
- O acoplamento da extrassístole inicial é longo ou telediastólico, porém como o QT está prolongado existe fenômeno "R sobre T".
- Apresentam frequência cardíaca elevada entre 150 e 300 bpm (geralmente 200 a 250 bpm).
- Apresentam rotação do eixo QRS em torno da linha de base de aproximadamente 180°.
- As medidas terapêuticas eficazes dependem se a causa é congênita ou adquirida.[1]

As TdP devem ser diferenciadas das taquicardias ventriculares polimórficas sem intervalo QT prolongado. O Quadro 1 mostra as principais diferenças entre ambas.

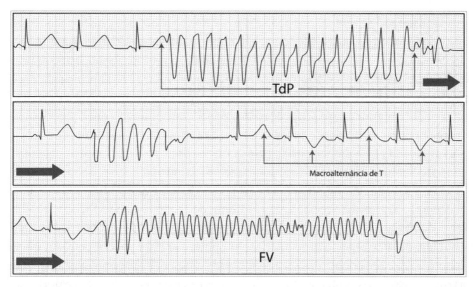

Figura 6   Intervalo QT muito prolongado (670 ms), surto de *torsades de pointes* (TdP), macroalternância de T e degeneração em fibrilação ventricular (FV).

Quadro 1   Principais diferenças entre *torsades de pointes* e taquicardias ventriculares polimórficas

	Torsades de pointes (TdP)	Taquicardias ventriculares polimórficas (TVP) com QT normal
Relacionada à bradiarritmia	Sim	Não
Pausas prévias ao evento	Sim	Não
Associação a distúrbios eletrolíticos	Frequente	Não
Acoplamento da primeira extrassístole	Tardio ou telediastólica	Curto ou precoce
QTc	Prolongado	Normal ou próximo
Onda U	Frequentes e de grande voltagem	Ausentes ou de voltagem normal

CONSIDERAÇÕES ACERCA DA SÍNDROME DO QT LONGO CONGÊNITA

Síndrome rara, heredofamiliar autossômica (há casos esporádicos isolados não familiares) geneticamente heterogênea ocasionada por mutações nos genes codificadores dos canais sarcolêmicos de potássio ou sódio (canalopatias), ocasionando sua disfunção e, assim, prolongando a repolarização ventricular, que por sua vez predispõe ao aparecimento de uma modalidade especial de TV polimórfica ou atípica maligna conhecida como *torsades de pointes* (TdP), que pode ocasionar síncope e eventualmente degenerar em FV e a morte cardíaca súbita (MCS).[2,3] Eventualmente, a condição é diagnosticada após um membro jovem da família apresentar MS. Em alguns indivíduos, o diagnóstico é realizado quando o ECG mostra intervalo QT prolongado.

Uma história de eventos cardíacos é a mais típica forma de apresentação. História familiar de parada cardíaca e MS, especialmente em jovens, pode sugerir a forma congênita familiar. A deflagração de eventos depende do genótipo. Assim, estresse físico e emocional são fatores deflagradores nas variantes LQT1 e LQT2.[4-6] O principal deflagrador na variante LQT1 é a natação e a exposição de água fria no rosto. Na variante LQT2 o principal deflagrador é a presença de ruído ou estímulo auditivo, como, por exemplo, o acionamento inesperado de um despertador ou a campainha do telefone.

A variante LQT3 é desencadeada pelo aumento do tono vagal, motivo pelo qual os eventos predominam durante o sono pela vagotonia noturna.

Uma pista diagnóstica pode ser dada na presença de surdez central sensório-neural. assinalando a rara forma recessiva da síndrome de Jervell e Lange-Nielsen (JLNS); as formas adquiridas da SQTL podem ter também um componente genético subjacente. A análise cuidadosa do aspecto da repolarização ventricular pode sugerir com elevado grau de certeza o tipo de variante. Esta síndrome pode apresentar origem congênita, quando ocorrem mutações nas proteínas que codificam os canais iônicos de sódio e potássio das células miocárdicas,[7] ou adquirida pelo uso de fármacos, alterações eletrolíticas ou distúrbios metabólicos.[8]

SQTL CONGÊNITA

A maioria tem caráter familiar. Os eventos cardíacos (síncope, parada cardiorrespiratória – PCR – ou morte súbita) geralmente ocorrem em indivíduos jovens sem cardiopatia estrutural.

Prevalência

A frequência é desconhecida, mas parece ser uma causa comum de MS inexplicável em crianças e adultos jovens. Certamente é muito mais comum do que se pensava. Sua frequência pode chegar a 1 em 5.000 a 7.000 recém-nascidos. A forma Jervell e Lange-Nielsen é rara, mas a variante Romano-Ward está sendo reconhecida com frequência cada vez maior. Nos Estados Unidos, a presença de síndrome do QT longo afeta cerca de 50.000 pessoas, causando até 3.000 mortes por ano. Está presente em todas as raças e grupos étnicos, mas a frequência não é a mesma em todas as raças.

A forma autossômica dominante é a mais comum. Conhecida como síndrome de Romano-Ward,[9] possui uma prevalência estimada inicialmente em torno de 1:25.000 nascidos vivos. As formas autossômicas recessivas associadas com surdez central (síndrome de Jervell e Lange-Nielsen) são muito mais raras.[10,11] A prevalência das formas recessivas em crianças entre 4 e 15 anos no País de Gales e Irlanda tem sido calculada entre 1,6 e 6 por milhão. Na Suécia e na Noruega, a forma recessiva de JLNS (MIM 220400) parece ter uma prevalência em pré-adolescentes relativamente elevada, isto é, > 1:200.000.[12] Um estudo realizado em caucasianos forneceu a primeira estimativa da prevalência de SQTL. Com base em infantes não genotipados com QTc entre 451 e 470 ms, tem sido calculada uma prevalência muito maior que pode chegar a 1:2.000 nascidos vivos. Triagem molecular guiada por ECG pode identificar a maioria das crianças com SQTL e desmascarar parentes afetados, permitindo assim medidas preventivas eficazes.[13,14] Esta prevalência estimada coincide com os trabalhos do grupo do professor Ackerman. Estes autores estudaram bebês não genotipados que possuíam intervalos QTc entre 451 e 470 ms, calculando uma prevalência próxima de 1:2.000. Após a primeira descrição na Noruega de casos de JLNS, em 1957, tem sido confirmado que em nenhum outro lugar a prevalência é tão alta quanto nesse país, onde se estima pelo menos 1:200.000.

As proteínas KCNQ1 e KCNE1 estão inseridas em um canal de potássio, e as mutações em qualquer um destes genes *KCNQ1 KCNE1* interrompem a produção da endolinfa na estria vascular na cóclea, causando surdez central. Mutação no gene *KCNQ1* parece ser o principal na JLNS. Alguns portadores heterozigotos de mutações em qualquer gene JLNS podem apresentar aumento dos intervalos QTc e SQTL sintomáticos, com uma correlação genótipo-fenótipo ainda não bem estabelecida, o que complica tanto o aconselhamento genético quanto a avaliação do risco clínico em portadores.

O exame físico usualmente não conduz ao diagnóstico da SQTL. Porém algumas crianças podem apresentar uma frequência cardíaca menor do que a esperada para idade. A presença de surdez central congênita assinala a possiblidade de JLNS. A presença de deformações esqueléticas, alterações cognitivas, comportamentais e problemas musculoesqueléticos com disfunção imunológica podem sugerir a variante LQT8 ou síndrome de Timoty.

Hinterseer et al.[15] descobriram que o aumento da variabilidade de curto prazo do intervalo QT em pacientes sintomáticos com SQTL congênita poderia ser um marcador aditivo não invasivo útil na triagem diagnóstica enquanto se aguardam resultados de testes genéticos. Esse estudo é o primeiro em humanos para observar essa associação.

Genótipos

Os Quadros 2 e 3 mostram os genótipos dominantes (síndrome de Romano-Ward) e recessivos (síndrome de Jervell e Lange-Nielsen) identificados até o presente momento. As variantes LQT1 (60%), LQT2 (35%) e LQT3 (2%) juntas formam 97% de todos os casos. Até o momento, 13 genótipos têm sido identificados em 50 a 80% dos pacientes clinicamente afetados com a síndrome congênita do QTL.[16]

Correlações genótipo-fenótipo têm sido investigadas nos três principais genótipos (LQT1, LQT2 e LQT3), resultando em terapia específica segundo o genótipo. Análise mais detalhada de cada genótipo tem sugerido localização da mutação, tipo ou diferenças função-específicas de cada fenótipo clínico entre LQT1, LQT2 e possivelmente SQT3.

Quadro 2   Base genética da síndrome de Romano-Ward autossômica dominante

Tipo de LQT	Locus cromossômico	Mutação genética	Canal iônico afetado
LQT1: 60% dos casos	11p15.5	KVLQT1 (KCNQ1) (heterozigoto)	Canais lentos retificadores da saída de potássio (I_{Ks})
LQT2: 35% dos casos	7q35-36	HERG	Canais rápidos retificadores da saída de potássio (I_{Kr})
LQT3: 2% dos casos	3p21-24	SCN5A	Canal rápido de sódio (I_{Na+})
LQT4	4q25-27	?	?
LQT5	21q22.1-22.2	KCNE1 (heterozigoto) Síndrome de Jervell e Lange-Nielsen	Canais lentos retificadores da saída de potássio (I_{Ks})
LQT6	21q22.1-22.2	MiRP1	Canais rápidos retificadores da saída de potássio (I_{Kr})
LQT7	17	KCNJ2	Associado com a síndrome de Andersen-Tawil (ATS1) (I_{K1})
LQT8 Síndrome de Timoty	12p13.3	CACNA1C Cav1.2	LTCC: canal de cálcio do tipo L
LQT9	3p25	CAV3	Corrente tardia da entrada de Na^+ na fase 2
LQT10	11q23	SCN4B	Entrada prolongada de Na^+
LQT11	7q21-q22	AKAP9	I_{ks}
LQT12	22q11.2	SNTA1	I_{Na+}
LQT13	11q24	KCNJ5	I_{kACTH} I_{K1}

Quadro 3   Base genética da síndrome de Jervell-Lange-Nielsen autossômica recessiva

Tipo de LQT	Locus cromossômico	Mutação genética	Canal iônico afetado
JLN1	11p15.5	KVLQT1 (KCNQ1) (homozigoto)	Canal lento retificador da saída de potássio (I_{Ks})
JLN2	21q22.1-22.2	KCNE1 (homozigoto)	Canal lento retificador da saída de potássio (I_{Ks})

LQT1

A variante LQT1 afeta o canal de saída lenta de potássio decorrente de mutação no braço curto do cromossomo 11.[17]

O ECG se caracteriza pela a presença de intervalo QT prolongado associado à uma onda T ampla de base larga. Além disso, essa variante sob infusão de doses baixas de epinefrina, apresenta um aumento paradoxal do intervalo QT, diferentemente dos portadores das variantes LQT2 e LQT3 os quais tendem a encurtar o intervalo QTc durante este teste farmacológico.[18] Desse modo, qualquer estímulo simpático (estresse físico ou mental) prolonga o intervalo QT e pode gerar arritmias ventriculares mais frequentemente do que nas variantes LQT2 e LQT3.[19] A estimulação beta-adrenérgica na variante LQT1 provoca um aumento na dispersão transmural do miocárdio ventricular por efeito desigual na duração do potencial de ação na espessura da parede ventricular. Isso se manifesta no ECG por um aumento do intervalo entre o pico e o final da onda T, conhecido como *Tpeak/Tend interval* ou Tpe. Em condições normais, esse valor não deve ultrapassar 94 ms no homem e 92 ms na mulher quando aferido em V5. Todas as canalopatias possuem dispersão transmural da repolarização, considerada o principal fator arritmogênico.

A Figura 7 mostra a dispersão transmural na parede ventricular.

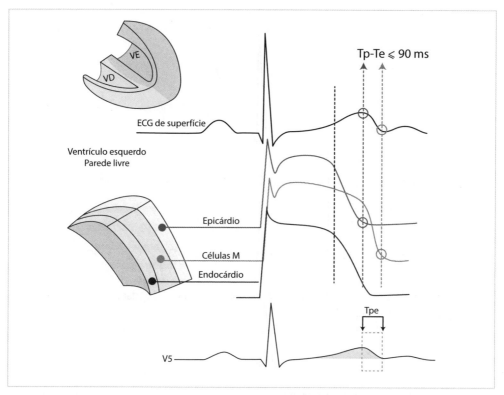

Figura 7 Esquema das três camadas da parede ventricular: epicárdio, miocárdio médio e endocárdio. As células do miocárdio médio possuem um potencial de ação muito mais longo do que as células do endocárdio e epicárdio (800 ms *versus* 300 ms). A distância entre o ápice da onda T e o fim da onda T conhecida como Tpe é um índice da heterogeneidade transmural na parede ventricular. Este valor deve ser sempre menor do que 90 ms aferido em V5 e II. A grande maioria dos eventos arrítmicos na variante LQT1 é deflagrada durante a prática de exercícios físicos, particularmente a natação. Consequentemente, devem ser proibidos na variante LQT1.

O estímulo beta-adrenérgico ocasiona maior dispersão da repolarização ventricular por encurtar mais intensamente o potencial de ação transmembrana (PAT) nas células subepicárdicas e subendocárdicas e atuando em menor medida nas células M do miocárdio médio, as quais possuem naturalmente um canal Iks mais fraco. Os pacientes LQT1 em 62% dos casos apresentam seus eventos durante o exercício e só 3% ocorrem durante o sono ou o repouso. Aproximadamente 99% dos pacientes que tiveram eventos durante a natação são LQT1. Estímulo auditivo só desencadeia eventos em 2% dos pacientes com LQT1.[20]

Pesquisadores chineses demonstraram que a variante LQT1 teria seu *trigger* na dependência da mutação. Assim, na mutação L191P, os eventos ocorrem durante o sono ou ao acordar. Ao passo que as mutações F275S, S277L no domínio transmembrana S5 e G306V no poro do canal, são desencadeadas por estresse e excercício.[21]

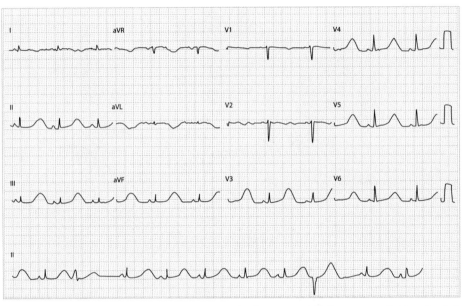

Figura 8 ECG de doze derivações de um paciente portador da variante LQT1 destaca as ondas T amplas de base larga responsáveis pelo aumento do intervalo QT/QTc.

LQT2

Essa variante se deve a uma mutação cromossômica que afeta o gene HERG (*human ether-a-go-go gene*) que codifica o canal retificador de saída rápida de potássio Ikr na fase 3 do potencial de ação cardíaca. Nessa variante, os eventos arrítmicos são deflagrados por ruídos (despertadores), emoções ou estresse.

O ECG se caracteriza por um prolongamento do intervalo QT com onda T bífida e de baixa amplitude (T1-T2), com intervalo T1-T2 < 150 ms (Figuras 9 e 10).

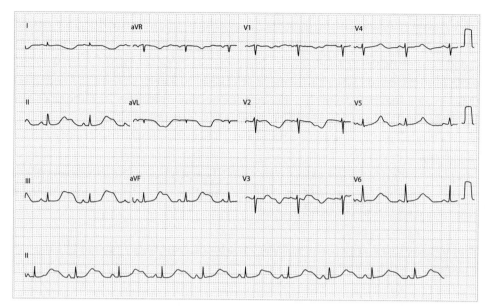

Figura 9   ECG de doze derivações da variante LQT2 com ondas T bífidas e distância entre os dois ápices (T1-T2) < 150 ms.

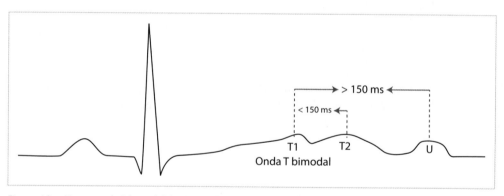

Figura 10   Note a onda T bimodal (T1-T2); a distância entre os ápices é < 150 ms. Uma distância < 150 ms diferencia T1-T2 de T1-U.[23,24]

Os autores do Laboratório Massônico em Utica, em Nova York, sugerem que as células M, presentes no miocárdio médio, possuem um tempo de repolarização mais prolongado do que as células do endo e do epicárdio (comparável às células de Purkinje), e podem ser responsáveis pela SQTL congênita ou adquirida. Nas SQTL a onda U seria ocasionada pelas células M do miocárdio médio.[22]

As características eletrofisiológicas das células M podem ser resumidas da seguinte forma:

- Fase 0 mais ampla do que as células do endocárdio e epicárdio (maior dromotropismo) e minimamente menos ampla que as células de Purkinje.

- Fase 1 com marcado entalhe semelhante às células epicárdicas e diferente das endocárdicas que não possuem entalhe. Esse entalhe significativo assinala um potente canal de saída de potássio inicial Ito.
- Fase 2 longa e em meseta semelhante às células de Purkinje.
- Fase 3 com canal retificador de saída de potássio lento fraco (Iks) e muito mais sensível aos antiarrítmicos classe III tipo amiodarona e sotalol.
- Fase 4 estável, isto é, sem despolarização diastólica ou automatismo (célula não automática).
- Responsável pela heterogeneidade transmural da repolarização na parede ventricular (TDR), a qual pode ser estimada no ECG de superfície pelo intervalo entre o ápice de T e o fim da T (*QTpeak-QTend interval*).

Durante as pausas ou com a intensificação da bradicardia o segundo módulo da onda T2 aumenta a sua voltagem[25] (Figura 11).

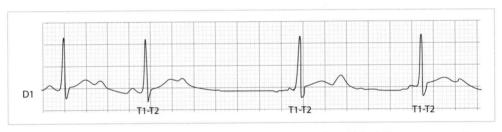

Figura 11   Note que com a diminuição da frequência cardíaca o segundo módulo da T aumenta sua voltagem (onda T do terceiro batimento). O propranolol produz um encurtamento melhor quando comparado com metoprolol e nadolol, nas variantes LQT1 e LQT2.[26]

LQT3

É considerada a imagem e espelho da síndrome de Brugada e são consideradas entidades alélicas.[27] O prolongamento do intervalo QT deve-se a uma maior duração do segmento ST e aparecimento tardio da onda T, consequente à entrada tardia de sódio durante a fase 2 do potencial de ação que corresponde ao segmento ST do ECG convencional. A mutação encontra-se no cromossomo 3 e o gene afetado é o *SCN5A*.

Nessa variante, os eventos arrítmicos em 60% dos casos ocorrem durante o sono ou o repouso noturno.[28] A taxa de eventos é menor do que nas variantes LQT1 e LQT2, porém a letalidade de cada evento é maior. O sexo masculino apresenta maior risco.

O esquema da Figura 14 mostra o prolongamento do segmento ST do ECG de superfície, com o aparecimento tardio da onda T e da fase 2 do potencial de ação monofásico de fibra rápida. O potencial de ação monofásico de fibra rápida desses pacientes mostra um prolongamento da fase 2 por entrada retardada e persistente de Na$^+$ nesta fase.

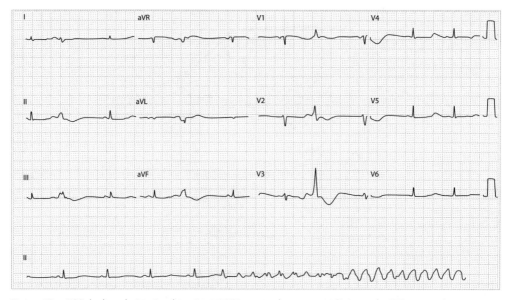

Figura 12 ECG de doze derivações da variante LQT3 com prolongamento do intervalo QT às custas de uma maior duração do segmento ST associado ao aparecimento tardio da onda T. Na derivação II observa-se um período de *torsades de pointes*.

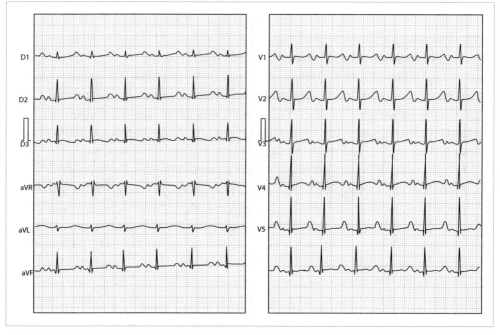

Figura 13 Variante ECG LQT3 com típico aumento na duração do intervalo QT às custas de um prolongamento do segmento ST e aparecimento tardio da onda T.

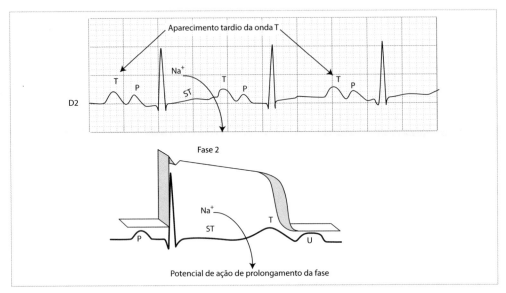

Figura 14   Na parte superior, mostra-se um II com nítido prolongamento do segmento ST e aparecimento tardio da onda T. Na parte inferior da figura mostra-se uma correlação temporal entre o potencial de ação monofásico da fibra rápida e o ECG de um paciente portador da variante LQT3. Note o prolongamento da fase 2 e concomitante maior duração do segmento ST.

Características eletrocardiográficas principais da variante LQT3

- Frequência cardíaca: tendência à bradicardia em relação à idade e, em alguns casos, diminuição da FC durante os esforços. Quando a FC se eleva, o intervalo QT encurta mais do que nas outras variantes. Quando se constata que os episódios arrítmicos são pausa-dependentes ou bradicardia-dependentes, preconiza-se o implante de um marca-passo com estimulação entre 70 e 90 bpm. Nessa situação, programa-se um algoritmo (*rate smooting*) que permite aumentar temporariamente a FC após: extrassístoles ventriculares, redução da FC 18% abaixo da basal, pausas relacionadas com alterações na onda T-U, e pausas recorrentes, prevenindo assim a ocorrência de *torsades de pointes*.[29]
- Segmento ST: prolongamento significativo deste segmento, com aparecimento tardio da onda T. A mutação delta KPQ ocasiona a entrada persistente de sódio durante a fase 2 do potencial de ação com reabertura tardia, o que explica o aumento do QTc.
- Intervalo QT: costuma ser mais largo do que nas variantes LQT1 e LQT2 e apresenta uma dependência significativa da frequência cardíaca.
- Onda U: pode ser mais proeminente em decorrência da repolarização mais prolongada das células M. Aumenta na bradicardia e durante as pausas e pode apresentar polaridade alternante.
- Dispersão do intervalo QT: está aumentada e é considerado um marcador de risco para a ocorrência de arritmias malignas.[30]

- Associação com cardiopatia estrutural: a mutação delQKP-1507-1509 que afeta o canal de sódio[31] pode estar associado com intervalo QT longo por prolongamento do segmento ST, ondas T bifásicas, múltiplos episódios de TV, TdP e FV, distúrbio de condução como bloqueio atrioventricular (AV) de segundo grau, bloqueio divisional anterossuperior esquerdo, bloqueio incompleto de ramo direito, bloqueio AV de terceiro grau intermitente e presença de cardiopatia estrutural manifestada por cardiomiopatia dilatada.

Manuseio da variante LQT3

Marca-passos são particularmente úteis em bebês ou crianças pequenas com bloqueio AV 2:1 ou pacientes com documenta TdP-induzida por pausas bradicardíacas em pacientes com LQT3. No entanto, os dados indicam que eventos cardíacos continuam a ocorrer em pacientes de alto risco mesmo com marca-passo implantado. Marca-passo isoladamente pode ser utilizado em pacientes de baixo risco com LQT3. Um desfibrilador/cardioversor implantável dupla-câmara (CDI-DDD) deveria ser considerado nos casos mais graves.

A mexiletina, um bloqueador dos canais de sódio, pode melhorar a proteção neste subgrupo de pacientes. Essa droga encurta significativamente o intervalo QT em pacientes com LQT3 mas não nos casos de LQT2. Pacientes com LQT3 encurtam seus intervalos QT em resposta à um aumento da FC muito mais do que os pacientes LQT2 e controles saudáveis. Os pacientes LQT3 são mais propensos a se beneficiarem de bloqueadores dos canais de Na^+ e da estimulação cardíaca, porque eles estão em maior risco arrítmico.[32] Alguns especialistas recomendam o uso de um betabloqueador combinado com mexiletina em pacientes com LQT3. A mexiletina encurta significativamente os intervalos QT/QTc na variante LQT3. Pacientes com CDI, com frequentes choques apropriados mostram melhora clínica imediata, com a eliminação de choques apropriados após adicionar mexiletina. Sintomas graves são comuns em crianças com LQT3 e estão associados com intervalos QTc mais longos. Implante de CDI está associada com morbidade significativa.

Flecainida[33]

Baixa dose oral de flecainida, um potente bloqueador do canal de sódio, encurta o intervalo QT e normaliza o padrão da onda T na variante LQT3. Flecainida proporciona uma base racional no nível celular e molecular, que assinala que bloqueio do canal de sódio em estado aberto pode ser útil para o tratamento farmacológico de LQT3.[34]

O Quadro 4 mostra o sistema de pontos (*score*) idealizado por Schwartz para estimar a probabilidade da presença da SQTL congênita. O sistema de pontuação considera o diagnóstico definitivo quando é maior ou igual a 4 ($\geq$ 4). Atualmente, o diagnóstico é feito com melhor acurácia por meio de testes de DNA. O poder preditivo dos critérios

186 Eletrocardiograma na medicina de urgência e emergência

Quadro 4 Critérios de Schwartz para o diagnóstico da síndrome do QT longo

ECG (QTc)	Pontos
≥ 480 ms	3
460 a 470 ms	2
450 a 460 ms (em homens)	1
Outras manifestações no ECG	**Pontos**
Torsades de pointes	2
Alternância da onda T	1
Entalhes em 3 derivações T	1
FC baixa para idade	0,5
História	**Pontos**
Síncope perante estresse	2
Síncope sem estresse	1
Surdez congênita	0,5
História familiar	**Pontos**
Membro da família com definitivo SQTL	1
MS não explicada em familiar de primeiro grau < 30 anos	0,5
Probabilidade de SQTL pela pontuação	**Pontos**
Baixa	1
Intermediária	2 a 3
Elevada	4

ECG: eletrocardiograma; FC: frequência cardíaca; MS: morte súbita; SQTL: síndrome do QT longo.

de Schwartz e Keating, usando testes de DNA como referência, permite determinar melhor a estratégia de diagnóstico. Os critérios clínicos existentes têm boa especificidade na identificação de portadores da mutação. No entanto, a sua sensibilidade é demasiado baixa para uso clínico. Análise da duração do QT em forma isolada é mais útil (QTc ≥ 430 ms), porque sua sensibilidade é muito superior, embora sua especificidade seja apenas aceitável. O teste genético deveria ser o exame preferido.[35]

INTERVALO QT OU SÍSTOLE ELÉTRICA

É o intervalo existente entre a primeira parte reconhecível de QRS até o final reconhecível da onda T (esta última pode ser de difícil determinação). O final da onda T é definido como o retorno da onda à linha de base no segmento TP. Portanto, temos que corrigir a duração do intervalo QT (QTc) empregando a fórmula proposta por Bazett na década de 1920,[36] em que o QT corrigido é calculado por:

$$QTc = \frac{QT\text{medido}}{\sqrt{RR}}$$

Em que RR é o intervalo RR em milímetros.

A fórmula de Bazett tem sido criticada porque tende a proporcionar um resultado inadequado em casos de intervalos QT curtos, e frequências cardíacas elevadas tendem a dar resultados mais longos do que o real. Essa imprecisão da fórmula de Bazett tem estimulado a criação de novos métodos de aferição do intervalo QT, como o de Fridericia que utiliza a raiz cúbica do RR:[37] QTcF = QT/3√RR; o método de Framingham: QTc = QT + 0, 154 (1-RR) e de Hodges: QTc = QT + 105 (1 + RR-1). Nenhuma das quatro fórmulas tem se mostrado claramente superior que a outra. A fórmula de Bazett é utilizada para análise automatizada e em grandes ensaios clínicos. A duração do intervalo QT é inversamente proporcional à frequência cardíaca. A faixa de normalidade do intervalo QT em adultos varia entre 350 ms e 440 ms. Valores mais curtos ou mais longos do intervalo QT ocasionam tendência a arritmias ventriculares potencialmente fatais.

A Figura 15 correlaciona o intervalo QT corrigido para a frequência cardíaca empregando três fórmulas: Bazett, Fridericia e Framingham.

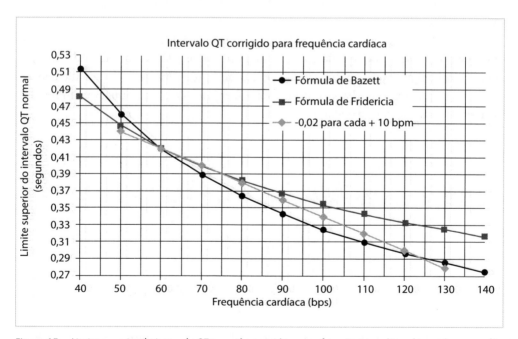

Figura 15 Limite superior do intervalo QT normal, corrigido para a frequência cardíaca de acordo com as fórmulas de Bazett, de Fridericia e subtraindo 0,02 s do QT para cada aumento de 10 bpm na frequência cardíaca. Neste diagrama, até 0,42 s (≤ 420 ms) é considerado um QTc normal.

SÍNDROME DO QT LONGO ADQUIRIDO

São mais comuns que as congênitas e da mesma forma podem ocasionar TdP, parada cardíaca e morte súbita.

Induzido por drogas

A SQTL induzida por droga está associada com a utilização de medicamentos que aumentam o QT por meio do bloqueio da corrente de potássio de retificação retardada do tipo rápida (Ikr), a maior corrente de repolarização no coração. Além de promover uma redução nas correntes de repolarização com consequente aumento do QT, esse bloqueio favorece também o aparecimento de pós-potenciais precoces e do fenômeno da reentrada.[38,39] Além disso, muitas medicações são metabolizadas no fígado através do sistema enzimático citocromos p450. Dessa forma, o uso simultâneo de medicações que inibam ou que são metabolizados por esses citocromos favorecem o aumento das concentrações dessas drogas com potencialização do efeito sobre o QT com consequente suscetibilidade a arritmias ventriculares. As Figuras 16, 17 e 18 ilustram casos de QTL e TdP induzidos por drogas.

Entretanto, somente aquelas que provocam um retardo heterogêneo na repolarização são arritmogênicas (uma lista de drogas com detalhes pode ser encontrada no site www.QTdrugs.org).

Por exemplo, a amiodarona é uma droga que prolonga o QT e pode gerar arritmias ventriculares por seu bloqueio da corrente de potássio de retificação retardada do tipo rápido (Ikr) com aumento na duração do potencial de ação. Mesmo assim, a incidência de eventos pró-arrítmicos é baixa porque essa droga provoca um prolongamento homogêneo da repolarização ventricular.[40]

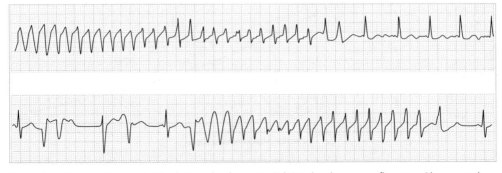

Figura 16 Exemplo de um episódio de *torsades de pointes* (TdP), induzido por moxifloxacino. Observa-se claramente a presença do fenômeno ciclo longo-ciclo curto precedendo o episódio.

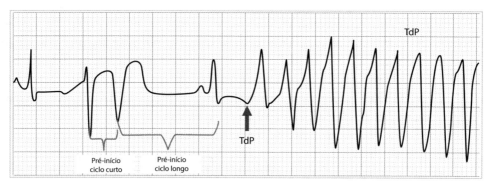

Figura 17 Exemplo típico de *torsades de pointes* (TdP), consequência de intoxicação por quinidina. Nota-se o ciclo curto-longo precedendo ao evento de TdP.

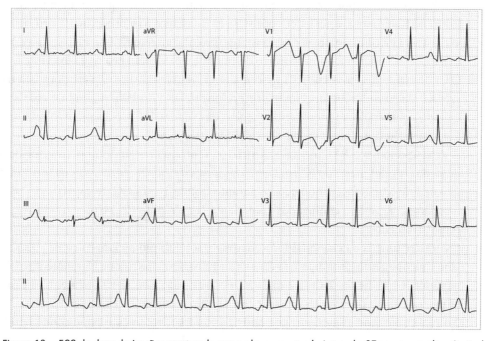

Figura 18 ECG de doze derivações mostrando um prolongamento do intervalo QT com macroalternância da onda T induzida pela azitromicina.

Efeitos eletrocardiográficos da amiodarona

- Frequência cardíaca: pode ocasionar bradicardia sinusal resistente ao isoproterenol e atropina por diminuição do automatismo sinusal agindo de forma direta sobre as células automáticas do nódulo; isto é, não mediado por beta estímulo ou efeito colinérgico. A redução da FC, quando administrada pela via oral, é da ordem de 20 a 30%.

- A administração endovenosa rápida pode ocasionar taquicardia reflexa por queda da pressão arterial. Eventualmente, pode-se observar bloqueio sinoatrial ou parada sinusal.
- PR: pode aumentar.
- Duração do QRS: pouco significativo. Eventualmente pode haver prolongamento particularmente em frequências elevadas pelo efeito bloqueador dos canais inativos de Na^+.[41] Geralmente, quando os episódios arrítmicos acontecem, a causa é multifatorial (hipocalemia, antibióticoterapia e outras medicações associadas). O eletrocardiograma de alta resolução (ECGAR) não pode ser utilizado em pacientes em uso de amiodarona, uma vez que a droga ocasiona prolongamento do QRS filtrado e aparecimento de potenciais tardios PT em pacientes com ECGAR previamente normais.
- Onda T: ocasiona alargamento, aplanamento e entalhe.
- As alterações da repolarização ventricular se manifestam no quarto dia a partir do início do tratamento, e persistem por três semanas após a interrupção da droga.
- QT e QTc: ocasiona marcado e constante prolongamento.[42] Esse efeito atinge seu máximo nas 10 semanas após o início do tratamento. Mesmo prolongado, o intervalo QT raramente desencadeia TdP. Esse aparente contrassenso se explica porque o uso crônico da amiodarona produz maior prolongamento do PAT no endo e epicárdio quando comparado ao mesocárdio (região das células "M"), ocasionando uma menor dispersão transmural da repolarização ventricular.[2]
- A droga prolonga o PAT nas células atriais e ventriculares ao diminuir a velocidade de saída (condutância) do K^+ em fase 3. Os *delayed rectifier current* são os três canais de saída de K^+ em fase 3 que ocorre durante a onda T do ECG de superfície. Os canais são I_{KS}, I_{KR} e I_{KUR} conhecidos como lento (I_{KS}), rápido (I_{KR}) e ultrarrápido (I_{KUR}) respectivamente.
- Os antiarrítmicos da classe III (amiodarona e sotalol) bloqueiam os canais de K^+ e, consequentemente, prolongam PAT. Assim, amiodarona ocasiona alargamento, aplanamento e entalhe da onda T e onda U relativamente alta. Adicionalmente, a droga bloqueia a união do receptor nuclear celular com o hormônio tireóideo.[43]
- No hipotiroidismo, estado em que amiodarona frequentemente pode conduzir, observa-se bloqueio do canal lento de K^+ em fase 3 (I_{KS}).
- Onda U: pode ficar proeminente (maior que 1,5 m) e relativamente alta ($\geq$ 50% da voltagem da onda T precedente).
- Em resumo, dois mecanismos explicam o não aparecimento das TdP com o uso de amiodarona, mesmo que ela ocasione prolongamento do intervalo QT e onda U proeminente:
  - Eliminação do circuito de reentrada via redução da dispersão transmural da repolarização ventricular.
  - Supressão da atividade deflagradora (*triggered activity*) responsável pelas TdP.[44]

Distúrbios eletrolíticos

Os distúrbios eletrolíticos, especialmente hipocalemia, hipomagnesemia e hipocalcemia, são as causas mais comuns de aumento do QT por mecanismos indiretos.

As alterações na condutividade miocárdica induzidas pela hipocalemia determinam no ECG uma redução na amplitude da onda T, inversão da onda T, depressão do segmento ST, onda U proeminente e prolongamento do intervalo QT, os quais facilitam a indução de taquicardia ventricular e TdP.

As alterações eletrocardiográficas secundárias à hipomagnesemia lembram muito as induzidas pela hipocalemia. Arritmias ventriculares, incluindo TdP, relacionadas com aumento do QT secundárias à hipomagnesemia estão bem documentadas na literatura.

A hipocalcemia também tem sido relatada como causa marginal de prolongamento do intervalo QT por meio do aumento na duração do potencial de ação e da repolarização.

Os distúrbios eletrolíticos descritos podem ser produzidos pelo uso de diuréticos, e indiretamente prolongam o intervalo QT, especialmente a hipocalemia induzida pelos tiazídicos que é dose-dependente.[45-49]

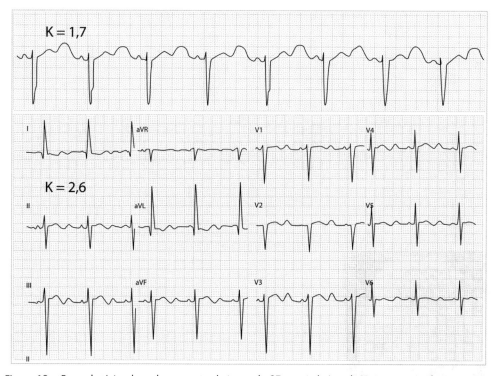

Figura 19   Exemplo típico de prolongamento do intervalo QT associado à onda U gigante com distância entre os dois ápices (T1-T20 > 150 ms) devido à hipocalemia induzida pelo uso de diuréticos.

MIOCÁRDIO ATORDOADO (*MYOCARDIAL STUNNING*)

Neurogênico

O miocárdio atordoado neurogênico é definido como uma síndrome reversível com disfunção miocárdica que ocorre após uma lesão cerebral aguda , como acontece no trauma, no AVC isquêmico e na hemorragia cerebral, como resultado de um desequilíbrio do sistema nervoso autônomo.[50] O miocárdio atordoado neurogênico é particularmente comum nos pacientes com hemorragia subaracnoide (Figuras 20 e 21).[51] Outra causa, embora rara, são os tumores.

As alterações eletrocardiográficas são mais comuns nos pacientes com hemorragia intracraniana (60 a 70%) ou subaracnoide (40 a 70%) que naqueles com AVC isquêmico (15 a 40%). A anormalidade eletrocardiográfica mais frequente é o prolongamento do intervalo QT, encontrada em 45 a 71% dos pacientes com HSA, 64% na hemorragia cerebral e 38% no AVC isquêmico.[50]

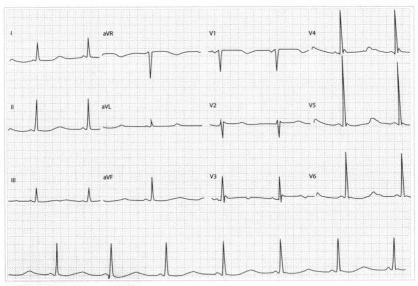

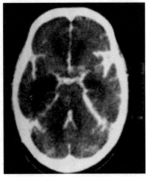

Figura 20   ECG de doze derivações evidenciando prolongamento intervalo QT secundário à hemorragia subaracnoide.

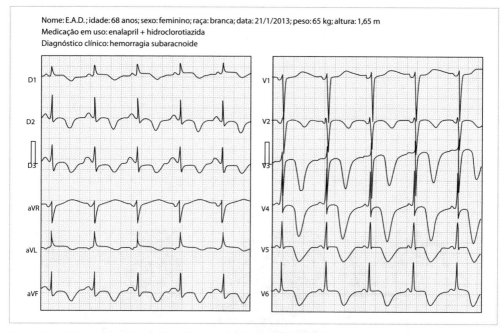

Figura 21   Diagnóstico eletrocardiográfico: intervalo QT prolongado, com ondas T de base larga e profundamente negativas: "ondas T gigantes" nas paredes anteroapical e inferior.

Takotsubo

A síndrome de Takotsubo é outra forma de miocárdio atordoado com disfunção ventricular transitória apical precipitada por estresse emocional ou outros tipos de estresse não relacionados com lesão cerebral.[52] A evolução clínica é similar ao tipo neurogênico com disfunção ventricular apical reversível associado com prolongamento dinâmico do QT e inversão difusa da onda T. Acomete preferencialmente mulheres idosas que, em geral, apresentam-se com dor torácica tipo isquêmica, com elevações discretas dos níveis da troponina, porém com angiografia coronariana sem evidência de doença significativa.[53] A regressão da disfunção ventricular ocorre em poucas semanas. Alguns estudos[54,55] demonstraram a presença de gradiente de repolarização entre a região apical e basal do VE em pacientes com Takotsubo com QT prolongado/onda T negativa nas derivações II, III, aVF, e V2-V6 (Figura 22). Verifica-se um aumento progressivo do tempo de repolarização a partir da região basal para região apical, tanto no endocárdio como no epicárdio. Essas observações confirmam a hipótese de que o prolongamento do intervalo QT e a inversão da onda T na cardiomiopatia de Takotsubo são resultantes da dispersão na repolarização causada pelo prolongamento anormal do potencial de ação nas regiões miocárdicas afetadas. Embora essa entidade tenha um curso benigno, arritmias ventriculares malignas, inclusive TdP, relacionadas com QT longo podem ocorrer em 8% dos casos, especialmente quando o QTc > 500 ms.[56]

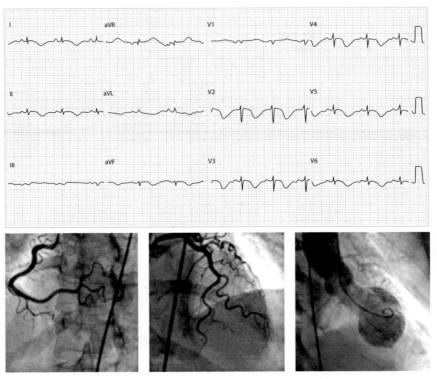

Figura 22   Exemplo de alterações do QT induzidas pelo Takotsubo com ondas T difusamente negativas com aumento do intervalo QT. Angiografia coronária normal. Ventriculografia em sístole mostrando balonamento apical.

CONSIDERAÇÕES SOBRE O MANUSEIO DA SQTL

Todos os pacientes portadores da SQTL devem evitar medicamentos com potencial de prolongar o intervalo QT ou que reduzem o nível sérico de Mg^{2+}, K^+ e a deficiência destes cátions deve ser corrigida.

Evitar as drogas que prolongam o intervalo QT (www.qtdrugs.org):

- Anestésicos locais ou medicamentos para a asma: epinefrina (adrenalina) devem ser evitados em pacientes portadores da SQTL.
- Anti-histamínicos: terfenadina, astemizol (Hismanal®), difenidramina (Benadryl®).
- Antibióticos: eritromicina, trimetoprim e sulfametoxazol, pentamidina (pentam intravenosa).
- Outros medicamentos que devem ser evitados: quinidina, procainamida (Pronestyl®), sotalol, probucol (Lorelco®).
- Redutores de triglicérides e colesterol, bepridilo (Vascor®) dofetilide (Tikosyn®) e ibutilide (Corvert®).

- Medicamentos gastrintestinais procinéticos: cisaprida (Propulsid®), para refluxo esofágico deve ser evitado.
- Os antifúngicos: cetoconazol (Nizoral®), fluconazol (Diflucan®) e itraconazol (Sporanox®).
- Psicotrópicos antidepressivos tricíclicos, derivados das fenotiazinas (Compazine®, Stelazine®, Thorazine®, Mellaril®, Trilafon®), butirofenonas (Haloperidol®), benzisoxazolo (Risperdal®) e difenilbutilpiperidina (Orap®).
- Medicamentos que ocasionam perda de potássio (diuréticos). Medicamentos antieméticos e antidiarreicos.

Evitar esportes competitivos ou atividades extenuantes especialmente na variante LQT1.

Consultas

Cardiologistas e eletrofisiologistas são normalmente consultados quando pacientes com SQTL são avaliados.

Em famílias de pacientes com SQTL genotipicamente confirmados, o aconselhamento genético deve ser considerado.

Internação

Pacientes com SQTL são frequentemente internados em unidade monitorada após apresentarem um evento cardíaco (por exemplo, síncope, parada cardíaca) para permitir a identificação imediata no caso de recorrência do evento arrítmico.

Acompanhamento

Indivíduos assintomáticos com SQTL normalmente não requerem hospitalização. No entanto, devem ser cuidadosamente avaliados regularmente em ambiente ambulatorial por cardiologista/eletrofisiologista.

Betabloqueadores

O tratamento dos pacientes assintomáticos é um tanto controverso. Entretanto, uma abordagem segura consiste em tratar todos os pacientes com SQTL congênita porque a MS pode ser a primeira manifestação da SQTL.

Os betabloqueadores são as drogas de escolha para pacientes com prolongamento do intervalo QT (> 460 ms em mulheres e > 440 ms em homens) e em pacientes com diagnóstico genético, mesmo que tenham um ECG normal. O efeito protetor do betabloqueador está relacionado ao seu efeito de bloqueio adrenérgico, o que diminui o risco de arritmias cardíacas. Essas drogas também podem reduzir o intervalo QT em alguns pacientes.

Os betabloqueadores usados em pacientes com SQTL incluem o propranolol, nadolol, metoprolol e atenolol. Pacientes com SQTL com contraindicação para o uso de betabloqueadores podem necessitar de um CDI como terapia de primeira linha.

- O propranolol diminui o efeito da estimulação simpática sobre o coração, diminui a condução através do nó AV e tem efeitos cronotrópicos/inotrópicos negativos. A dose varia e deve ser individualizada nos pacientes com SQTL. Asmáticos devem usar betabloqueadores cardiosseletivos.
- O nadolol é frequentemente prescrito por seu efeito a longo prazo. No Brasil, não se fabrica atualmente. Este agente reduz o efeito da estimulação simpática sobre o coração. O nadolol diminui a condução através do nó AV e tem efeitos negativos cronotrópicos e inotrópicos. A dosagem varia e é individualizada em pacientes com SQTL. Propranolol e nadolol são os betabloqueadores mais utilizados.
- Metoprolol é um bloqueador de receptor seletivo beta-1-adrenérgico, que diminui a automaticidade. Durante a administração IV, monitorar cuidadosamente a pressão arterial, frequência cardíaca e ECG. A dosagem varia e é individualizada em pacientes com SQTL. O metoprolol não deve ser utilizado para pacientes sintomáticos LQT1, e LQT2.[26]
- Atenolol bloqueia seletivamente beta-1-receptores com pouco ou nenhum efeito sobre beta-2. A dosagem varia e é individualizada em pacientes com SQTL.

ESTRELECTOMIA CERVICAL ESQUERDA OU DENERVAÇÃO CARDÍACA SIMPÁTICO-CERVICAL ESQUERDA (LCSD)

A estelectomia cervical esquerda (*cervicothoracic stellectomy or left cervicothoracic cardiac sympathetic denervation* – LCSD) é outra medida terapêutica antiadrenérgica utilizada em pacientes de alto risco com SQTL, especialmente para aqueles com eventos cardíacos recorrentes apesar do tratamento betabloqueador.

Uma pequena incisão é feita na região subclavicular esquerda. O tempo médio da cirurgia é de 35 a 40 minutos. LCSD requer a remoção dos quatro gânglios torácicos. A porção cefálica do gânglio estrelado esquerdo é deixada intacta, para evitar a síndrome de Horner. Mesmo assim, em aproximadamente 30% dos pacientes, pode ocorrer discreta ptose palpebral.

LCSD diminui o risco de eventos cardíacos em pacientes de alto risco com SQTL. Embora seja mais eficaz em pacientes com LQT1, o procedimento diminui o risco de eventos cardíacos. Porém não o elimina totalmente. Consequentemente, o uso de um CDI é superior à LCSD.

Este procedimento também pode estar indicado em alguns pacientes de alto risco com repetidas terapias do CDI durante o tratamento com betabloqueador.[1,57]

LCSD está associada a uma redução significativa na incidência de parada cardíaca e síncope em pacientes com SQTL de alto risco quando comparado com os eventos pré--LCSD. No entanto, LCSD não é totalmente eficaz na prevenção de eventos cardíacos incluindo morte cardíaca súbita (MCS) durante longo prazo de seguimento. LCSD deve ser considerada em pacientes com síncopes recorrentes apesar da terapia betabloqueadora e em pacientes que sofrem de arritmia graves.[58]

TERAPIA COM CDI EM PACIENTES COM SÍNDROME DO QT LONGO CONGÊNITA

Terapia com CDI é uma ferramenta segura e útil em pacientes de alto risco com SQTL. Intervalos QT muito prolongados e sobreviventes de parada cardíaca foram fatores prognósticos de choques apropriados.

Terapias antiadrenérgicas tais como betabloqueadores e/ou a LCSD devem sempre ser adicionadas à terapia com CDI com o intuito de diminuir o número de descargas.

Alguns pacientes podem se beneficiar da estimulação adicional antibradicardia, tempo de detecção prolongada, e um algoritmo (*rate smoothing*) para evitar episódios recorrentes.[59] O marca-passo elimina a bradicardia arritmogênica, diminui irregularidades do ritmo cardíaco por sequências curtas/longas e diminui a heterogeneidade da repolarização ventricular e, consequentemente, o risco de TdP/FV. Marca-passos são particularmente úteis em pacientes com TdP documentada induzida pela bradicardia ou pausas, observadas em pacientes portadores da variante LQT3.

Indicações CDI: em pacientes de alto risco definido como:

- Sobreviventes de parada cardiorrespiratória[59] (classe IA): prevenção secundária.
- Pacientes que apresentam síncope a despeito da terapia com betabloqueador[60] ou eventos cardíacos recorrentes apesar de uma terapia antiadrenérgica adequada (betabloqueador isoladamente ou associado à denervação simpática cervical cardíaca esquerda). Betabloqueador + LCSD impedem MCS em 96 a 97% dos pacientes sintomáticos e de risco elevado.[61]
- Pacientes com intervalo QTc > 500 ms (classe IIb).
- Fenótipo severo como a síndrome JLN, porque a eficácia dos betabloqueadores é limitada nesses pacientes.
- Idade < 20 anos.[61]

CDI são uma importante opção terapêutica para prevenir a MCS em pacientes com SQTL de alto risco. Entretanto, um estudo prospectivo de longo prazo é necessário para determinar o real benefício dessa modalidade terapêutica em pacientes com SQTL.[61]

ORIENTAÇÕES

Segue um resumo das diretrizes para o manejo de pacientes com SQTL, sugerido pelo American College of Cardiology e pela Sociedade Europeia de Cardiologia, em colaboração com o European Heart Rhythm Society:

1. Esportes competitivos devem ser evitados para os pacientes com o diagnóstico confirmado por meio de testes, e somente após a exclusão de outras causas de arritmias com risco de vida, que são específicos para cada variante genética molecular.
2. Betabloqueadores são utilizados como tratamento de primeira linha para pacientes com prolongamento do intervalo QTc (> 460 ms em mulheres e > 440 ms em homens) e são recomendados (classe IIa) para pacientes com intervalo QT normal.
3. É necessário o implante de CDI como prevenção secundária de MCS em pacientes de alto risco ou quando a terapia antiadrenérgica é ineficaz. O CDI deve ser utilizado em pacientes sobreviventes de parada cardíaca (classe IIa) e com síncope durante o uso regular betabloqueadores.
4. Terapia com CDI pode ser considerada classe IIb na prevenção primária em pacientes com características que sugerem alto risco (incluindo LQT2, LQT3 e QTc > 500 ms).[62]

CDI TRANSVENOSO

Riscos e limitações inerentes:

- Choques inapropriados: são uma das complicações mais limitantes no uso de CDI. As crianças apresentam maior risco que os adultos de choques inapropriados.[63] Podem ser desencadeados por fibrilação atrial, taquicardia sinusal e outros tipos de taquicardias supraventriculares.
- *Oversensing* da onda T por causa de alterações na amplitude da onda T, que não pode ser resolvido por reprogramação do dispositivo, sendo necessário reposicionamento do eletrodo.
- Infecções do dispositivo resultando em êmbolos sépticos, insuficiência renal aguda, necessidade do uso de inotrópicos, principalmente em pacientes com endocardite infecciosa, trombose venosa e estenose após o implante, síndrome da veia cava superior, perfuração pleural pelo eletrodo, lesão do plexo braquial durante o procedimento de implante.
- A necessidade de substituições da bateria e cabo-eletrodos continuam a ser um problema.
- Podem ocorrer complicações psiquiátricas, como ansiedade, depressão, distúrbios e dificuldades de adaptação à vida com um CDI.[64] A ocorrência imprevisível de choques elétricos dolorosos, múltiplos e incontroláveis pode induzir um estado de es-

tresse agudo impressionante, e em alguns casos, com tendências ao suicídio como a única maneira possível de escapar dos choques elétricos do dispositivo

CDI TOTALMENTE SUBCUTÂNEO

As complicações da terapia com CDI estão muitas vezes ligadas à inserção transvenosa do cabo-eletrodo, disfunção do eletrodo ou infecções. Um sistema inteiramente subcutâneo (*totally subcutaneous implantable cardioverter-defibrillator* – S-ICD) evita a necessidade de colocação de eletrodos no interior do coração e pode proporcionar vantagens clínicas. Trata-se de um novo sistema de terapia de choque para pacientes com risco de MCS, sem a necessidade de cabos-eletrodos. Pacientes jovens com síndromes hereditárias arritmogênicas poderiam se beneficiar ao máximo deste sistema.[65]

Um estudo demonstra que o S-ICD é eficaz para tratamento de arritmias ventriculares. Há, no entanto, uma porcentagem considerável de eventos adversos relacionados com CDI, que diminui com a evolução da terapia e aumento da experiência.[66] Foram selecionados pacientes de quatro centros holandeses de grande volume, com indicação classes I ou II para prevenção primária ou secundária de MCS entre dezembro de 2008 e abril de 2011. Um total de 118 pacientes (75% do sexo masculino, com idade média de 50 anos) receberam o S-ICD. Após 18 meses de acompanhamento, 8 pacientes apresentaram 45 choques apropriados com sucesso (98% com eficácia de conversão no primeiro choque), 15 pacientes (13%) receberam choques inapropriados, principalmente por causa de *oversensing* da onda T, que foi resolvido por meio da atualização de *software* e mudança do vetor de detecção do S-ICD. Ocorreram complicações em 16 pacientes (14%).

REFERÊNCIAS BIBLIOGRÁFICAS

1. Odero A, Bozzani A, De Ferrari GM. Left cardiac sympathetic denervation for the prevention of life-threatening arrhythmias: the surgical supraclavicular approach to cervicothoracic sympathectomy. Heart Rhythm. 2010;7(8):1161-5.
2. Ackerman MJ. The long QT syndrome: ion channel diseases of the heart. Mayo Clin Proc. 1998;73(3):250-69.
3. Viskin S. Long QT syndromes and torsade de pointes. Lancet. 1999;354(9190):1625-33.
4. Schwartz PJ, Priori SG, Spazzolini C, Moss AJ, Vincent GM, Napolitano C, et al. Genotype-phenotype correlation in the long-QT syndrome: gene-specific triggers for life-threatening arrhythmias. Circulation. 2001;103:89-95.
5. Ackerman MJ, Tester DJ, Porter CJ. Swimming, a gene-specific arrhythmogenic trigger for inherited long QT syndrome. Mayo Clin Proc. 1999;74(11):1088-94.
6. Wilde AA, Jongbloed RJ, Doevendans PA, Duren DR, Hauer RN, van Langen IM, et al. Auditory stimuli as a trigger for arrhythmic events differentiate HERG-related (LQTS2) patients from KVLQT1- related patients (LQTS1). J Am Coll Cardiol. 1999;33(2):327-32.
7. Ackerman MJ, Clapham DE. Ion channels – basic science and clinical disease. N Engl J Med. 1997;336(22): 1575-86.
8. Roden DM, Viswanathan PC. Genetics of acquired long QT syndrome. J Clin Invest. 2005;115(8):2025-32.

9. Kapa S, Tester DJ, Salisbury BA, Harris-Kerr C, Pungliya MS, Alders M, et al. Genetic testing for long-QT syndrome: distinguishing pathogenic mutations from benign variants. Circulation. 2009;120(18):1752-60.
10. Jervell A, Lange-Nielsen F. Congenital deaf-mutism, functionalheart disease with prolongation of the Q-T interval and sudden death. Am Heart J. 1957;54(1):59-68.
11. Schwartz PJ, Spazzolini C, Crotti L, Bathen J, Amlie JP, Timothy K, et al. The Jervell and Lange-Nielsen syndrome: natural history, molecular basis, and clinical outcome. Circulation. 2006;113(6):783-90.
12. Winbo A, Stattin EL, Diamant UB, Persson J, Jensen SM, Rydberg A. Prevalence, mutation spectrum, and cardiac phenotype of the Jervell and Lange-Nielsen syndrome in Sweden. Europace. 2012;14(12):1799-806.
13. Schwartz PJ, Stramba-Badiale M, Crotti L, Pedrazzini M, Besana A, Bosi G, et al. Prevalence of the congenital long-QT syndrome. Circulation. 2009;120(18):1761-7.
14. Giudicessi JR, Ackerman MJ. Prevalence and potential genetic determinants of sensorineural deafness in KCNQ1 homozygosity and compound heterozygosity. Circ Cardiovasc Genet. 2013;6(2):193-200.
15. Hinterseer M, Beckmann BM, Thomsen MB, Dalla Pozza R, Loeff M, Netz H, Steinbeck G, et al. Relation of increased short-term variability of QT interval to congenital long-QT syndrome. Am J Cardiol. 2009;103(9):1244-8.
16. Shimizu W. Clinical and genetic diagnosis for inherited cardiac arrhythmias. J Nippon Med Sch. 2014;81(4):203-10.
17. Keating M, Atkinson D, Dunn C, Timothy K, Vincent GM, Leppert M. Linkage of a cardiac arrhythmia, the long QT syndrome, and the Harvey ras-1 gene. Science. 1991;252(5006):704-6.
18. Ackerman MJ, Khositseth A, Tester DJ, Hejlik JB, Shen WK, Porter CB. Epinephrine-induced QT interval prolongation: a gene-specific paradoxical response. Mayo Clin Proc. 2002;77(5):413-21.
19. Shimizu W, Horie M, Ohno S, Takenaka K, Yamaguchi M, Shimizu M, et al. Mutation site-specific differencesin arrhythmic risk and sensitivity to sympathetic stimulation in the LQT1form of congenital long QT syndrome; multi-center study in Japan. J Am Coll Cardiol. 2004;44(1):117-25.
20. Herbert E, Trusz-Gluza M, Moric E, Smiłowska-Dzielicka E, Mazurek U, Wilczok T. KCNQ1 gene mutations and the respective genotype-phenotype correlations in the long QT syndrome. Med Sci Monit. 2002;8(10):RA240-8.
21. Liu W, Yang J, Hu D, Kang C, Li C, Zhang S,et al. KCNQ1 and KCNH2 mutations associated with long QT syndrome in a Chinese population. Hum Mutat. 2002;20(6):475-6.
22. Lazzara R. The U wave and the M cell. J Am Coll Cardiol. 1995;26(1):193-194.
23. Lepeschkin E. The U wave of the electrocardiogram. Mod Concepts Cardiovasc Dis. 1969;38(8):39-45.
24. Lepeschkin E. Physiologic basic of the U wave. In Advances in Electrocardiography. Edited by Schlant RC, and Hurst JW. New York: Grune & Stratton; 1972. p.431-47.
25. Roden DM, Spooner PM. Inherited long QT syndromes: a paradigm for understanding arrhythmogenesis. J Cardiovasc Electrophysiol. 1999;10(12):1664-83.
26. Chockalingam P, Crotti L, Girardengo G, Johnson JN, Harris KM, van der Heijden JF, et al. Not all beta-blockers are equal in the management of long QT syndrome types 1 and 2: higher recurrence of events under metoprolol. J Am Coll Cardiol. 2012;60(20):2092-9.
27. Cerrone M, Crotti L, Faggiano G, De Michelis V, Napolitano C, Schwartz PJ, et al. Long QT syndrome and Brugada syndrome: 2 aspects of the same disease? Ital Heart J. 2001;2(3):253-7.
28. Zareba W, Moss AJ, Schwartz PJ, Vincent GM, Robinson JL, Priori SG, et al. Influence of genotype on the clinical course of the long QT syndrome. International Long-QT syndrome Registry Research Group. N Engl J Med. 1998;339(14):960-5.
29. Li C, Hu D, Qin X, Li Y, Li P, Liu W, et al. Clinical features and management of congenital long QT syndrome: a report on 54 patients from a national registry. Heart Vessels. 2003;19(1):38-42.
30. Day CP, McComb JM, Campbell RW. QT dispersion: an indication of arrhythmia risk in patients with long QT intervals. Br Heart J. 1990;63(6):342-4.
31. Shi R, Zhang Y, Yang C, Huang C, Zhou X, Qiang H, et al. The cardiac sodium channel mutation delQKP 1507-1509 is associated with the expanding phenotypic spectrum of LQT3, conduction disorder, dilated cardiomyopathy, and high incidence of youth sudden death. Europace. 2008;10(11):1329-35.

32. Blaufox AD, Tristani-Firouzi M, Seslar S, Sanatani S, Trivedi B, Fischbach P, et al. Congenital long QT 3 in the pediatric population. Am J Cardiol. 2012;109(10):1459-65.
33. Windle JR, Geletka RC, Moss AJ, Zerba W, Atkins DL. Normalization of ventricular repolarization with flecainide in long QT syndrome patients with SCN5A:DeltaKPQ mutation. Ann Noninvasive Electrocardiol. 2001;6(2):153-8.
34. Nagatomo T, January CT, Makielski JC. Preferential block of late sodium current in the LQT3 DeltaKPQ mutant by the class I (C) antiarrhythmic flecainide. Mol Pharmacol. 2000;57(1):101-7.
35. Hofman N, Wilde AA, Kääb S, van Langen IM, Tanck MW, Mannens MM,et al. Diagnostic criteria for congenital long QT syndrome in the era of molecular genetics: do we need a scoring system? Eur Heart J. 2007;28(5):575-80.
36. Bazett HC. An analysis of the time-relations of electrocardiograms. Heart.1920;(7):353-70.
37. Fridericia LS. The duration of systole in the electrocardiogram of normal subjects and of patients with heart disease. Acta Medica Scandinavica. 1920;(53):469-86.
38. Roden DM. Drug-induced prolongation of the QT interval. N Engl J Med. 2004;350(10):1013-22.
39. Chiang CE. Congenital and acquired long QT syndrome: current concepts and management. Cardiol Rev. 2004;12(4):222-34.
40. Hohnloser SH, Klingenheben T, Singh BN. Amiodarone-associated proarrhythmic effects: a review with special reference to torsade de pointes tachycardia. Ann Intern Med. 1994;121:529-35.
41. Rosembaum MB, Chiale PA, Ryba D, Elizari MV. Control of tachyarrhtymias associated with Wolff-Parkinson White syndrome by amiodarone hydrochloride. Am J Cardiol. 1974; 34(2):215-23.
42. Sicouri S, Moro S, Litvosky SH, Elizari MV, Antzelevitch C. Chronic Amiodarone reduces transmural dispersion of repolarization in the canine heart. J Cardiovasc Electrophysiol. 1997;8(11):1269-79.
43. Latham KR, Selliti DF, Goldstein RE. Interaction of amiodarone and desethylaminodarone with solubilized nuclear thyroid hormone receptors. J Am Coll Cardiol. 1987;9(4):872-6.
44. Antzelevitch C, Yan GX, Shimisu W, Burashnikov A. Electrical heterogeneity, the ECG, and cardiac arrhythmias. In: Zipes DP & Jalife J. Cardiac eletrophysiology from cell to bedside. 3.ed. Philadelphia: W.B. Saunders; 2000. p.222-38.
45. Papademetriou V. Diuretics, hypokalemia, and cardiac arrhythmia: a 20-year controversy. J Clin Hypertens (Greenwich). 2006;8(2):86-92.
46. Diercks DB, Shumaik GM, Harrigan RA, Brady WJ, Chan TC. Electrocardiographic manifestations: electrolyte abnormalities. J Emerg Med. 2004;27(2):153-60.
47. Van den Bergh WM, Algra A, Rinkel GJ. Electrocardiographic abnormalities and serum magnesium in patients with subarachnoid hemorrhage. Stroke. 2004;35(3):644-8.
48. Topol EJ, Lerman BB. Hypomagnesemic torsades de pointes. Am J Cardiol. 1983;52(10):1367-8.
49. Eryol NK, Cc̦olak R, Ozdogru I. Effects of calcium treatment on QT interval and QT dispersion in hypocalcemia. Am J Cardiol. 2003;91(6):750-2.
50. Nguyen H, Zaroff JG. Neurogenic stunned myocardium. Curr Neurol Neurosci Rep. 2009;9(6):486-91.
51. Kono T, Morita H, Kuroiwa T, Onaka H, Takatsuka H, Fujiwara A. Left ventricular wall motion abnormalities in patients with subarachnoid hemorrhage: neurogenic stunned myocardium. J Am Coll Cardiol. 1994;24(3):636-40.
52. Wittstein IS, Thiemann DR, Lima JA, Baughman KL, Schulman SP, Gerstenblith G, et al. Neurohumoral features of myocardialstunning due to sudden emotional stress. N Engl J Med. 2005;352(6):539-48.
53. Bulsara KR, McGirt MJ, Liao L, Villavicencio AT, Borel C, Alexander MJ, et al. Use of the peak troponin value to differentiate myocardial infarction from reversible neurogenic left ventricular dysfunction associated with aneurysmal subarachnoid hemorrhage. J Neurosurg. 2003;98(3):524-8.
54. Perazzolo Marra M, Zorzi A, Corbetti F, De Lazzari M, Migliore F, Tona F.et al. Apicobasal gradient of left ventricular myocardial edema underlies transient T-wave inversion and QT interval prolongation (Wellens' ECG pattern) in Tako-Tsubo cardiomyopathy. Heart Rhythm. 2013;10(1):70-7.
55. Furushima H, Chinushi M, Sanada A, Aizawa Y. Ventricular repolarization gradients in a patient with takotsubo cardiomyopathy. Europace. 2008;10(9):1112-5.

56. Madias C, Fitzgibbons TP, Alsheikh-Ali AA, Bouchard JL, Kalsmith B, Garlitski AC, et al. Acquired long QT syndrome from stress cardiomyopathy is associated with ventricular arrhythmias and torsades de pointes. Heart Rhythm. 2011;8(4):555-61.
57. Schwartz PJ, Priori SG, Cerrone M, Spazzolini C, Odero A, Napolitano C, et al. Left cardiac sympathetic denervation in the management of high-risk patients affected by the long-QT syndrome. Circulation. 2004;109(15): 1826-33.
58. Goldenberg I, Moss AJ. Long QT syndrome. J Am Coll Cardiol. 2008;51(24):2291-300.
59. Mönnig G, Köbe J, Löher A, Eckardt L, Wedekind H, Scheld HH, et al. Implantable cardioverter-defibrillator therapy in patients with congenital long-QT syndrome: a long-term follow-up. Heart Rhythm. 2005;2(5):497-504.
60. Jons C, Moss AJ, Goldenberg I, Liu J, McNitt S, Zareba W, Qi M, et al. Risk of fatal arrhythmic events in long QT syndrome patients after syncope. J Am Coll Cardiol. 2010;55(8):783-8.
61. Zareba W, Moss AJ, Daubert JP, Implantable cardioverter defibrillator in high-risk long QT syndrome patients. Cardiovasc Electrophysiol. 2003;14(4):337-41.
62. Turner CJ, Stephenson EA Update on the use and outcomes of implantable cardioverter defibrillators in pediatric patients. Curr Treat Options Cardiovasc Med. 2012;14(5):435-42.
63. Goeb JL, Galloyer-Fortier A, Dupuis JM, Psychiatric complication of an implanted automatic defibrillator. Arch Mal Coeur Vaiss. 2003;96(12):1235-8.
64. Zumhagen S, Grace AA, O'Connor S, Löher A, Köbe J, Eckardt L, et al. Totally subcutaneous implantable cardioverter defibrillator with an alternative, right parasternal, electrode placement. Pacing Clin Electrophysiol. 2012;35(9):e254-7.
65. Olde Nordkamp LR, Dabiri Abkenari L, Boersma LV, Maass AH, de Groot JR, van Oostrom AJ, et al. The entirely subcutaneous implantable cardioverter-defibrillator: initial clinical experience in a large Dutch cohort. J Am Coll Cardiol. 2012;60(19):1933-9.
66. Chatrath R, Bell CM, Ackerman MJ. Beta-blocker therapy failures in symptomatic probands with genotyped long-QT syndrome. Pediatr Cardiol. 2004;25(5):459-65.
67. Goldenberg I, Thottathil P, Lopes CM, Moss AJ, McNitt S, O-Uchi J, et al. Trigger-specific ion-channel mechanisms, risk factors, and response to therapy in type 1 long QT syndrome. Heart Rhythm. 2012;9(1):49-56.
68. Roden DM. Long QT Syndrome. Clinical practice. Long-QT syndrome. N Engl J Med. 2008;358(2):169-76.
69. Schwartz PJ, Spazzolini C, Priori SG, Crotti L, Vicentini A, Landolina M, Gasparini M, et al. Who are the long-QT syndrome patients who receive an implantable cardioverter-defibrillator and what happens to them? Data from the European Long-QT Syndrome Implantable Cardioverter-Defibrillator (LQTS ICD) Registry. Circulation. 2010;122(13):1272-82.

Taquicardia sustentada com QRS largo: um desafio na sala de emergência

16

RELATO DE CASO

Paciente do sexo feminino, de 56 anos de idade, com história de infarto do miocárdio no passado, refere palpitações seguidas de episódio de instabilidade hemodinâmica manifestada por síncope.

O eletrocardiograma (ECG) inicial (Figura 1) revelou taquicardia sustentada de QRS largo (frequência cardíaca $\geq$ 100 bpm e duração do QRS $\geq$ 120 ms) com padrão de bloqueio completo do ramo direito (BCRD) monofásico.

Um ECG realizado após a cardioversão elétrica (CVE, Figura 2) evidenciou um ritmo sinusal com necrose anteroapical (lateral baixo V5-V6) com discreta elevação do segmento ST associado à baixa voltagem e fragmentação do QRS nas derivações V4-V5 sugestivos de aneurisma de ventrículo esquerdo (VE). Um ECG realizado há 1 ano (Figura 3) apresentava semelhante padrão ao ECG da Figura 2.

O ecocardiograma confirmou a presença de um aneurisma de VE anteroapical com fibrose e discinesia apical (Figura 4).

O cateterismo cardíaco prévio já mostrava oclusão total da artéria descendente anterior (DA) sem terapia de reperfusão na época.

A f-QRS é definida como picos adicionais dentro do complexo QRS. Em pacientes com doença arterial coronariana, a f-QRS está associada com cicatriz miocárdica (*scar*) detectada pela tomografia por emissão de fóton única (*single photon emission tomography*) ou ressonância magnética, e constitui um preditor de mortalidade e eventos arrítmicos em pacientes com função ventricular esquerda reduzida.

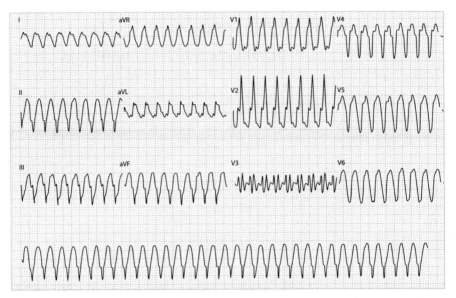

Figura 1 Diagnóstico eletrocardiográfico: taquicardia sustentada de QRS largo (frequência cardíaca ≥ 100 bpm e duração do QRS ≥ 120 ms), frequência cardíaca de 214 bpm, padrão de BCRD com R monofásica em V1; complexos predominantemente negativos na parede inferior e de V4-V6 e R pura em aVR e aVL (sugestivo de TV) com provável foco na região apical do ventrículo esquerdo.

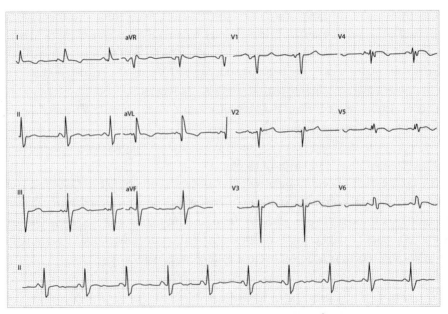

Figura 2 ECG realizado após cardioversão elétrica mostra ritmo sinusal; SÂQRS em -40°, padrão qR em I e aVL sugestivos de bloqueio divisional anterossuperior esquerdo, discreta elevação do segmento ST em aVL e I, área eletricamente inativa anteroapical antiga: QRS de baixa voltagem (em V4, V5 e V6) e fragmentação do QRS (f-QRS) em V4-V5.

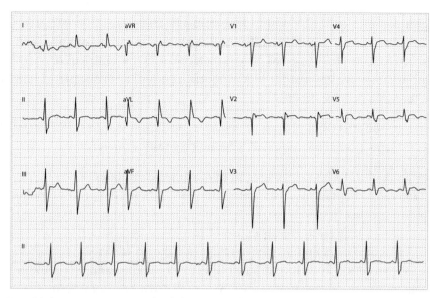

Figura 3 ECG do mesmo paciente realizado há 1 ano evidenciando padrão semelhante às alterações atuais da Figura 2.

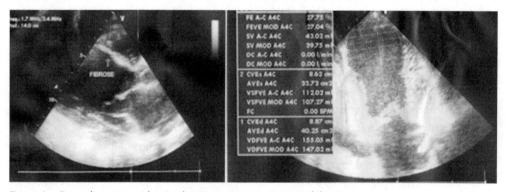

Figura 4 Ecocardiograma evidenciando um aneurisma anteroapical do VE.

DISCUSSÃO

O diagnóstico das taquicardias sustentadas com complexos QRS largos permanece um desafio. A diferenciação entre taquicardia supraventricular com aberrância (TSV-A) e taquicardia ventricular (TV) tem grandes implicações terapêuticas e prognósticas.

DEFINIÇÕES CONCEITUAIS

- Taquicardia de complexos QRS largos (*wide complex tachycardia* – WCT) corresponde a todo evento com frequência cardíaca ≥ 100 bpm e duração do QRS ≥ 120 ms.

206 Eletrocardiograma na medicina de urgência e emergência

- Taquicardia ventricular (TV) é uma taquicardia de complexos QRS largos com pelo menos 3 complexos QRS consecutivos e frequência cardíaca ≥ 100 bpm originada abaixo do feixe de His, isto é, nas câmaras inferiores ou nos ventrículos.
- Taquicardia supraventricular (TSV-A) é aquela taquicardia em que participam as estruturas acima do feixe de His.

Na presença de uma taquicardia sustentada de QRS largo (*wide complex tachycardia*), deve-se considerar as seguintes possibilidades no diagnóstico diferencial:

1. Taquicardias de QRS largo regulares ou minimamente regulares:
   - Taquicardia supraventricular aberrante (TSV-A) com bloqueio de ramo: 15 a 30% dos casos.
     - Bloqueio de ramo preexistente ou fixo.
     - Bloqueio de ramo funcional ou taquicárdico-dependente.
   - TSV com condução atrioventricular (AV) por via anômala acessória antidrômica (circuito de macrorreentrada) ou TSV pré-excitada: 1 a 5% dos casos. O impulso atinge os ventrículos através de uma via acessória e retorna aos átrios pela via normal, produzindo um complexo largo. Essa entidade é conhecida como taquicardia por reentrada atrioventricular antidrômica por WPW (*atrio-ventricular re-entry tachycardia* – AVRT).
   - TSV com QRS largo ocasionada por drogas ou alterações eletrolíticas ou hipotermia.
   - Taquicardia ventricular (TV):[1] de 80 a 95% dos casos em pacientes com cardiopatia estrutural.
   - Ritmo dependente de marca-passos (*paced ventricular rhytyhmus*).
2. Taquicardias de QRS largo marcada ou grosseiramente irregulares:
   - Fibrilação atrial (FA) pré-excitada com condução anterógrada pela via anômala.
   - FA com bloqueio de ramo.
   - *Flutter* atrial pré-excitado.
   - *Flutter* atrial com blqueio de ramo.

Observação: as TV podem ser irregulares nos primeiros 30 segundos a partir do início do episódio.

HISTÓRIA

A TV é a causa mais comum de taquicardia com QRS largo e corresponde a 80% de todos os casos.[2,3] História de doença cardíaca prévia, infarto do miocárdio, angina ou insuficiência cardíaca congestiva têm valor preditivo positivo de 95%[4] para o diagnóstico de TV.

EXAME FÍSICO

São elementos que sugerem dissociação atrioventricular (AV) (a favor de TV):

- A presença de ondas "A" irregulares no pulso venoso jugular, denominadas ondas a em canhão (*canno a waves*) assinalam que a contração atrial ocorre no mesmo momento em que as valvas atrioventriculares estão fechadas.[5]
- Variações na intensidade da primeira bulha. A primeira bulha se deve ao fechamento das valvas AV, consequentemente, na presença de dissociação AV, a posição das valvas atrioventriculares estão em diferentes posições a cada batimento, causando assim variações na intensidade da primeira bulha. As condições capazes de modificar a intensidade da primeira bulha são: bloqueio AV total, fibrilação atrial (FA), bloqueio AV de segundo grau tipo Wenckebach e TV.
- Modificações da pressão sistólica, a cada batimento, não relacionadas à respiração, e ocasionadas por um enchimento ventricular esquerdo. Ou seja, mudanças no fenômeno de Korotkoff. Essas modificações ocorrem porque o lapso de tempo entre a contração atrial e ventricular é diferente em cada ciclo, resultando em variações nos tempos do enchimento ventricular.

A reversão da taquicardia com manobras tipo vagal ou administração de adenosina sugere fortemente TSV-A. Porém, a TV fascicular também pode cessar com esse tipo de manobra. É um equívoco empregar o critério de estabilidade hemodinâmica para o diagnóstico diferencial entre TV e TSV com aberrância, uma vez que é a reserva cardíaca funcional que determina o grau de estabilidade hemodinâmica durante ambas as taquicardias. Em caso de dúvida, nunca devemos empregar verapamil endovenoso, betabloqueador ou digoxina, pois podem ocasionar hipotensão e parada cardíaca, principalmente naqueles casos com frequência cardíaca acima de 200 bpm e irregulares. Nessas situações, e em paciente hemodinamicamente estáveis, deve-se usar procainamida. Essa droga é de escolha nas TV não isquêmicas e, adicionalmente, reduz a velocidade de condução nos feixes anômalos.

Do ponto de vista hemodinâmico, as taquicardias com QRS largo são agrupadas em estáveis ou instáveis. São consideradas instáveis quando apresentam:

- Hipotensão arterial.
- Síncope.
- Precordialgia.
- Insuficiência cardíaca congestiva (ICC) aguda.

Pacientes instáveis devem ser submetidos a cardioversão sincronizada imediata, começando com uma carga de 100 J (monofásica) ou 70 J (bifásica) com aumentos progressivos da energia conforme necessário.

CRITÉRIOS ELETROCARDIOGRÁFICOS PARA O DIAGNÓSTICO DIFERENCIAL DAS TAQUICARDIAS COM QRS LARGO

O ECG de 12 derivações é a principal ferramenta para diferenciar a origem da taquicardia. Desde 1978, a maioria dos critérios tem se baseado na presença de dissociação AV e na duração, no eixo e na morfologia dos complexos QRS.

Importância da dissociação atrioventricular

As ondas P podem ser de difícil visualização durante uma taquicardia com complexos largos. Entretanto, especialmente nas TV mais lentas, pode ser possível o reconhecimento de ondas P dissociadas dos complexos QRS (Figura 5). Da mesma forma, a presença de batimentos de captura e fusão são elementos indicativos de dissociação AV. O batimento de captura se manifesta por um complexo QRS estreito semelhante ao sinusal, enquanto o batimento de fusão (*dressler beats*) é um batimento híbrido com morfologia do QRS intermediária entre o batimento sinusal e o batimento ectópico. A fusão indica ativação da câmara biventricular por duas frentes de ondas, uma procedente do foco ventricular e a outra da ativação do batimento sinusal (Figura 6). A dissociação AV apresenta uma especificidade de praticamente 100% para o diagnóstico de TV; entretanto a sensibilidade é baixa, variando de 20 a 50%.

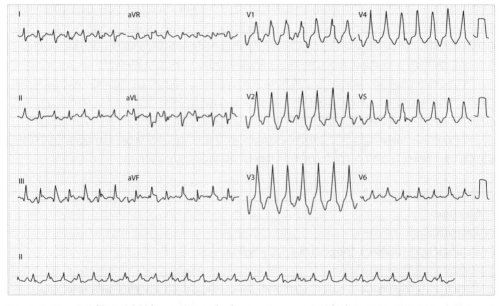

Figura 5   Taquicardia com QRS largo mostrando claramente a presença de dissociação AV, principalmente nas derivações V1-V3.

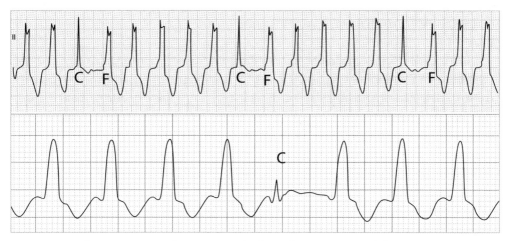

Figura 6 Traçado superior mostrando uma taquicardia de QRS largo e a presença de batimentos intermediários (fusão – F) e estreitos (captura – C). O traçado inferior evidencia um único batimento de captura correspondente ao quinto batimento.

A relação AV 1:1 não necessariamente indica TSV-A, já que 30% das taquicardias ventriculares apresentam condução retrógrada (VA) 1:1.[6-8] É importante salientar que o batimento de fusão não é patognomônico da TV, uma vez que pode ser visto também nas seguintes situações:

- FA pré-excitada: a presença de batimentos de fusão ou captura levanta suspeita de múltiplas vias anômalas.
- Extrassístoles ventriculares telediastólicas.
- Parassistolia.

DURAÇÃO DO COMPLEXO QRS

Em geral, a duração do QRS tende a ser maior na TV que na TSV-A. Uma duração do QRS > 140 ms com padrão de BCRD e/ou 160 ms nas taquicardias com morfologia de bloqueio completo do ramo esquerdo (BCRE) sugere TV.[9] Deve-se lembrar que as taquicardias de origem septal ou próximas apresentam QRS com duração menor em relação aos valores citados.

Por outro lado, a TSV poderá ter um QRS superior a 0,14 segundo no BCRD e superior a 0,16 segundo no BCRE nas seguintes situações:[1]

- No BR prévio em pacientes idosos com fibrose do sistema de condução e miocárdica.
- Na condução AV utilizando via acessória.
- Durante o uso de agentes antiarrítmicos da classe IC (flecainida e propafenona).

EIXO DO COMPLEXO QRS NO PLANO FRONTAL

Um eixo do QRS no quadrante superior direito entre -90° e aproximadamente 180° indica fortemente TV (*northwest axis*). Quando a TV tem origem na região apical do ventrículo, o eixo de despolarização ventricular está dirigido superiormente, o que determina complexos QRS negativos nas derivações inferiores. Quando a TV tem origem na região basal dos ventrículos, o SÂQRS está dirigido inferiormente, por consequência os complexos QRS são positivos nas derivações inferiores.[9] A presença de um eixo inferior na TV com QRS largo e padrão de BCRE sugere TV com origem no trato de saída do ventrículo direito (VD) (Figura 7).[1]

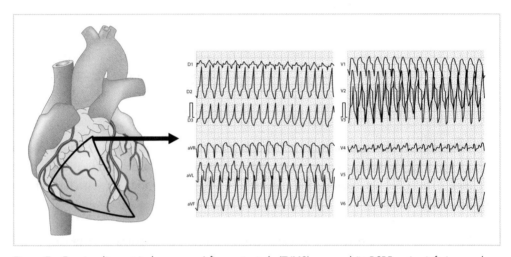

Figura 7 Taquicardia ventricular monomórfica sustentada (TVMS) com padrão BCRE e eixo inferior no plano frontal: complexos QRS positivos nas derivações inferiores e negativos em aVL e aVR. Neste caso, SÂQRS está localizado à direita de +90°, entre +90° e +120°, indicando que o foco de origem se encontra na VSVD e o QRS é do tipo QS em I.

MORFOLOGIA DO COMPLEXO QRS

A combinação de uma taquicardia com padrão de BCRE associado a SÂQRS localizado à direita sugere TV. Esse padrão associado a complexos QRS negativos em I foi encontrado em dois terços dos casos de TV com foco originado no ventrículo direito. A presença de uma onda R inicial em aVR é altamente sugestiva de TV.[10]

A presença de complexos QRS monofásicos ou bifásicos (R, qR, QR ou RS) nas precordiais direitas nas taquicardias de QRS largo com padrão de BCRD favorecem o diagnóstico de TV. Em casos de complexos bifásicos, a voltagem da onda R < R' é um indicativo de TV (sinal da orelha de coelho ou *rabbit ears sign*).[11,12] A derivação V6 também nos fornece informações importantes durante uma taquicardia com padrão de BCRD; complexos do tipo Rs, QS, qR ou uma relação R:S < 1, assinalam sua origem ventricular[9]

(Figura 8). A Figura 9 ilustra o valor do "sinal da orelha de coelho" no diagnóstico diferencial em 2 casos de taquicardias de QRS largo com morfologia de BRD.

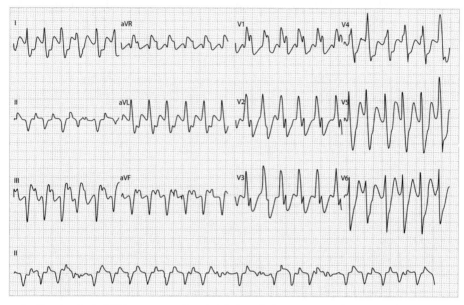

Figura 8   Taquicardia de QRS largo com padrão de BCRD; onda R > R' em V1; relação R/S em V6 < 1 e presença de batimentos híbridos de fusão na derivação longa II (todos esses são achados sugestivos de TV).

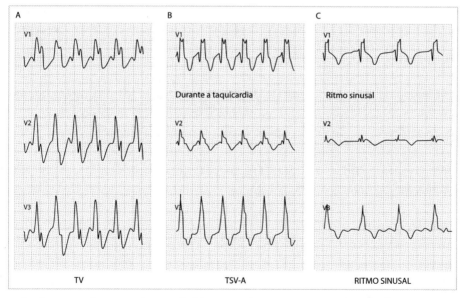

Figura 9   Dois casos de taquicardia com QRS largo nas derivações V1-V3. (A) TV exibindo R > R'; (B) TSV-A; (C) mesmo paciente em ritmo sinusal. Nota-se o padrão rSR' com R' > R.

Nos casos de taquicardias com complexos QRS largos e padrão de BCRE, os seguintes critérios sugerem TV (Figura 10):

- Onda r inicial em V1 ≥ 40 ms (presente em 87,7% dos casos de TV e apenas 13,3% dos casos de TSV-A).
- Entalhe ou empastamento na rampa descendente da onda S em V1-V2. Entalhe próximo do nadir da onda S (sinal de Josephson) (Figura 30).
- Intervalo do início do QRS até o nadir da onda S igual ou maior que 70 ms.[13]
- Qualquer onda Q em V6.

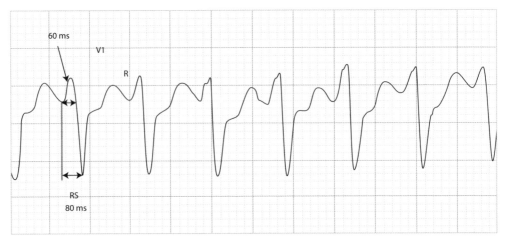

Figura 10 Traçado em V1 de uma taquicardia de QRS largo com padrão de BCRE em que se observa uma onda R inicial com duração > 40 ms; intervalo R-S > 60 ms sugestivos de TV.

Durante uma TSV-A com padrão de BCRE, a derivação V1 não mostra ou mostra uma mínima positividade inicial, uma rápida fase descendente da onda S e um curto intervalo entre o início do QRS e o ponto nadir da onda S (Figura 11).

INTERVALO ENTRE O INÍCIO DO COMPLEXO QRS E O NADIR DA ONDA S NAS DERIVAÇÕES PRECORDIAIS

Um intervalo RS ≥ 100 ms em uma ou mais derivações precordiais é altamente sugestivo de TV (Figura 29),[14] embora também possa ocorrer durante uma TSV com condução AV por via acessória, TSV com bloqueio de ramo (BR) prévio (especialmente BRE) ou na vigência de drogas antiarrítmicas que diminuem a condução intraventricular (principalmente a flecainida).

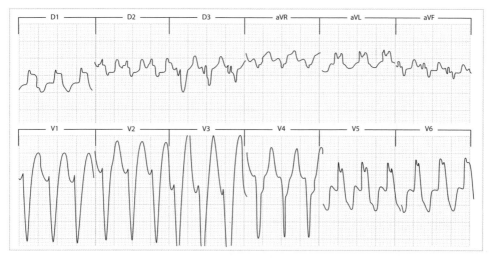

Figura 11   Taquicardia de QRS largo com morfologia de BCRE típica em que se observa claramente em V1 uma pequena positividade inicial, estreita e com um ramo descendente da onda S de descida rápida. Esses achados são sugestivos de TSV-A.

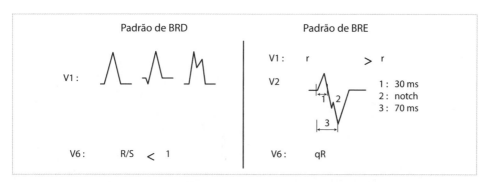

Figura 12   Critérios morfológicos nas derivações V1 e V6 para diferenciação das taquicardias com QRS largo (BCRD e BCRE) sugestivos de taquicardia ventricular.

CONCORDÂNCIA DOS COMPLEXOS QRS (*CONCORDANT PATTERN*)

Denomina-se concordância precordial quando os QRS de todas as precordiais são totalmente positivos (concordância positiva) ou negativos (concordância negativa).

A concordância negativa, isto é, os complexos QRS de polaridade inteiramente negativa de V1-V6, sugere TV de origem apical do ventrículo esquerdo. A concordância positiva (complexos QRS de polaridade inteiramente positiva de V1-V6) é característica das TVs originadas da região posterobasal do VE (Figura 13).

O diagnóstico diferencial deve ser feito com uma TSV com condução AV por via acessória (Figuras 14 e 15), a qual apresenta esse mesmo padrão eletrocardiográfico.[1]

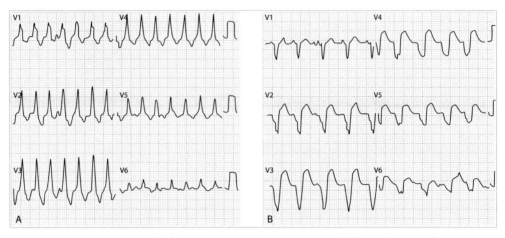

Figura 13 Dois traçados de V1-V6 durante um evento taquicárdico com QRS largo. (A) Concordância positiva. (B) Concordância negativa. Ambas são sugestivas de origem ventricular.

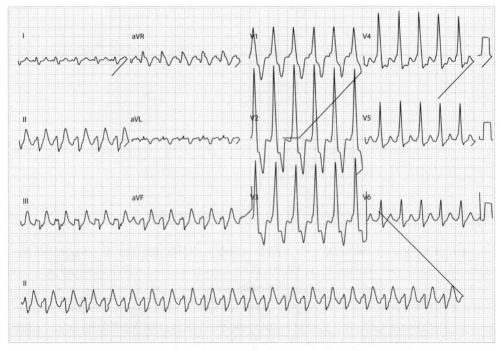

Figura 14 Concordância positiva nas precordiais durante taquicardia com QRS largo.

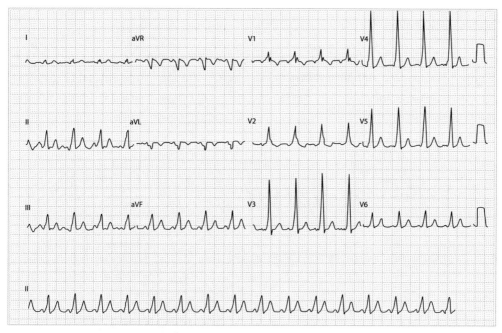

Figura 15 ECG do mesmo paciente da Figura 14 após reversão ao ritmo sinusal, o qual mostra claramente o padrão de pré-excitação ventricular (WPW). A morfologia do QRS é a mesma observada durante o evento, assinalando que o estímulo ativa os ventrículos em forma anterógrada pela via acessória (Figura 16B).

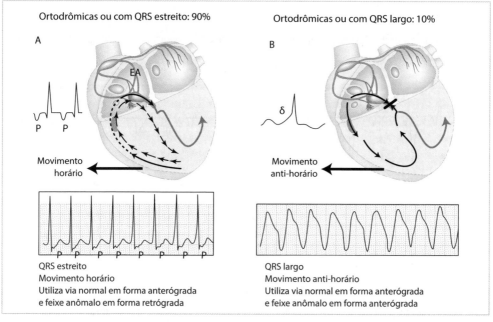

Figura 16 Taquicardias paroxísticas supraventriculares por macrorreentrada reciprocicantes ou reentrantes no WPW.

Presença de complexos QR

Complexos do tipo QR durante uma taquicardia com QRS largo, exceto em aVR (Figura 17), e padrão similar nas mesmas derivações durante ritmo sinusal (Figura 18) sugerem cicatriz de infarto prévio e estão presentes em cerca de 40% das TV pós-infarto agudo do miocárdio (IAM).[6,8,15,16]

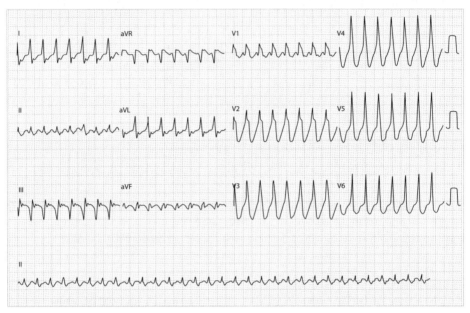

Figura 17   Taquicardia de QRS largo em que se observa padrão QR nas derivações III e aVF sugestivos de cicatriz prévia na parede inferior.

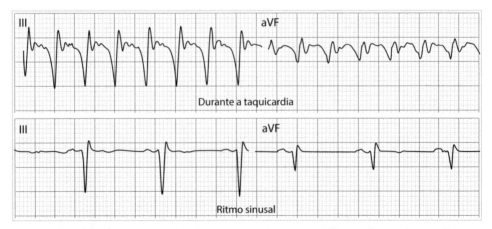

Figura 18   O mesmo paciente após o restabelecimento do ritmo sinusal (RS), confirmando a presença de necrose antiga na parede inferior. Observa-se durante o RS a mesma morfologia QR registrada durante a taquicardia.

Importância do eletrocardiograma durante o ritmo sinusal

O ECG durante o ritmo sinusal pode mostrar alterações, como BR preexistente, pré-excitação ventricular ou cicatriz de infarto do miocárdio, as quais auxiliam na correta interpretação da origem da taquicardia de QRS largo.

Outro aspecto importante que vale ressaltar é a presença de complexos QRS mais estreitos durante a taquicardia do que em ritmo sinusal, a qual sugere TV próxima ao septo interventricular, resultando numa ativação mais sincronizada dos ventrículos[1] (Figuras 19 a 21).

Apesar dos vários critérios propostos anteriormente para o diagnóstico diferencial das taquicardias com QRS largo, a incidência de erros na interpretação dos traçados permanece elevada com graves implicações prognósticas e terapêuticas.[17,18] A análise sequencial sistemática do ECG, baseada em algoritmos diagnósticos com critérios preestabelecidos melhora a acuidade diagnóstica da etiologia das taquicardias de QRS largo.

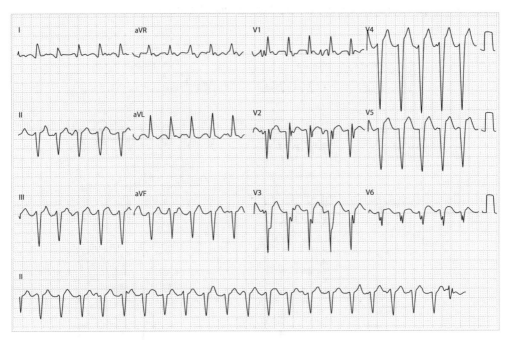

Figura 19   Taquicardia com QRS não muito largo com padrão de BRD e eixo desviado para esquerda e dissociação atrioventricular sugestivos de taquicardia ventricular fascicular.

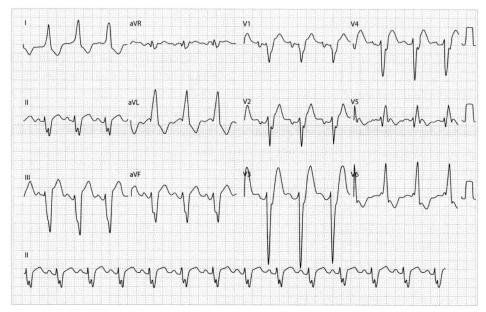

Figura 20 ECG do mesmo paciente da Figura 19 realizado durante o ritmo sinusal em que se observa um complexo QRS (BCRE) mais alargado do que o registrado durante a taquicardia.

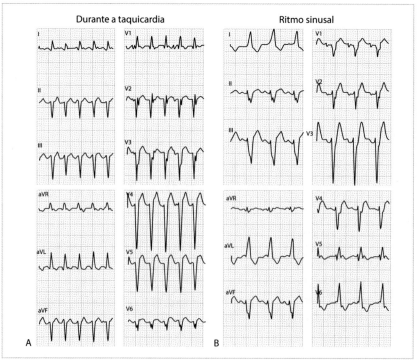

Figura 21 (A) QRS mais estreito. (B) QRS mais largo.

ALGORITMOS ELETROCARDIOGRÁFICOS PARA O DIAGNÓSTICO DIFERENCIAL DAS TAQUICARDIAS COM QRS LARGO

Vários algoritmos foram desenvolvidos para diferenciar as taquicardias de QRS largo. A maioria deles apresenta um bom desempenho na população estudada. Uma revisão recente testou cinco algoritmos comumente usados em uma população controle e descobriu que cada um deles apresenta um desempenho razoavelmente bom na diferenciação TV de TSV (precisão de 66 a 77%).[19] Os cinco algoritmos utilizados foram:

- Algoritmo de Brugada:[14] trata-se do algoritmo mais comumente usado. Tem sensibilidade de 89% e especificidade de 59,2%.
- Critério ultrassimples de Brugada ou *RW to peak time* (RWPT), isto é, a duração entre o início do QRS ao pico da onda R em II.[20] A sensibilidade é de 60%, e a especificidade é de 82%.
- Algoritmo de aVR[10] ou *Vereckei aVR algorithm*: a sensibilidade é de 87,1%, e a especificidade é de 48%.
- Novo algoritmo de Vereckei.[20]
- O algoritmo de Griffith[21] tem sensibilidade de 94,2% e especificidade de 39,8%.
- O algoritmo da abordagem Bayesiana[23] calcula um *score* baseado em 19 padrões eletrocardiográficos. Tem sensibilidade 89% e especificidade de 52%.

Algoritmo de Brugada

Em 1991, Brugada et al.[14] propuseram quatro critérios sequenciais para o diagnóstico diferencial das taquicardias com QRS largo (Figura 22):

1. Ausência de complexos do tipo RS em todas as derivações precordiais.
2. Intervalo RS em qualquer derivação precordial com complexo RS > 100 ms.
3. Dissociação AV.
4. Critérios morfológicos presentes em V1 e V6 (Quadro 1).

A sensibilidade desses quatro passos sucessivos foi de 0,98 e a especificidade de 0,96, proporcionando uma redução no número de análises equivocadas.[14]

Apesar da inovação e da importância do algoritmo, o estudo de Brugada apresentou algumas limitações:

- Pacientes em uso de drogas antiarrítmicas não foram incluídos.
- Os autores não comentam se os pacientes com BR prévio, TV idiopática e taquicardias pré-excitadas foram incluídos no grupo estudado.

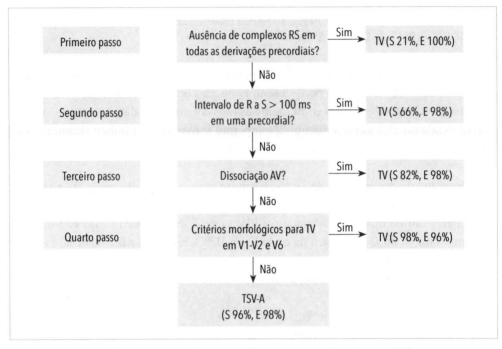

Figura 22   Algoritmo de Brugada para o diagnóstico diferencial das taquicardias com QRS largo, com as respectivas taxas de sensibilidade (S) e de especificidade (E) de cada critério.

Quadro 1   Critérios morfológicos para diagnóstico de taquicardia ventricular utilizados por Brugada et al.[14]

Taquicardia com padrão de BRD		Taquicardia com padrão de BRE	
Derivação V1	Derivação V6	Derivação V1 ou V2	Derivação V6
• R monofásico • QR ou RS • Trifásico	• Relação R:S < 1 • QS ou QR • R monofásico • Trifásico • Relação R:S > 1	Qualquer um dos seguintes: • R > 30 ms • > 60 ms ao ponto nadir da onda S, entalhe da onda S	• QR ou RS • R monofásico

BRD: bloqueio de ramo direito; BRE: bloqueio de ramo esquerdo.

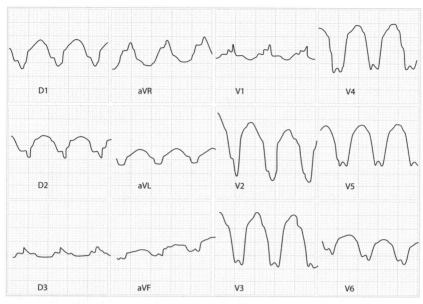

Figura 23   Taquicardia com QRS largo mostrando ausência de complexos do tipo RS nas precordiais (primeiro passo do algoritmo de Brugada).

- Brugada refere que o seu algoritmo apresenta maior sensibilidade e especificidade do que os outros critérios tradicionais, mas não chegou a comparar a acuidade diagnóstica do algoritmo com outros critérios.
- O 4º passo do seu algoritmo mantém os critérios morfológicos, que são de difícil aplicação na prática clínica.

Além disso, outros autores reportaram uma menor taxa de sensibilidade e de especificidade[21-25] do que os relatados inicialmente por Brugada.

Critério ultrassimples de Brugada

O critério ultrassimples de Brugada (*RW to peak time* – RWPT) consiste na duração do início do QRS ao pico da onda R em II.[20] A sensibilidade é de 60% e a especificidade é de 82%.

Esse critério emprega apenas a derivação II, a qual foi escolhida por ser de fácil obtenção e pelo fato de estar presente na maior parte dos traçados dos ECG realizados nas salas de emergência. O racional deste critério baseia-se na velocidade de condução mais lenta no tecido do miocárdio comparado ao sistema de condução His-Purkinje e, como tal, diferenciador de foco ventricular e supraventricular. A aplicação desse novo critério é realizada medindo o intervalo desde o início do complexo QRS até o ápice da onda R, que corresponde ao chamado tempo de ativação ventricular, *R peak time* ou deflexão intrinsecoide, independentemente da polaridade do complexo QRS.

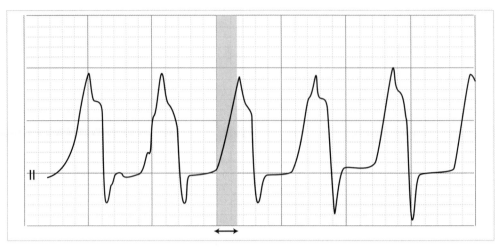

Figura 24   Tempo de ativação ventricular (*R peak time*) ou deflexão intrinsecoide em II ≥ 50 ms, indicando TV.

Neste estudo, um valor ≥ 50 ms em II apresentou uma sensibilidade de 93%, uma especificidade de 99% e um valor preditivo positivo de 98% na identificação de TV. No entanto, esse trabalho não comparou esse novo critério com os previamente existentes, necessitando ser validado em trabalhos futuros.

Algoritmo de aVR[10]

O algoritmo de aVR (*Vereckei aVR algorithm*) tem sensibilidade de 87,1% e especificidade de 48%.

Em 2007, Vereckei et al.[10] publicaram a proposta de um novo algoritmo para diagnóstico diferencial das taquicardias com QRS largo (Figura 25).

O algoritmo também se baseia em quatro passos:

1. Se a dissociação AV esteve presente, o diagnóstico de TV foi feito e a análise foi finalizada.
2. Na presença de onda R inicial em aVR, o diagnóstico de TV foi feito; caso contrário, avançou-se para o passo seguinte.
3. Se a morfologia da taquicardia com QRS largo não correspondia à BR ou bloqueio fascicular típicos, o diagnóstico de TV foi feito e a análise foi interrompida.
4. Finalmente, se a relação entre a velocidade de ativação inicial e a velocidade de ativação terminal (v_i/v_t) fosse ≤ 1 o diagnóstico de TV seria feito e caso a relação v_i/v_t fosse > 1 seria feito o diagnóstico de TSV-A.

Esse novo algoritmo apresentou dois novos conceitos, em relação aos previamente já existentes.

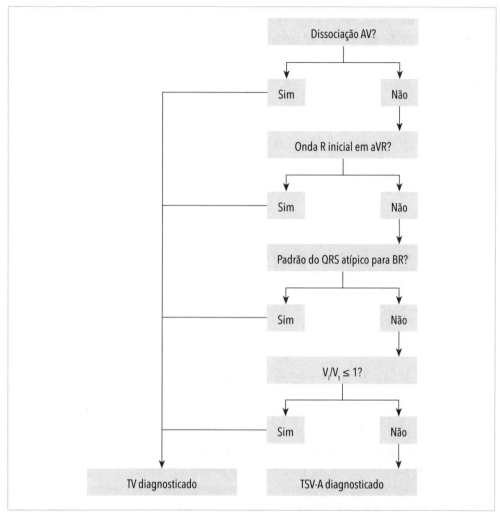

Figura 25 Algortimo de Vereckei, publicado em 2007, para o diagnóstico diferencial das taquicardias com QRS largo. AV: atrioventricular; BR: bloqueio de ramo; TSV-A: taquicardia supraventricular aberrante; TV: taquicardia ventricular.

Relação v_i/v_t

Durante uma taquicardia com QRS largo de origem supraventricular (TSV-A), a ativação septal inicial deve ser invariavelmente rápida e o atraso da condução intraventricular que causa o alargamento do QRS ocorre na porção médio-terminal do QRS. Assim, durante uma TSV-A ou BR fixo, a velocidade de condução da ativação ventricular inicial deve ser mais rápida do que a ativação ventricular terminal. Ao contrário, durante uma TV existe uma ativação ventricular inicial lenta até que o impulso alcance o sistema de His-Purkinje, após o qual o resto do ventrículo será rapidamente ativado.[10]

O cálculo da relação entre a v_i/v_t (Figura 26) faz-se medindo a variação de voltagem no traçado de ECG durante os 40 ms iniciais (V_i) e os 40 ms terminais (V_t) do mesmo complexo QRS. Uma relação ≤ 1 sugere um foco ventricular e um valor > 1 sugere um foco supraventricular.

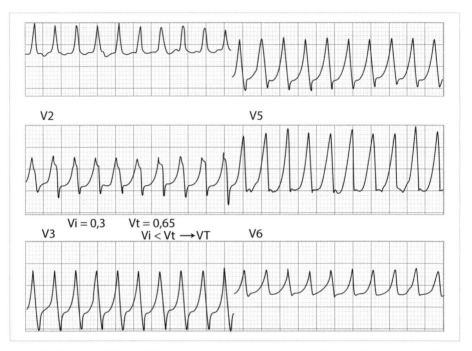

Figura 26 Aplicação do critério v_i/v_t. A figura mostra o traçado de uma taquicardia com QRS largo. A v_i é medida numa derivação com QRS bifásico onde o início e o final do QRS são perfeitamente visíveis. Posteriormente linhas verticais marcam o início e o final do QRS escolhido e pequenas estrelas marcam os 40 ms iniciais e terminais do QRS. Durante os 40 ms iniciais do QRS, o impulso deslocou-se verticalmente 0,3 mV. Assim, v_i = 0,3. Durante os 40 ms finais o impulso deslocou-se verticalmente 0,65 mV. Portanto, v_t = 0,65 mV. Dessa forma, a relação v_i/v_t < 1 sugere o diagnóstico de TV.[10]

Racional de aVR

Durante a TSV-A com BR, a onda de ativação ventricular afasta-se da derivação aVR, produzindo um complexo QRS negativo em aVR.[20]

Esse novo algoritmo, na população estudada por Vereckei, apresentou uma acuidade do teste global superior ao algoritmo de Brugada.[10] Essa diferença se deve provavelmente a uma baixa acuidade do 4° critério de Brugada, quando comparado com o 4° critério de Vereckei. Esse algoritmo apresentou também uma melhor sensibilidade e especificidade quando comparado com os critérios de Brugada.

Tal algoritmo apresenta a mesma limitação encontrada nos critérios de Brugada, ou seja, também não consegue diferenciar certos tipos de taquicardias com QRS largo tais como: TV por reentrada ramo a ramo, TV fascicular e a TSV com via acessória atrio-fascicular, a não ser que a dissociação AV esteja presente.[10] Outra limitação deve-se ao fato de que a onda R inicial em aVR, também pode ser vista em pacientes com bloqueio divisional anterossuperior e infarto do miocárdio.[26] Além do mais a relação v_i/v_t poderá estar alterada em outras condições, tais como o infarto do miocárdio anterosseptal, TV fascicular e TV próximo ao sistema de His-Purkinje.[20]

Novo algoritmo de Vereckei

Em 2008, Vereckei et al.[20] publicaram um novo algoritmo que se baseia na direção e na velocidade de ativação ventricular inicial e terminal (Figura 27). Apesar desse algoritmo não conter nenhum novo critério fundamental, baseia-se em três conceitos inéditos:

1. Análise exclusiva de uma só derivação (aVR) para o diagnóstico diferencial das taquicardias com QRS largo.
2. Classificação de TV em dois grupos principais:
   - TV com origem na região inferior e apical do ventrículo, apresentando uma onda R inicial em aVR.
   - TV com origem em outras regiões, com ausência de onda R inicial em aVR mas com lentidão (baixa velocidade) da fase inicial do QRS contrastando com as TSVs que apresentam uma rápida velocidade inicial (Figura 28).
3. Eliminação dos critérios de dissociação AV, critérios morfológicos usados em algoritmos prévios e critérios tradicionais.

O critério de dissociação AV, apesar de ser 100% específico, é pouco sensível, pois é de difícil análise nos traçados eletrocardiográficos. Nesse estudo de Vereckei, a sua inclusão não afetou a acuidade do teste quando comparado com o algoritmo de quatro passos.

O novo algoritmo consiste também de uma sequência de quatro passos, mas como descrito anteriormente, utiliza apenas uma única derivação (aVR) para análise (Figura 28).

A acuidade desse novo algoritmo de Vereckei foi superior ao algoritmo de Brugada, não mostrando diferença com significado estatístico quando comparado ao seu algoritmo prévio. Apresentou uma maior sensibilidade e especificidade no diagnóstico de TSV em relação aos critérios de Brugada.

Essa vantagem em relação aos critérios de Brugada se deve à superioridade de dois critérios (onda R inicial em aVR e a relação v_i/v_t). Outra vantagem seria a praticidade, já que a análise do novo algoritmo de Vereckei era mais rápida do que a do algoritmo prévio ou o algoritmo de Brugada.

A limitação desse novo algoritmo de Vereckei, assim como o primeiro e o de Brugada, reside na incapacidade para diferenciar TSV pré-excitadas das TV, exceto quando há

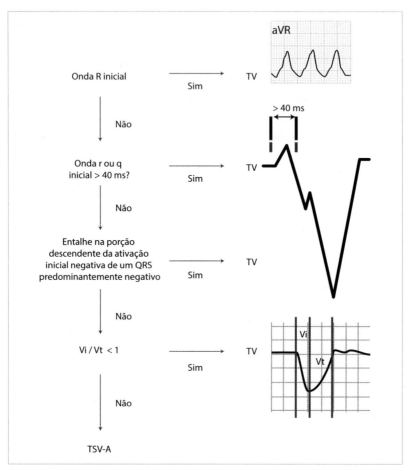

Figura 27 Algoritmo proposto por Vereckei para a diferenciação das taquicardias com QRS largo, com base na derivação aVR. TSV-A: taquicardia supraventricular aberrante; TV: taquicardia ventricular.

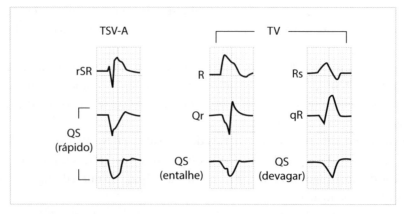

Figura 28 Critérios morfológicos utilizados no algoritmo de Vereckei para o diagnóstico diferencial das taquicardias com QRS largo. Fonte: Vereckei, 2008.[10]

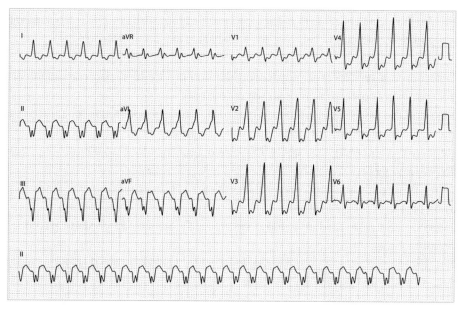

Figura 29   Taquicardia com QRS largo mostrando uma onda R inicial em aVR (primeiro passo do algoritmo de Vereckei) sugestivo de taquicardia ventricular.

onda R inicial. De fato, dos vinte casos de TSV pré-excitada nenhum apresentava onda R inicial.

Outra limitação desse algoritmo consiste no pequeno número de pacientes selecionados com TV sem cardiopatia estrutural.

Algoritmo de Griffith

O algoritmo de Griffith[21], cuja sensibilidade é de 94,2% e a especificidade é de 39,8%, inverte a estratégia diagnóstica: taquicardia supraventricular (TSV-A) é diagnosticada quando os achados do ECG correspondem a um bloqueio de ramo esquerdo ou direito típico:

- BCRE: rS ou onda QS em V1 e V2 com nadir da onda S < 70 ms e onda R pura sem nenhuma onda Q em V6.
- BCRD: padrão trifásico RSR em V1 e RS em V6, com altura de onda R maior que a profundidade da onda S.

Algoritmo da abordagem bayesiana

O algoritmo da abordagem bayesiana[22] calcula uma contagem baseada em 19 padrões eletrocardiográficos. Tem sensibilidade de 89% e especificidade de 52%.

Finalmente, uma abordagem prática em caso de taquicardia de QRS largo é o emprego da seguinte sequência em seis passos sucessivos proposto por Miller:[6]

1. Determinar a relação atrioventricular. Na presença de dissociação o diagnóstico é TV, caso não ocorra, passamos ao segundo passo.
2. Eixo do QRS no PF no quadrante superior direito (*northwest axis*) quando presente indica TV. Quando ausente vamos ao passo seguinte.
3. Relação V_i/V_t quando > do que 1 TSV-A é diagnosticado: caso contrário, passamos ao próximo passo.
4. Ausência de padrão RS nas precordiais indica TV. Caso contrário, passamos ao próximo passo.
5. Intervalo RS nas precordiais > 100 ms assinala TV. Se não está presente, passamos ao próximo passo.
6. Em caso de taquicardia com padrão de BCRE uma onda r inicial < 30 ms ou intervalo do início do QRS ao nadir do S em V1 < 60 ms quando presente assinala TSV-A.

Quadro 2   Principais diferenças entre taquicardia ventricular (TV) e taquicardia supraventricular aberrante (TSV-A)

	TV	TSV-A
Foco e etiologias	Feixe de His, ramos, Purkinje ou músculo ventricular As causas de TV podem ser com ou sem cardiopatia estrutural (Quadro 3)	Átrios e/ou nó AV
Presença de onda A em canhão no pulso venoso jugular	Quando presente, faz o diagnóstico	Não
Variações na intensidade do primeiro ruído a cada batimento	Característico	Não
Variações da pressão sistólica a cada batimento	Característico	Não
Antecedentes de infarto, angina, ICC, cardiomiopatia, história de correção de cardiopatia congênita, história familiar de MS: sugestiva de CMH, DAVC/D, síndrome de QT longo e síndrome de Brugada	Fortemente sugestivo	Não
Paciente com história de taquicardias paroxísticas periódicas responsivas a manobras vagais ou adenosina	Não	Característico
ECG prévios com PR curto (< 120 ms), QRS largo e onda delta	Não	Assinala pré-excitação como causa

(continua)

Quadro 2 Principais diferenças entre taquicardia ventricular e taquicardia supraventricular aberrante *(continuação)*

	TV	TSV-A
ECG prévios com padrão de bloqueio de ramo idêntico ao padrão do evento	Não	Característico
Término do evento com manobras vagais ou adenosina	Raro	Sim
Duração do QRS	> 140 ms se padrão de BCRD; > 160 ms se padrão de BCRE	< 140 ou < 160 ms
SÂQRS no PF	Sugestivo quando SÂQRS se encontra no quadrante superior direito entre -90° e ± 180° ou *northwest axis*	
Padrão em V1	Em presença do padrão do BCRE: r inicial > 40ms e intervalo rS maior do que 70 ms sugestivo. Padrão bifásico ou monofásico se BCRD Quando bifásico em V1 R' > R (sinal da orelha de coelho) (Figura 30)[11]	Ondas r inicial estreita e s limpa, sem entalhes se BCRE e padrão trifásico se BCRD
Padrão em V6	rS, Qrs, QS, QR ou R monofásica Se o padrão for RS R < S	qRs, Rs ou RS com R > S
A distância do início do QRS até o nadir do S é > 100 ms (sinal de Brugada) (Figura 31)	Se presente é diagnóstica	Menor
Entalhe próximo do nadir da onda S (sinal de Josephson) (Figura 32)	Característico	Ausente
Complexos QRS do tipo R ou Rs	Diagnóstico	Não
Onda q ou r inicial com duração > 40 ms em aVR (qR ou rS)	Diagnóstico	Não
Padrão concordante nas precordiais	Fortemente sugestivo	Não
Presença de batimentos de fusão	Fortemente sugestivo	Não
Presença de batimentos de captura	Fortemente sugestivo	Não
Bloqueio ventriculoatrial de segundo grau	Característico quando presente: relação QRS/P, porém com maior número de QRS do que P	Não
Padrão de BCRE com eixo no quadrante superior direito	Quase sempre TV	Não
Relação da duração entre a parte inicial e final do QRS ≤ 1[28]	Sugestiva	> 1

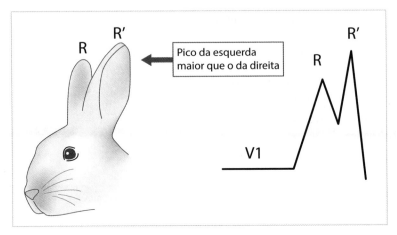

Figura 30   R' > R: sinal da orelha de coelho.

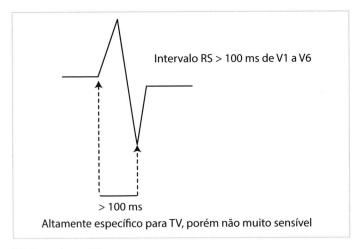

Figura 31   Sinal de Brugada para TV.

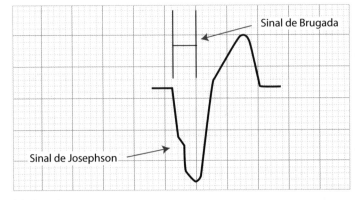

Figura 32   Sinal de Josephson.

Quadro 3   Causas de taquicardia ventricular (TV) com e sem cardiopatia estrutural

TV com cardiopatia estrutural	TV sem cardiopatia estrutural
DAC: nesta circunstância, desenvolve-se um tecido cicatricial resultado de um IAM prévio. Esse processo interfere na condução normal do impulso elétrico no coração, ocasionando um circuito de reentrada que favorece o surgimento de TV	Taquicardia ventricular idiopática
Enfermidades sistêmicas que afetam o miocárdio: sarcoidose, lúpus sistêmico, hemocromatose, artrite reumatoide e outras	Fibrilação ventricular idiopática
Cardiomiopatia dilatada, hipertrófica, cardiomiopatia arritmogênica do VD e cardiomiopatia chagásica crônica	Canalopatias
Síndrome do prolapso da valva mitral	Síndrome de repolarização precoce
Pós-operatório de correção de cardiopatias congênitas. Exemplo: tetralogia de Fallot	Alterações eletrolíticas: hipopotassemia, hiperpotassemia, hipocalcemia, hipomagnesemia
Doença valvular do coração	Efeitos de drogas que prolongam o intervalo QT, causando *torsades de pointes*
Hipertrofia ventricular de qualquer etiologia	Uso de drogas ilícitas como cocaína, metanfetaminas etc.
	Hipersimpaticotonia
	Intoxicação digitálica: taquicardia bidirecional

Taquicardias de QRS largo marcadas ou grosseiramente irregulares

A Figura 33 ilustra o caso de uma criança de 9 anos, do sexo masculino, que deu entrada na sala de emergência por episódio sincopal. Não havia nenhuma evidência clínica de cardiopatia estrutural. Ausência de sinais físicos de dissociação AV, como onda a em canhão no pulso jugular, variações na intensidade do primeiro ruído ou modificações da pressão arterial sistólica batimento a batimento. O exame físico revelava FC muito elevada, entre 160 e 300 bpm (média de 230 bpm).

O intervalo RR mais curto indica um período refratário anterógrado da via anômala curto, o que pode indicar risco alto de morte súbita.[28,29] Do ponto de vista morfológico, o evento é muito sugestivo de TV, porém a grande irregularidade dos complexos afasta TV.

Neste caso, o diagnóstico diferencial com a FA associada a bloqueio de ramo é facilmente realizado pela elevada FC.[30] A FA pré-excitada é uma arritmia grave com risco de morte súbita e que exige imediata cardioversão elétrica.

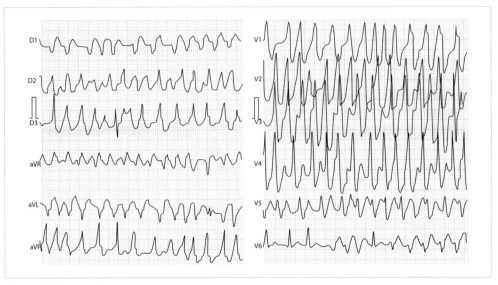

Figura 33   Diagnóstico eletrocardiográfico: taquicardia de QRS largo, com FC entre 140 e 150 bpm e muito irregular (*fast irregular and broad*). O traçado corresponde a uma FA pré-excitada com feixe acessório lateral esquerdo (*left lateral accessory pathway* – AP). Observa-se o chamado efeito concertina de Ohnell (*the concertina effect or Öhnell* ou *accordion phenomenon*), ocasionado por uma maior ou menor percentagem de ativação ventricular pelo feixe anômalo que se manifesta por graus variáveis de fusão do QRS. A irregularidade da FC (entre 160 e 300 bpm) deve-se a mudanças no período refratário do potencial de ação do feixe anômalo. O QRS largo é consequência da ativação ventricular anterógrada pela via anômala, e as variações da duração do QRS assinalam uma ativação ventricular anômala variável. São visíveis os batimentos de captura e fusão. V1 mostra um padrão monofásico. Esses três elementos podem confundir com TV.

CONCLUSÃO

A diferenciação das taquicardias com QRS largo tem implicações no manuseio terapêutico na fase aguda, bem como no prognóstico em curto e longo prazos. O ECG continua sendo a principal ferramenta para estabelecer o diagnóstico diferencial. Apesar da correta utilização desses algoritmos, em 10% dos casos o diagnóstico não é possível. Em caso de dúvida, é recomendável uma abordagem terapêutica aguda direcionada para TV, já que a maioria das taquicardias com QRS largo são de origem ventricular. Posteriormente, deve-se encaminhar o paciente para o estudo eletrofisiológico com a finalidade de estabelecer o mecanismo da arritmia.

REFERÊNCIAS BIBLIOGRÁFICAS

1. Wellens HJ. Electrophysiology: Ventricular tachycardia: diagnosis of broad QRS complex tachycardia. Heart. 2001;86(5):579-85.
2. Akhtar M, Shenasa M, Jazayeri M, et al. Wide QRS complex tachycardia. Reappraisal of a common clinical problem. Ann Intern Med. 1988;109(11):905-12.

Taquicardia sustentada com QRS largo: um desafio na sala de emergência   233

3. Buxton AE, Marchlinski FE, Flores BT, Miller JM, Doherty JU, Josephson ME. Nonsustained ventricular tachycardia in patients with coronary artery disease: role of electrophysiologic study. Circulation. 1987;75(6):1178-85.

4. Baerman JM, Morady F, DiCarlo LA, de Buitleir M. Differentiation of ventricular tachycardia from supraventricular tachycardia with aberration: value of the clinical history. Ann Emerg Med. 1987;16(1):40-3.

5. Colman AL. The jugulocardiogram, an aid in the diagnosis of cardiac arrhythmias. Am Heart J. 1966;71(5):719-20.

6. Miller JM, Das MK. Differential diagnosis for wide QRS complex tachycardia. In: Zipes DP, Jalife J. (eds.). Cardiac electrophysiology. From cell to bedside. 5.ed. Philadelphia: Saunders, Elsevier; 2009. p.823-30.

7. Pellegrini CN, Scheinman MM. Clinical management of ventricular tachycardia. Curr Probl Cardiol 2010;35:453-504.

8. Benito B, Josephson ME. Ventricular tachycardia in coronary artery disease. Rev Esp Cardiol (Engl Ed). 2012;65(10):939-55.

9. Wellens HJ, Bar FW, Lie KI. The value of the electrocardiogram in the differential diagnosis of a tachycardia with a widened QRS complex. Am J Med. 1978;64(1):27-33.

10. Vereckei A, Duray G, Szénási G, Altemose GT, Miller JM. New algorithm using only lead aVR for differential diagnosis of wide QRS complex tachycardia. Heart Rhythm. 2008;5(1):89-98.

11. Gozensky C, Thorne D. Rabbit ears: an aid in distinguishing ventricular ectopy from aberration. Heart Lung. 1974;3(4):634-6.

12. Marriot HJ. Differential diagnosis of supraventricular and ventricular tachycardia. Geriatrics. 1970;25(11):91-101.

13. Kindwall E, Brown J, Josephson ME. Electrocardiographic criteria for ventricular tachycardia in wide QRS complex left bundle branch block morphology tachycardia. Am J Cardiol. 1988;61(15):1279-83.

14. Brugada P, Brugada J, Mont L, Smeets J, Andries EW, et al. A new approach to the differential diagnosis of a regular tachycardia with a wide QRS complex. Circulation. 1991;83(5):1649-59.

15. Coumel P, Leclercq JF, Attuel P, Maisonblanche P. The QRS morphology in postmyocardial infarction ventricular tachycardia: a study of 100 tracings compared with 70 cases of idiopathic ventricular tachycardia. Eur Heart J. 1984;5(10):792-805.

16. Wellens HJ. The electrocardiographic diagnosis of arrhythmias. In: Topol E, editors. Textbook of cardiovascular medicine. Philadelphia: Lippincott, Raven; 1998. p.1591-600.

17. Morady F, Bareman JM, DiCarlo LA, DeBuitleir M, Krol RB, Wahr DW. A prevalent misconception regarding wide complex tachycardias. JAMA. 1985;254(19):2790-2.

18. Stewart RB, Baray GH, Greene HL. Wide complex tachycardia: Misdiagnosis and outcome after emergent theraphy. Ann Intern Med. 1986;104(6):771-6.

19. Jastrzebski M, Kukla P, Czarnecka D, Kawecka-Jaszcz K. Comparison of five electrocardiographic methods for differentiation of wide QRS-complex tachycardias. Europace. 2012;14(8):1165-71.

20. Vereckei A, Duray G, Szénási G, Altemose GT, Miller JM. Application of a new algorithm in the differential diagnosis of wide QRS complex tachycardia. Eur Heart J. 2007;28(5):589-600.

21. Griffith MJ, Garratt CJ, Mounsey P, Camm AJ. Ventricular tachycardia as default diagnosis in broad complex tachycardia. Lancet. 1994;343(8894):386-8.

22. Lau EW, Pathamanathan RK, Ng GA, Cooper J, Skehan JD, Griffith MJ. The Bayesian approach improves the electrocardiographic diagnosis of broad complex tachycardia. Pacing Clin Electrophysiol. 2000;23(10 Pt 1):1519-26.

23. Miller JM, Das MK, Arora R. Differential diagnosis of wide QRS complex tachycardia. In: Zipes DP, Jalife J (eds.). Cardiac electrophysiology. From cell to bedside. 4.ed. Philadelphia: Elsevier, Saunders; 2004. p.747-57.

24. Drew BJ, Scheinman MM. ECG criteria to distinguish between aberrantly conducted supraventricular tachycardia and ventricular tachycardia: practical aspects for the immediate care setting. Pacing Clin Electrophysiol. 1995;18(12 Pt 1):2194-208.

25. Alberca T, Almendral J, Sanz P, Almazan A, Cantalapiedra JL, Delcán JL. Evaluation of the specificity of morphological electrocardiographic criteria for the differential diagnosis of wide QRS complex tachycardia in patients with intraventricular conduction defects. Circulation. 1997;96(10):3527-33.

26. Dendi R, Josephson M. A new algorithm in the differential diagnosis of wide complex tachycardia. Eur Heart J. 2007;28(5):525-6.
27. Oreto G, Luzza F, Satullo G, Donato A, Carbone V, Calabrò MP. Wide QRS complex tachycardia: an old and new problem. G Ital Cardiol. 2009;10(9):580-95.
28. Thanavaro JL, Thanavaro S. Clinical presentation and treatment of atrial fibrillation in Wolff-Parkinson-White syndrome. Heart Lung 2010;39(2):131-6.
29. Jolobe OM. Caveats in preexcitation-related atrial fibrillation. Am J Emerg Med. 2010;28(2):252-3.
30. Mark DG, Brady WJ, Pines JM. Preexcitation syndromes: Diagnostic consideration in the ED. Am J Emerg Med. 2009;27(7):878-88.
31. Pava LF, Perafán P, Badiel M, Arango JJ, Mont L, Morillo CA, et al. R-wave peak time at DII: a new criterion for differentiating between wide complex QRS tachycardias. Heart Rhythm. 2010;7(7):922-6.
32. Eckardt L, Breithardy G, Hohnloser S. Ventricular tachycardia and sudden cardiac death. In: Camm AJ, Luscher TF, Serruys PW. (eds.). The ESC textbook of cardiovascular medicine. 2.ed. London: Oxford University Press; 2009. p.1133-71.
33. Dancy M, Camm AJ, Ward D. Misdiagnosis of chronic recurrent ventricular tachycardia. Lancet. 1985;2(8450):320-3.

Cardiomiopatia hipertrófica simulando síndrome coronariana aguda

17

RELATO DE CASO

Paciente de 58 anos de idade, sexo masculino, deu entrada na sala de emergência com dor retroesternal de caráter opressivo, não irradiada e associada à sudorese fria e síncope. Era portador de hipertensão arterial em tratamento irregular. Relatava na sua história familiar um irmão que teve morte súbita com apenas 2 anos e dois primos de primeiro grau que tiveram morte por arritmia cardíaca de causa desconhecida. Ao exame físico apresentava-se com as extremidades frias; PA = 100/60 mmHg; ritmo cardíaco regular com FC = 180 bpm; pulmões limpos; extremidades mal perfundidas.

O primeiro eletrocardiograma (ECG), realizado na admissão, mostrava uma taqui-cardia sustentada de QRS largo (Figura 1). O segundo ECG mostra períodos de reversão espontânea sugestivos de taquicardia ventricular não sustentada (TVNS) (Figura 2). O terceiro ECG, realizado pós-infusão de amiodarona EV, mostra reversão ao ritmo si-nusal; discreta elevação do segmento ST e inversão da onda T na parede anterior com padrão *plus/minus* de V2-V4 sugestivo de síndrome de Wellens (Figura 3).

O diagnóstico inicial foi de síndrome coronariana aguda (SCA) sem elevação do segmento ST (NSTEMI). O paciente recebeu as seguintes medicações: nitroglicerina en-dovenosa (EV), aspirina, clopidogrel, heparina e betabloqueador. Os eletrólitos estavam normais. Após o resultado da troponina elevada (0,112 ng/dL), foi encaminhado para o laboratório de hemodinâmica. O estudo mostrou coronárias normais e a ventriculografia revelou um VE hipertrófico. Em seguida realizou-se um ecocardiograma transtorácico que revelou os seguintes achados (Figura 5): diâmetro diastólico do ventrículo esquerdo (VE) = 46 mm; diâmetro sistólico do VE = 27 mm; espessura diastólica do septo inter-ventricular = 19 mm; diâmetro diastólico da parede posterior do do VE = 9 mm; AE = 26 mm; aorta = 44 mm; FE = 72%; massa do VE = 322 g; índice de massa do VE = 61,42 g/m^2.

Resumo dos achados do ecocardiograma:

- Aumento do AE e demais câmaras cardíacas normais.
- Hipertrofia assimétrica do VE (predominantemente apical do VE, mas com extensão para o septo anterior e posterior), com gradiente sistólico máximo intraventricular de 20 mmHg e hipertrofia concomitante do VD.
- Anteriorização e hipertrofia dos músculos papilares.
- Contratilidade global e segmentar do VE preservadas em repouso.
- Déficit de relaxamento do VE.
- Ausência de obstrução na via de saída do VD e do VE.
- Válvulas cardíacas com aspectos morfodinâmicos normais.
- Pericárdio normal.

Dessa forma, concluiu-se que os achados ecocardiográficos eram compatíveis com cardiomiopatia hipetrófica apical.

O paciente foi submetido a implante de cardioversor desfibrilador implantável (CDI) para prevenção secundária da morte súbita (MS) e mantido sob terapia medicamentosa com betabloqueador e amiodarona.

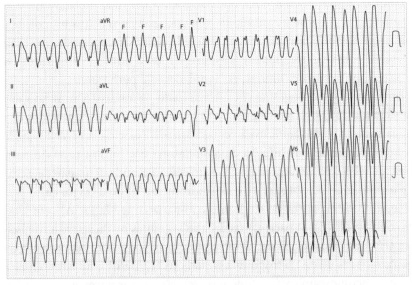

Figura 1   ECG 1: taquicardia de QRS largo, frequência cardíaca (FC) elevada e irregular (variando de batimento a batimento de 188 a 250 bpm), SÂQRS localizado no quadrante superior direito (única derivação positiva no plano frontal aVR) entre -90° e ± 180° (*northwest axis*), ausência de padrão RS nas precordiais, complexos do tipo QS em I e V6, morfologia tipo padrão de BRD bifásico em V1 com o primeiro ápice de ≤ voltagem do que o segundo sinal da orelha de coelho[1] e presença de nítidos batimentos de fusão (QRSs híbridos) de graus variáveis (F). Esses achados são compatíveis com taquicardia ventricular.

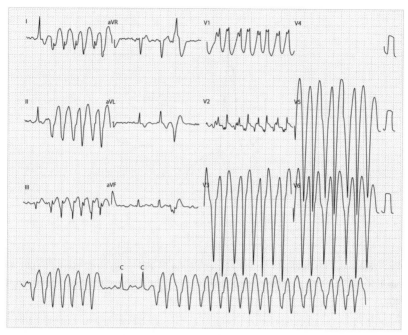

Figura 2   ECG 2: traçado do mesmo paciente mostrando períodos de taquicardia ventricular não sustentada. No traçado II longo, o oitavo e o nono batimentos são batimentos de captura (C).

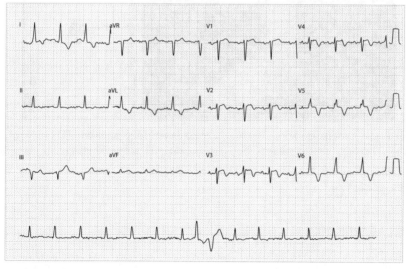

Figura 3   Após a reversão ao ritmo sinusal, observa-se inversão da onda T na parede anterolateral, discreta elevação do segmento ST em V2-V3 seguido de onda T com padrão *plus/minus* de V2-V4 (padrão ECG da síndrome de Wellens). As derivações esquerdas de I e V5-V6 mostram um padrão sistólico de repolarização ventricular caracterizado por depressão do segmento ST de convexidade superior seguido de onda T negativa com a porção descendente mais lenta do que a ascendente nas derivações esquerdas *left ventricular strain pattern* (Figura 4).

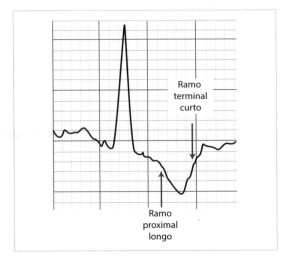

Figura 4 A derivação I do ECG da Figura 3 mostra claramente uma onda T negativa secundária por apresentar o ramo proximal descendente lento e ascendente terminal mais curto rápido, o que afasta uma alteração primária da repolarização.

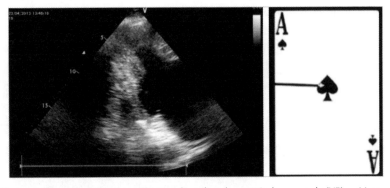

Figura 5 Ecocardiograma transtorácico. Diâmetro diastólico do ventrículo esquerdo (VE) = 46 mm; diâmetro sistólico do VE = 27 mm; espessura diastólica do septo interventricular = 19 mm; diâmetro diastólico da parede posterior do do VE = 9 mm; AE = 26 mm; aorta = 44 mm; FE = 72%; massa do VE = 322 g; índice de massa do VE = 61,42 g/m².

CONCEITO DA CARDIOMIOPATIA HIPERTRÓFICA (MCH)

Trata-se da enfermidade cardíaca hereditária mais comum, com uma prevalência estimada em aproximadamente 2 a cada 1.000 adultos jovens.[2] Representa a principal causa de morte cardíaca súbita (MCS) em atletas competitivos jovens (< 35 anos) com uma incidência de até 2,3 por 100.000 atletas por ano.[3] A eletrocardiografia é útil para selecionar os indivíduos que podem ter a hipertrofia ventricular esquerda patológica para sua posterior avaliação ecocardiográfica.[4]

A MCH se define pela presença de um aumento na espessura da parede ventricular (≥ 15 mm) de localização variável (do VE e/ou VD), com câmaras ventriculares não dilatadas (com exceção na fase final em 5 a 10% dos casos), e na ausência de outra enfermidade cardíaca ou sistêmica capaz de produzir algum grau de hipertrofia.[5] No caso em questão, um fator de confusão é o antecedente de hipertensão arterial tratada de forma irregular que poderia justificar a hipertrofia.

A entidade se caracteriza pela tríade: hipertrofia, desorganização sarcomérica dos miócitos e fibrose intersticial.

Na maioria dos casos é heredofamiliar autossômica poligênica dominante com alto grau de penetrância (60% revelam relação familiar e 40% são esporádicos). O grau e a localização dessa hipertrofia são variáveis, sendo mais frequente na porção basal do septo interventricular (SIV). Pode ser classificada como leve (13 a 15 mm), moderada (16 a 29 mm) ou grave (igual ou maior que 30 mm). Espessuras septais entre 13 e 16 mm (zona cinzenta) são excepcionalmente observadas em atletas masculinos com alto nível de treinamento, especialmente na raça negra. Essa população apresenta elevada percentagem de alterações eletrocardiográficas, incluindo hipertrofia ventricular esquerda pelo critério de voltagem (HVE), associadas a alterações do segmento ST ou inversão na onda T.

Na fase tardia, aproximadamente 5 a 10% dos pacientes evoluem para a forma dilatada com disfunção sistólica resultante de fibrose miocárdica secundária a microinfartos e possível coronariopatia associada. A isquemia miocárdica é outro elemento presente na enfermidade, secundária a:

- Doença da microcirculação.
- Diminuição da capacidade vasodilatadora.
- Compressão dos vasos septais e subepicárdicos.
- Queda da pressão média na raiz da aorta.
- Dificuldade compressiva no fluxo coronário por hipertrofia.
- Aterosclerose coronária em pacientes com mais de 50 anos.
- Aumento excessivo da massa ventricular com consequente desproporção entre oferta/demanda.

O substrato anatomopatológico consiste em um importante transtorno celular septal (95%) e hipertrofia da capa média com redução da luz dos ramos intramurais responsáveis tanto pela disfunção ventricular quanto pelas arritmias.

CLASSIFICAÇÃO E TIPOS MORFOLÓGICOS
Cardiomiopatia hipertrófica obstrutiva (Figura 6)

- Obstrução septal assimétrica basal com gradiente no trato de saída do VE. Predomina hipertrofia na região basal em relação à porção apical do SIV.

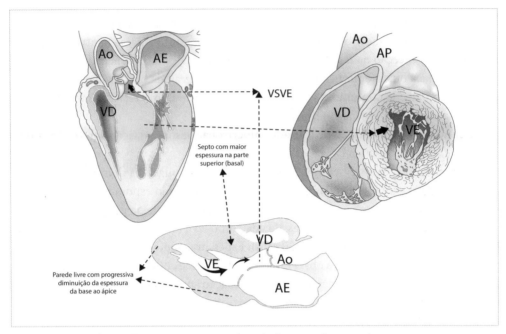

Figura 6   Hipertrofia septal assimétrica. VSVE: via de saída do ventrículo esquerdo.

- Obstrução médio-ventricular com formação de aneurisma apical (9,4%).[6] O diagnóstico é realizado pela presença de gradiente médio-ventricular > 30 mmHg. A cavidade do VE tem a aparência de um relógio de arena.[7] Essa variante está associada à ocorrência de TVNS.[8] Com frequência mostra sobreposição de fenótipos com a forma apical e aneurisma apical.[9] As Figuras 7 a 9 mostram um caso típico desta variante. Trata-se de um paciente do sexo masculino, de 53 anos, que deu entrada na emergência com quadro iniciado 1 hora antes da admissão, com mal-estar súbito seguido de perda da consciência. Foi admitido com hipotensão arterial (80/60 mmHg), FC = 180 bpm e sinais de instabilidade hemodinâmica.

Cardiomiopatia hipertrófica forma não obstrutiva (MCH-NO)

Não se observa nesta forma uma diminuição progressiva na espessura da parede da região basal em direção à região apical. As variantes são:

- Hipertrofia septal assimétrica sem obstrução: a mais frequente (60 a 70% dos casos). Espessura do SIV> 15 mm ou relação septo/parede livre > 1,39.[10]
- Apical: representa 3% de todos os casos de MCH nos Estados Unidos e 10% no Japão (forma japonesa).[11]
- Lateral e/ou posterolateral do VE.

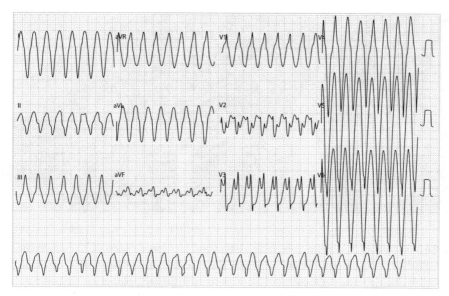

Figura 7 Traçado de admissão com o paciente inconsciente. Diagnóstico eletrocardiográfico: taquicardia sustentada de QRS largo (TQRSL-S), FC = 187 bpm, eixo do QRS localizado no quadrante superior direito (-175°), aVR com positividade inicial (padrão R), ausência de morfologia RS nas precordiais, morfologia monofásica R em V1 e padrão QS em I e de V2-V6: sugestivo de TV (foco apical).

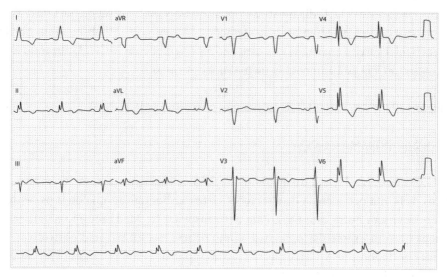

Figura 8 Traçado realizado após a cardioversão elétrica. Diagnóstico eletrocardiográfico: ritmo sinusal, FC = 60 bpm, onda P de duração prolongada (145 ms), SÂP +60° e para atrás no PH. Componente final negativo lento em V1-V2 (sobrecarga auricular esquerda). Intervalo PR prolongado (260 ms): SÂQRS +5°, complexos QRS fragmentados (fQRS) com duas ou mais derivações adjacentes mostrando padrão RSR' na ausência de BCRD; alterações de repolarização ventricular com segmento ST-T em direção oposta ao QRS precedente. Essas alterações sugerem SVE (3 pontos para SVE no escore de Romhilt-Estes).

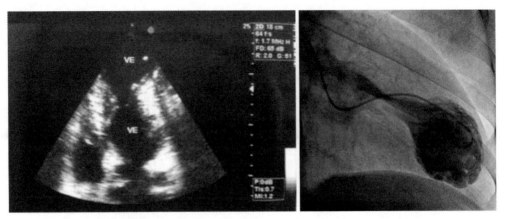

Figura 9   Imagem ecocardiográfica da cardiomiopatia hipertrófica obstrutiva médio-ventricular (A) e a ventriculografia com formação de aneurisma de VE (B). (A) Hipertrofia médio-ventricular do VE. A hipertrofia tem sua maior magnitude na região septal ventricular média. O ecocardiograma Doppler mostrou evidência de fluxo turbulento de alta velocidade nesta região do VE com presença de gradiente obstrutivo médio-ventricular de 91 mmHg em repouso e sem obstrução no trato de saída do ventrículo esquerdo. Septo do TSVE com 24 mm e parede posterior 31 mm. Existe também uma hipertrofia de VD sem gradiente no trato de saída do VD. Observa-se um aneurisma apical de 4,4 cm. (B) Ventriculografia do VE confirmando a presença do aneurisma apical.

- Concêntrica ou simétrica (aproximadamente 20% dos casos).
- Hipertrófica do VD. É diagnosticada quando dois ou mais segmentos do VD estão hipertróficos em pelo menos duas medições. McKenna et al.[12] observaram hipetrofia ventricular direita associada em 44% de 73 pacientes com MCH. Utilizando a RNM a massa do VD está aumentada na maioria dos casos.

Figura 10 mostra variantes da forma não obstrutiva (MCH-NO).

ELETROCARDIOGRAMA NA MCH

O ECG é anormal em aproximadamente 93% dos pacientes sintomáticos ou assintomáticos. Pela alta prevalência de alterações eletrocardiográficas, qualquer paciente com SVE no ECG sem outra causa aparente deve suspeitar de MCH mesmo na ausência de sintomas ou com exame físico normal, como ocorre nas formas não obstrutivas.[13] Nos pacientes portadores de MCH, essas alterações são mais comuns e mais precoces do que os achados ecocardiográficos.

Ritmo

Predomina o ritmo sinusal na maioria dos casos. A fibrilação atrial ocorre em aproximadamente 10% dos casos como consequência da diminuição da complacência e do

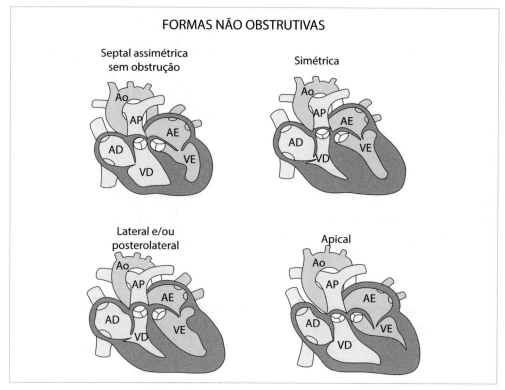

Figura 10   Variantes da forma não obstrutiva (MCH-NO).

aumento da Pd2 do VE associado com graus variáveis de insuficiência mitral. Ambas as condições determinam uma elevação na pressão média do átrio esquerdo e maior tendência à fibrilação atrial. Em estudo prospectivo em 480 pacientes portadores de MCH, Olivotto et al.[14] encontraram uma prevalência da FA em 22% em 9 anos de acompanhamento. Além disso, a presença de FA associou-se com maior risco para o desenvolvimento de insuficiência cardíaca, AVC e piora do grau funcional, notadamente nos pacientes com a forma obstrutiva.

Onda P

O padrão de sobrecarga auricular esquerda (SAE) é observado em aproximadamente 20% dos casos e é consequência do aumento da Pd2 do VE por diminuição da complacência do VE, frequentemente associado à insuficiência mitral. O padrão de sobrecarga biauricular (SBA) pode ser visto na fase dilatada com insuficiência cardíaca congestiva, eventualmente resultante da obstrução no trato de saída do VD (síndrome de Berhaim), como no caso a seguir que relata um jovem de 23 anos portador da MCH que morreu subitamente enquanto aguardava um CDI (Figura 11).

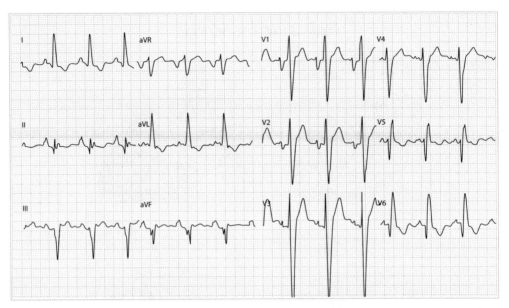

Figura 11   Ritmo sinusal com morfologia de sobrecarga biauricular, ondas Q em V5-V6, II, III e aVF (pseudoinfarto inferoapical) e ondas R proeminentes em V1-V2 (hipertrofia septal).

Intervalo PR

Pode ser normal, curto (pseudo ou verdadeiro WPW) ou prolongado. Bloqueios AV de diversos graus e até bloqueio AV total temporário ou permanente podem ser observados como consequência da terapia ablativa. Na presença de intervalo PR curto sem onda delta e QRS alargado, associado a arritmias supraventriculares e ventriculares com hipertrofia concêntrica do VE, deve-se suspeitar de enfermidade de Anderson-Fabry.[15] O traçado a seguir é de uma jovem portadora dessa enfermidade, confirmado por estudo genético, com vários membros da família afetados (Figura 12).

Eixo do QRS no plano frontal (SÂQRS)

Geralmente situa-se entre 0° e +90° na maioria dos casos. Em 30% dos pacientes o SAQRS localiza-se entre 0° e -90°. Extremo desvio para esquerda (além de -30° a -45°) pode ocorrer na presença de bloqueio divisional anterossuperior esquerdo.

Padrão do QRS

Dividimos os critérios de sobrecarga ventricular em dois grandes grupos:

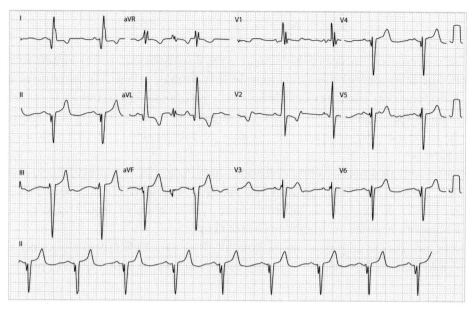

Figura 12   Ritmo sinusal; QRS alargado com PR curto; padrão de SVE; ondas R proeminentes nas precordiais direitas e QRS fragmentado.

- Critérios diretos ou maiores:
  - Critérios de voltagem.
  - Critérios baseados no alargamento do ângulo QRS/T.
  - Critérios baseados no aumento do tempo de ativação ventricular.
- Critérios menores ou indiretos de SVE.

Critérios de voltagem

- Para a sobrecarga ventricular esquerda (SVE):
  - Índice de Sokolow e Lyon:[16] S de V 1 + R de V5 ≥ 35 mm ou 3,5 mV em adultos maiores de 30 anos, ≥ 40 mm entre 20 e 30 anos, > 60 mm entre 16 e 20 anos de idade e > 65 mm entre 11 e 16 anos de idade.
  - Índice de Cornell (IC): R de aVL + S de V3 > de 28 mm em homens ou > 20 mm nas mulheres.[17]
- Para sobrecarga ventricular direita (HVD):
  - Índice de Sokolow-Lyon: voltagem da R em V1 + profundidade da S em V5 e/ou V6 ≥ 10, 5 mm.
  - Observação: a HVD só é detectável no ECG se a parede do VD desenvolve uma hipertrofia maior que a massa do ventrículo esquerdo, a qual em adultos requer um largo período.

Critérios baseados no alargamento do ângulo QRS/ST-T

Estão presentes em aproximadamente 85% dos casos, tanto nos sintomáticos quanto nos assintomáticos em qualquer de suas formas, sejam elas obstrutivas ou não. Entretanto, em pacientes mais jovens, esse padrão de repolarização se observa em menor porcentagem (60% dos casos). O ângulo QRS/ST-T > 100° (pode alcançar até 180°) tem sido denominado por Cabrera de padrão sistólico[18] (*left ventricular strain pattern*).

Nas precordiais direitas se observa elevação do segmento ST de concavidade superior, > 0,1 mV, seguido por onda T positiva. Nas precordiais esquerdas se observa depressão do segmento ST de convexidade superior, seguido por uma onda T negativa assimétrica com o ramo descendente mais lento que o ascendente.

Nota: no sistema de pontuação de Romhilt-Estes para SVE (1968) a presença de *strain pattern* confere um valor de 3 pontos, e se está em uso de digital apenas 1 ponto.

Ondas Q anormais

As ondas Q importantes de pseudoinfarto, de duração < 40 ms) e profundas são encontradas em jovens com ausência de historia de IM[19] (Figura 12). Essas ondas Q são consideradas anormais se estão presentes em duas ou mais derivações contíguas com uma profundidade maior que 1/3 da onda seguinte e com uma duração sempre < 40 ms; isto é, profundas, estreitas e localizadas na parede lateral alta (I e aVL), lateral baixa (V5-V6) e na parede inferior (II, III y aVF) (Figura 13).

A Figura 13 mostra o traçado de uma mulher jovem portadora de cardiomiopatia hipertrófica septal assimétrica com espessura do SIV de 30 mm e gradiente no trato de saída do VE > 100 mmHg.

A presença da onda Q e alterações da repolarização ventricular são as características do ECG que mais identificam os portadores de mutações do sarcômero com ou sem SVE.

A MCH é uma causa frequente de ondas Q proeminentes não causadas por infarto. Uma análise retrospectiva confirma as características das ondas Q e sua discordância com as ondas T na MCH. Dessa forma, em 41 de 44 casos com ondas Q proeminentes (como parte de complexos QRS do tipo QS ou Qr onde a amplitude da Q é > que a onda R seguinte), a onda T foi positiva. Esse sinal eletrocardiográfico característico provavelmente corresponde à hipertrofia septal associada a estresse da parede. Esse padrão é inverso ao padrão clássico da HVE com repolarização tipo *strain*.[20]

Eventual onda R de voltagem aumentada nas precordiais direitas indica hipertrofia septal por aumento do vetor do septo médio. Nesses casos, aparecem concomitantemente ondas Q profundas não alargadas em V5 e V6 como no exemplo a seguir (Figura 14).

Também é descrita pseudo-onda delta na parte inicial da rampa ascendente das R (*slurred QRS upstroke*) simulando onda delta.[21]

Cardiomiopatia hipertrófica simulando síndrome coronariana aguda

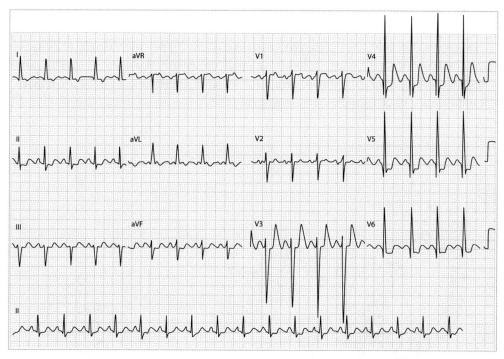

Figura 13   Ritmo sinusal com presença de ondas Q mais profundas com duração < 40 ms na região lateral (V4-V6) + SVE pelos critérios de voltagem.

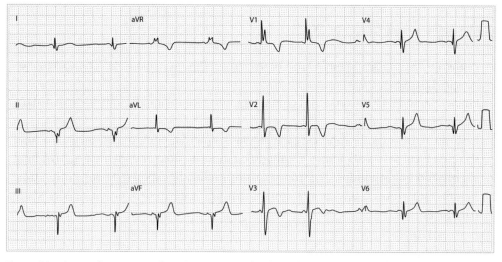

Figura 14   Jovem do sexo masculino, 21 anos, portador de cardiomiopatia hipertrófica. Ritmo sinusal; onda R de voltagem aumentada nas precordiais direitas e concomitantemente ondas Q profundas, não alargadas em V4-V6 (hipertrofia septal).

Tempo de ativação ventricular em V5-V6 (≥ 50 ms)

Também conhecido como deflexão intrinsecoide ou *R-peak time*, define-se como o tempo transcorrido desde o início do QRS ao pico da onda R. A Figura 15 mostra uma representação do prolongamento do tempo de ativação ventricular na HVE excêntrica com uma onda q inicial nas precordiais esquerdas.

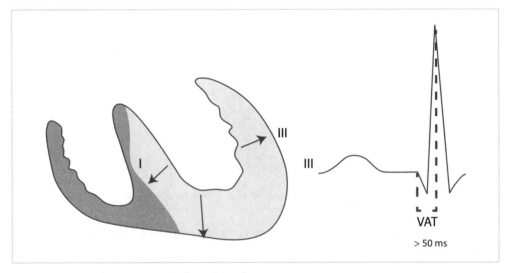

Figura 15 Tempo de ativação ventricular prolongado.

Critérios menores ou indiretos de SVE

1. Aumento na duração da onda P ≥ 110 ms em adultos ou ≥ 90 ms nas crianças menores que 12 anos.
2. Onda P bimodal (P mitral) em II com o segundo pico maior que o primeiro e distância entre ambos ≥ 40 ms.
3. Critério de Morris de sobrecarga auricular esquerda: componente negativo final da onda P em V1 ≥ 0,03 mm/s: resultado da duração do componente negativo final expressado em segundos dividido pela profundidade expressada em milímetros. Valores superiores a 0,03 mm/s constituem um critério de elevada sensibilidade para SAE.

Bloqueio completo do ramo esquerdo (BCRE)

Pós-cirurgia de miotomia/miomectomia transvalvar (80% dos casos). Nas Figuras 16 e 17 são mostrados os ECG de uma adolescente portadora de uma forma grave obstrutiva não responsiva a fármacos em doses otimizadas na qual se optou pela abordagem cirúrgica aórtico transvalvar com miotomia/miectomia. Os ECG mostram o padrão antes e depois da cirurgia.

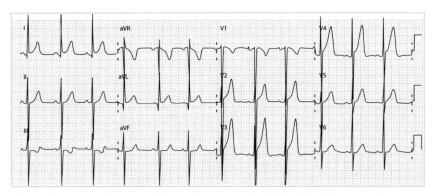

Figura 16   ECG de paciente de 13 anos, do sexo feminino, realizado em 23/1/2003, antes da cirurgia.

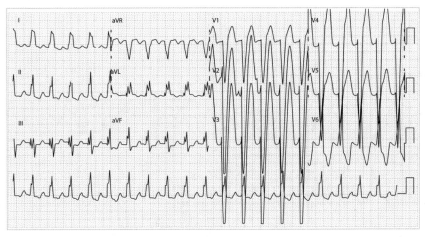

Figura 17   ECG da mesma paciente, agora com 15 anos, realizado em 11/1/2005, após a cirurgia.

Bloqueio completo do ramo direito (BCRD)

Pode ocorrer logo após a injeção de álcool absoluto na primeira perfurante septal da artéria descendente anterior (DA) durante o procedimento de ablação septal percutânea conforme exemplificado no caso clínico descrito a seguir de um paciente de 69 anos, portador de MCH-FO com gradiente em repouso do trato de saída do VE (80 mmHg) em classe funcional IV (dispneia de repouso), apesar da terapêutica medicamentosa otimizada com betabloqueador (propranolol 360 mg/dia) (Figuras 18 e 19).

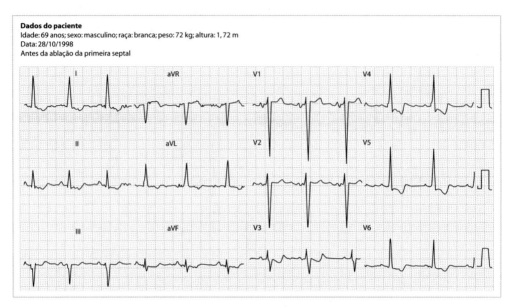

Figura 18   ECG mostrando sobrecarga das câmaras esquerdas (SAE + SVE). A SVE exibe padrão sistólico de repolarização ventricular *strain-pattern*.

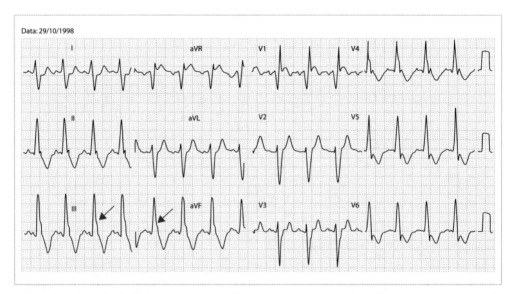

Figura 19   ECG realizado 24 horas após o procedimento. Taquicardia sinusal + sobrecarga auricular esquerda + sobrecarga ventricular esquerda + bloqueio completo de ramo direito + bloqueio divisional posteroinferior esquerdo (padrão rS em I e aVL, qR em III, RIII > RII), mosca na rampa descendente da onda R de III e aVF (setas) e SÂQRS desviado à direita +110°; além de infarto agudo de miocárdio septal com QR em V_1 e elevação do segmento ST tipo lesão subepicárdica.

Arritmias (85%)

- TSV-NS (30%).
- FA (10%).
- Extrassístoles ventriculares frequentes (> 10/h) em 20%.
- Isoladas, pareadas (25%).
- Polimórficas (20%).
- TV-NS e TV-S.

A presença de TV não sustentada, TSV não sustentada e idade < 40 anos são preditores independentes de síncopes.[22] A presença de TVNS está associada a um significativo aumento da morte súbita em pacientes jovens (menores de 30 anos) portadores de MCH. Não houve relação entre MS com a periodicidade dos eventos, duração e FC da TVNS.[23]

Fragmentação do QRS (fQRS)

A presença de fragmentação do QRS (fQRS) é um marcador de arritmias fatais.[24] A fragmentação do QRS é definida pela presença de diferentes morfologias de RSR' (QRS < 120 ms) as quais incluem a presença de uma onda R adicional (R'), entalhes na onda R, entalhes no ramo descendente ou ascendente da onda S, ou mais de uma onda R' em 2 derivações contíguas na ausência de BCRD.[25]

A fQRS assinala a presença de uma cicatriz miocárdica e representa um marcador não invasivo de eventos potencialmente fatais.[26] Tem sido descrita na doença coronariana,[27] cardiomiopatia dilatada não isquêmica com QRS estreito,[28] MCH,[24] cardiomiopatia/ displasia arritmogênica do VD,[29] sarcoidose cardíaca,[30] síndrome de Brugada,[31] síndrome adquirida do QT prolongado.[32] Neste último caso, constitui-se num marcador da ocorrência de *torsades de pointes*.[33] A presença de fQRS é um achado comum em indivíduos que receberam CDI para prevenção primária ou secundária de morte súbita e que receberam terapia de choque apropriado.[22] O valor da fQRS na estratificação de MS na MCH ainda não está totalmente estabelecido. Entretanto, há um estudo publicado recentemente[34] cujos resultados sugerem que a presença de QRS fragmentado é um preditor de eventos arrítmicos nos pacientes com MCH. O traçado abaixo pertence a um paciente do sexo masculino realizado após um evento de morte súbita abortada com presença de fQRS (Figura 20).

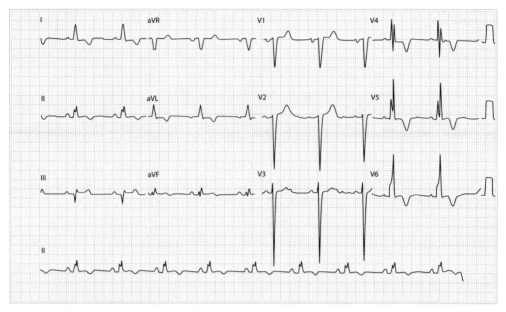

Figura 20 Ritmo sinusal com sinais de SVE (critérios de voltagem); alterações secundárias na repolarização ventricular; fQRS na região inferolateral.

CARDIOMIOPATIA HIPERTRÓFICA APICAL (MCH-Ap)

Caracteriza-se por ondas T gigantes negativas (≥ 1,0 m V10 mm) de V2 a V5. Esta variedade de MCH é mais comum entre japoneses do que em norte-americanos (15% de todos os casos de MCH no Japão frente a 3% nos Estados Unidos).[35] A significativa polaridade negativa da onda T se deve a um deslocamento para atrás e à direita do vetor ST/T. Essa negatividade se torna mais evidente com o passar do tempo.[36] A prevalência no mundo ocidental da MCH-Ap é de aproximadamente 0,02 a 0,2% e constitui 8% de todos os casos. No Japão, corresponde a 25% de todos os casos.[37]

A prova de esforço pode diminuir a profundidade das ondas T.[38] Na ausência de DAC esse achado deve levantar a suspeita de MCH que pode ser confirmado pela RNM. Três hipóteses têm sido sugeridas para explicar as ondas T negativas:

- Isquemia subendocárdica apical.
- Desorganização celular apical.
- Maior duração do potencial de ação das células hipertrofiadas, com repolarização mais lenta.[39]

Eventualmente, observam-se ondas R proeminentes nas precordiais com diminuição progressiva das ondas T. Naqueles pacientes que desenvolvem aneurisma apical com coronárias normais podem ser observados TV-NS ou TV-S. As Figuras 21 e 22 mostram dois casos típicos de MCH-Ap.

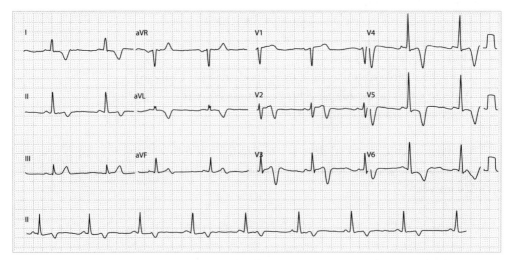

Figura 21   Profundas ondas T negativas (>10 mm) de V2 a V6, I, aVL e II. Padrão de SVE tipo sistólico.

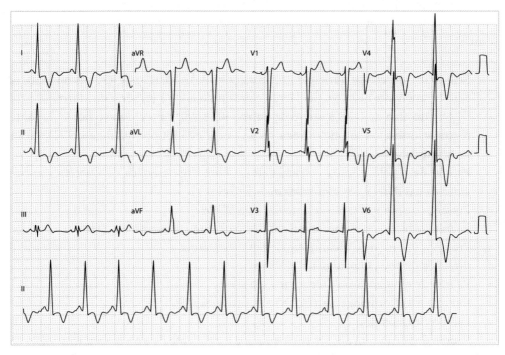

Figura 22   Paciente do sexo masculino, 48 anos, motorista, com história de dor no peito e dispneia de esforço, profundas ondas T negativas (>10 mm) de V4 a V6, I, aVL, II. Padrão de SVE do tipo sistólico; PR curto.

O ecocardiograma do paciente da Figura 22 mostrou câmaras com dimensões intracavitárias normais, importante hipertrofia ventricular médio-apical, obliteração do ápice doVE sugetivo de Yamaguchi, ausência de gradiente na VSVE, massa = 406 g, SIV = 19 mm, PPVE = 15 mm, FE = 79%.

O diagnóstico se baseia nos seguintes elementos:

- Ondas T gigantes negativas de V2 a V4.
- Curso benigno e sintomas mais leves (pode não ser benigno).
- Aspecto em ás de espada na ventriculografia esquerda.
- Ausência de gradiente intraventricular.

O diagnóstico diferencial deve ser realizado com tumores apicais, trombos apicais, coração não compactado, endomiocardiofibrose, coronariopatia, divertículo apical, falso tendão do VE.[40,41]

VALOR DO ECG PARA O DIAGNÓSTICO DIFERENCIAL COM O CORAÇÃO DO ATLETA

Nos atletas, existem manifestações eletrocardiográficas que não devem ser motivo de preocupação porque fazem parte do chamado padrão eletrocardiográfico do atleta, isto é, não há necessidade de investigações adicionais quando presentes.

Entretanto, os seguintes achados podem indicar a existência de cardiopatia subjacente:

- Padrão de sobrecarga auricular esquerda com P de duração de 120 ms ou mais, ou com componente negativo final lento e profundo em V1 (critério de Morris).
- Desvio do eixo de QRS à esquerda entre -30º e -90º tipo bloqueio fascicular anterossuperior esquerdo ou à direita na ausência de biotipo longilíneo, SVD, ou infarto lateral.
- Padrão de repolarização ventricular tipo sobrecarga sistólica de Cabrera (*oustress pattern*) nas derivações esquerdas ou inferiores.
- Presença de pré-excitação ventricular tipo WPW.
- Padrão de bloqueio avançado ou completo de ramo esquerdo ou direito.
- Presença de bloqueio incompleto de ramo esquerdo.
- Presença de onda Q patológica ($\geq$ 40 ms).
- Padrão de repolarização precoce maligna.
- Intervalos QT prolongados (LQTS) ou curtos (SQTS).
- Padrão Brugada tipo 1.
- Padrão de BIRD com ângulo entre a rampa ascendente da S e a descendente da R' em V1-V2 de ápice arredondado e ângulo > que 56º (diferença entre um BIRD inocente e um padrão Brugada tipo 2 em sela de montaria).

Cardiomiopatia hipertrófica simulando síndrome coronariana aguda **255**

- Ondas T invertidas em ≥ 2 derivações consecutivas.

O Quadro 1 mostra as principais diferenças entre o coração do atleta com a hipertrofia ventricular patológica da MCH.

Quadro 1   Elementos para o diagnóstico diferencial entre o coração de atleta e MCH

	Coração de atleta	MCH/hipertrofia ventricular patológica
História pessoal e familiar	Ausente	Pode estar presente
Exame físico	Normal	Pode estar alterado
Resposta da pressão arterial no exercício	Normal	Normal ou reduzida
Isquemia relativa	Ausente	Presente
Relação dos componentes miocíticos/ não miocíticos	Mantida	Aumento desproporcional do componente não miocítico (remodelamento fibrótico)
Ciclo energético	Aeróbico	Anaeróbico
Sistema renina-angiotensina-aldosterona	Normal	Aumentado
Norepinefrina	Normal	Aumentado
Peptideonatriurético atrial	Normal	Pode estar aumentado
Função de bomba	Normal	Pode estar deprimida
Frequência cardíaca	Tendência a bradicardia sinusal por vagotonia	Taquiarritmia frequente por simpaticotonia
Pressão diastólica final do VE (Pd2 do VE)	Normal	Aumentada
Pressão arterial pulmonar e pressão venosa central	Normal	Pode estar aumentada
Sistema nervoso autônomo	Predominância parassimpática	Predominância simpática
Localização da hipertrofia	Simétrica, mas pode ser assimétrica	Assimétrica, mas pode ser simétrica
Isquemia relativa	Ausente	Presente
Achados ecocardiográficos		
Diâmetro ventricular Espessura das paredes Tamanho da aurícula esquerda	Crescimento proporcional entre o diâmetro e a espessura das paredes Aurícula esquerda normal	Perda da relação espessura de paredes/ diâmetro diastólico Aumento frequente da AE

(continua)

Quadro 1   Elementos para o diagnóstico diferencial entre o coração de atleta e MCH *(continuação)*

	Coração de atleta	MCH/hipertrofia ventricular patológica
Espessura do septo interventricular*	< 13 mm	> 15 mm
Diâmetro diastólico final VE†	> 70 mm	< 54 mm (1)
Função diastólica	Normal (proporção E: A > 1)	Anormal (proporção E: A < 1)
Hipertrofia septal	Simétrica	Assimétrica predominante
Movimento anterior sistólico (MAS) do folheto posterior da válvula mitral (Eco modo-M)	Ausente	Característico
Efeito do descondicionamento[42]	Regressão do SIV em ≈ 80% dos casos	Sem regressão do SIV

* Um valor de 13 a 15 mm não é determinante.
† Um valor de 60 a 70 mm não é determinante; valor do ponto de corte < 54 mm.
Proporção E:A = proporção da velocidade do fluxo transmitral de precoce à tardia.

RESUMO DOS PRINCIPAIS ACHADOS ELETROCARDIOGRÁFICOS NA MCH

- Bradicardia sinusal.
- Padrão de sobrecarga ventricular esquerda: por critérios de voltagem e de repolarização ventricular (*strain pattern*) e também pela presença de criterios indiretos tais como SAE e o aumento do tempo de ativação ventricular (deflexão intrinsecoide).
- Alteração da repolarização ventricular.
- Eventual sobrecarga auricular esquerda ou biauricular.
- Intervalo PR normal, curto ou prolongado.
- Eventualmente, ondas R de voltagem aumentada nas precordiais direitas.
- Ondas R proeminentes nas precordiais direitas e médias.
- Pseudo-onda delta na porção incial da rampa ascendente do QRS (*slurred QRS upstroke*).[21]
- Eventual presença de padrão de pseudoinfarto.
- A presença de fragmentação do QRS (fQRS) é um marcador de arritmias malignas.[24]
- Eixo elétrico do QRS pode ser normal ou com extremo desvio à esquerda ou à direita.
- Padrão de bloqueio completo do ramo esquerdo é comum após a miotomia/miectomiaseptal transaórtica (cirurgia de Morrow).[43]
- Padrão de bloqueio completo do ramo direito é predominante (aproximadamente 70% dos casos).[44]
- Bloqueio AV completo transitório ou definitivo pode ser observado após a injeção de álcool absoluto na primeira perfurante septal da DA.[45]
- Ondas T gigantes e profundamente invertidas são características da cardiomiopatia hipertrófica apical.[46]

Prolongamento dos intervalos QT/QTc que está associado com assincronia mecânica e disfunção do VE.[47] O prolongamento do QTc é um preditor clínico de terapia apropiada do CDI na MCH.

Episódios de TVs monomórficas sustentadas são raros e se observam na forma obstrutiva a médio-ventricular associada a aneurisma apical.[48]

REFERÊNCIAS BIBLIOGRÁFICAS

1. Gozensky C, Thorne D. Rabbit ears: an aid in distinguishing ventricular ectopy from aberration. Heart Lung. 1974;3(4):634.
2. Maron BJ, Gardin JM, Flack JM, Gidding SS, Kurosaki TT, Bild DE. Prevalence of hypertrophic cardiomyopathy in a general population of young adults. Echocardiographic analysis of 4111 subjects in the CARDIA Study. Coronary Artery Risk Development in (Young) Adults. Circulation. 1995;92(4):785-9.
3. Seggewiss H, Blank C, Pfeiffer B, Rigopoulos A. Hypertrophic cardiomyopathy as a cause of sudden death. Herz. 2009;34(4):305-14.
4. Basavarajaiah S, Wilson M, Whyte G, Shah A, McKenna W, Sharma S. Prevalence of hypertrophic cardiomyopathy in highly trained athletes: relevance to pre-participation screening. J Am Coll Cardiol. 2008;51(10):1033-9.
5. Maron BJ, Seidman CE, Ackerman MJ, Towbin JA, Maron MS, Ommen SR, et al. How should hypertrophic cardiomyopathy be classified?: What's in a name? Dilemmas in nomenclature characterizing hypertrophic cardiomyopathy and left ventricular hypertrophy. Circ Cardiovasc Genet. 2009;2(1):81-5.
6. Minami Y, Kajimoto K, Terajima Y, Yashiro B, Okayama D, Haruki S, et al. Clinical implications of midventricular obstruction in patients with hypertrophic cardiomyopathy. J Am Coll Cardiol. 2011;57(23):2346-55.
7. Gao XJ, Kang LM, Zhang J, Dou KF, Yuan JS, Yang YJ. Mid-ventricular obstructive hypertrophic cardiomyopathy with apical aneurysm and sustained ventricular tachycardia: a case report and literature review. Chin Med J (Engl). 2011;124(11):1754-7.
8. Petrou E, Kyrzopoulos S, Sbarouni E, Tsiapras D, Voudris V. Mid-ventricular hypertrophic obstructive cardiomyopathy complicated by an apical aneurysm, presenting as ventricular tachycardia. J Cardiovasc Ultrasound. 2014;22(3):158-9.
9. Minami Y, Haruki S, Hagiwara N. Phenotypic overlap in hypertrophic cardiomyopathy: Apical hypertrophy, mid ventricular obstruction, and apical aneurysm. J Cardiol. 2014;64(6):463-9.
10. Maron BJ, McKenna WJ, Danielson GK, Kappenberger LJ, Kuhn HJ, Seidman CE, et al.; Task Force on Clinical Expert Consensus Documents. American College of Cardiology; Committee for Practice Guidelines. European Society of Cardiology. American College of Cardiology/European Society of Cardiology clinical expert consensus document on hypertrophic cardiomyopathy: a report of the American College of Cardiology Foundation Task Force on Clinical Expert Consensus Documents and the European Society of Cardiology Committee for Practice Guidelines. J Am Coll Cardiol 2003;42(9):1687-713.
11. Hebbar P, Matin Z, Bissett J. Progressive T wave changes without risk factors:what is the diagnosis? J Ark Med Soc. 2011;108(6):116-7.
12. McKenna WJ, Kleinebenne A, Nihoyannopoulos P, Foale R. Echocardiographic measurement of right ventricular wall thickness in hypertrophic cardiomyopathy: relation to clinical and prognostic features. J Am Coll Cardiol. 1988;11(2):351-8.
13. Savage DD, Seides SF, Clark CE, Henry WL, Maron BJ, Robinson FC, et al. Electrocardiographic findings in patients with obstructive and non obstructive hypertrophic cardiomyopathy. Circulation. 1978;58(3 Pt 1):402-8.
14. Olivotto I, Cecchi F, Casey SA, Dolara A, Traverse JH, Maron BJ. Impact of atrial fibrillation on the clinical course of hypertrophic cardiomyopathy. Circulation 2001;104(21):2517.

258 Eletrocardiograma na medicina de urgência e emergência

15. Gambarin FI, Disabella E, Narula J, Diegoli M, Grasso M, Serio A, et al. When should cardiologists suspect Anderson-Fabry disease? Am J Cardiol. 2010;106(10):1492-9.

16. Sokolow M, Lyon TP. The ventricular complex in left ventricular hypertrophy as obtained by unipolar precordial and limb leads. Am Heart J. 1949;37(2):161-86.

17. Casale PN, Devereux RB, Kligfield P. Eisenberg RR, Miller DH, Chaudhary BS, et al. Electrocardiographic detection of left ventricular hypertrophy: development and prospective validation of improved criteria. J Am Coll Cardiol. 1985;6(3):572-80.

18. Cabrera E, Monroy JR. Systolic and diastolic loading of the heart. II. Electrocardiographic data. Am Heart J. 1952;43(5):669-86.

19. Ferrari E, Gibelin P, BaudouyM, Leonetti J, Blanc P, Camous JP, et al. Ischemic clinical forms of hypertrophic cardiomyopathies: differential diagnosis with myocardial infarction. Apropos of 15 cases. Arch Mal Coeur Vaiss. 1991;84(11):1561-8.

20. Goldberger AL. Q wave T wave vector discordance in hypertrophic cardiomyopathy: septal hypertrophy and strain pattern. Br Heart J. 1979;42(2):201-4.

21. Marine JE. ECG Features that suggest a potentially life-threatening arrhythmia as the cause for syncope. J Electrocardiol. 2013;46(6):561-8.

22. Haghjoo M, Faghfurian B, Taherpour M, Fazelifar AF, Mohammadzadeh S, Alizadeh A, et al. Predictors of syncope in patients with hypertrophic cardiomyopathy. Pacing Clin Electrophysiol. 2009;32(5):642-7.

23. Monserrat L, Elliott PM, Gimeno JR, Sharma S, Penas-Lado M, McKenna WJ. Non-sustained ventricular tachycardia in hypertrophic cardiomyopathy: an independent marker of sudden death risk in young patients. J Am Coll Cardiol. 2003;42(5):873-9.

24. Kang KW, Janardhan AH, Jung KT, Lee HS, Lee MH, Hwang HJ. Fragmented QRS as a candidate marker for high-risk assessment in hypertrophic cardiomyopathy. Heart Rhythm. 2014;11(8):1433-40.

25. Schuller JL, Olson MD, Zipse MM, Schneider PM, Aleong RG, Wienberger HD, et al. Electrocardiographic characteristics in patients with pulmonary sarcoidosis indicating cardiac involvement. J Cardiovasc Electrophysiol. 2011;22(11):1243-8.

26. Das MK, Zipes DP. Fragmented QRS: a predictor of mortality and sudden cardiac death. Heart Rhythm. 2009;6(3 Suppl):S8-14.

27. Das MK, Maskoun W, Shen C, Michael MA, Suradi H, Desai M, et al. Fragmented QRS on twelve-lead electrocardiogram predicts arrhythmic events in patients with ischemic and nonischemic cardiomyopathy. Heart Rhythm. 2010;7(1):74-80.

28. Tigen K, Karaahmet T, Gurel E, Cevik C, Nugent K, Pala S, et al. The utility of fragmented QRS complexes to predict significant intraventricular dyssynchrony in nonischemic dilated cardiomyopathy patients with a narrow QRS interval. Can J Cardiol. 2009;25(9):517-22.

29. Peters S, Trümmel M, Koehler B. QRS fragmentation in standard ECG as a diagnostic marker of arrhythmogenic right ventricular dysplasia-cardiomyopathy. Heart Rhythm. 2008;5(10):1417-21.

30. Homsi M, Alsayed L, Safadi B, Mahenthiran J, Das MK. Fragmented QRS complexes on 12-lead ECG: a marker of cardiac sarcoidosis as detected by gadolinium cardiac magnetic resonance imaging. Ann Noninvasive Electrocardiol. 2009;14(4):319-26. 31. Morita H, Zipes DP, Wu J. Brugada syndrome: insights of ST elevation, arrhythmogenicity, and risk stratification from experimental observations. Heart Rhythm. 2009;6(11 Suppl):S34-43.

31. Moss AJ. Fragmented QRS: the new high-risk kid on the block in acquired long QT syndrome. Heart Rhythm. 2010;7(12):1815-6.

32. Haraoka K, Morita H, Saito Y, Toh N, Miyoshi T, Nishii N, et al. Fragmented QRS is associated with torsades de pointes in patients with acquired long QT syndrome. Heart Rhythm. 2010;7(12):1808-14.

33. Femenía F, Arce M, Van Grieken J, Trucco E, Mont L, Abello M, et al. Fragmented QRS in Hypertrophic Obstructive Cardiomyopathy (FHOCM) Study Investigators. Fragmented QRS as a predictor of arrhythmic events in patients with hypertrophic obstructive cardiomyopathy. J Interv Card Electrophysiol 2013;38(3):159-65.

34. Kitaoka H, Doi Y, Casey SA, Comparison of prevalence of apical hypertrophic cardiomyopathy in Japan and the United States. Am J Cardiol. 2003;92(10):1183-6.
35. Bielli M, Parravicini U, Zanetta M, Zenone F. Apical hypertrophic cardiomyopathy: description of a case in advanced age with documentation of electrocardiographic course. G Ital Cardiol. 1991;21(12):1325-9.
36. Maron BJ. The giant negative T wave revisited in hypertrophic cardiomyopathy. J Am Coll Cardiol. 1990;15(5):972-3.
37. Tilmant PY, Lablanche JM, Laurent JM, Héthuin JP, Folliot JP, Bertrand ME. Non-obstructive hypertrophic myocardiopathy. Apropos of 5 cases. Arch Mal Coeur Vaiss. 1980;73(11):1269-78.
38. Tsunakawa H, Wei D, Mashima S, Harumi K. Study on the genesis of giant negative T wave in apical hypertrophic cardiomyopathy using a three-dimensional computer model. Jpn Heart J. 1991;32(6):799-809.
39. Yusuf SW, Bathina JD, Banchs J, Mouhayar EN, Daher IN. Apicalhypertrophic cardiomyopathy. World J Cardiol. 2011;3:256-9.
40. Cisneros S, Duarte R, Fernandez-Perez GC, Castellon D, Calatayud J, Lecumberri I, et al. Left ventricular apical diseases. Insights Imaging. 2011;2(4):471-82.
41. Caselli S, Maron MS, Urbano-Moral JA, Pandian Ng, Maron Bj, Pelliccia A. differentiating left ventricular hypertrophy in athletes from that in patients with hypertrophic cardiomyopathy. Am J Cardiol. 2014;114(9):1383-9.
42. Morrow AG, Reitz BA, Epstein SE, Henry WL, Conkle DM, Itscoitz SB. Operative treatment in hypertrophic subaortic stenosis. Techniques, and the results of pre and postoperative assessments in 83 patients. Circulation. 1975;52(1):88-102.
43. Pérez-Riera AR, de Lucca AA, Barbosa-Barros R, Yanowitz FG, de Cano SF, Cano MN, et al. Value of electro-vectorcardiogram in hypertrophic cardiomyopathy. Ann Noninvasive Electrocardiol. 2013;18(4):311-26.
44. Duke M, Pérez-Riera AR, Duke L. Claves diagnósticas electrocardiográficas en la miocardiopatía hipertrófica. In: Uribe W (ed.). Electrocardiografía clínica de lo básico a lo complejo. Bogotá: Distribuna; 2014. p.309-20.
45. Malik LH, Singh GD, Amsterdam EA. T-wavetease: apical hypertrophic cardiomyopathy. Am J Med. 2014 Jun;127(6):498-500.
46. Badran HM, Elnoamany MF, Soltan G, Ezat M, Elsedi M, Abdelfatah RA, et al. Relationship of mechanical dyssynchrony to QT interval prolongation in hypertrophic cardiomyopathy. Eur Heart J Cardiovasc Imaging. 2012;13(5):423-32.
47. Osawa H, Fujimatsu T, Takai F, Suzuki H. Hypertrophic cardiomyopathy with apical aneurysm: left ventricular reconstruction and cryoablation for ventricular tachycardia. Gen Thorac Cardiovasc Surg. 2011;59(5):354-8.
48. Balt JC, Wijffels MC, Boersma LV, Wever EF, ten Berg JM. Continuous rhythm monitoring for ventricular arrhythmias after alcohol septal ablation for hypertrophic cardiomyopathy. Heart. 2014;100(23):1865-70.
49. Femenia F, Arce M, Arrieta M, Baranchuk A. Surface fragmented QRS in a patient with hypertrophic cardiomyopathy and malignant arrhythmias: Is there an association? J Cardiovasc Dis Res. 2012;3(1):32-5.

18 Intoxicação digitálica simulando a síndrome coronariana aguda

RELATO DE CASO

Paciente do sexo masculino, 46 anos de idade, com história prévia de hipertensão arterial e doença dos rins. Foi admitido na sala de emergência com quadro de dor epigástrica, náuseas e vômitos. Realizou-se um eletrocardiograma (ECG) (Figura 1) na admissão. A derivação V1 com detalhe revela o PR prolongado, QT curto e sobrecarga atrial esquerda (Figura 2). Posteriormente, foi registrado um traçado longo em DII (Figura 3).

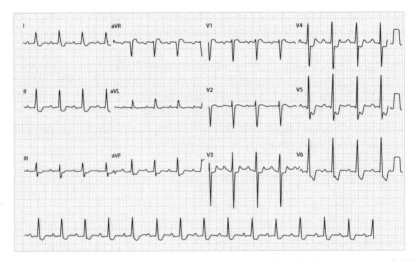

Figura 1 ECG 1. Diagnóstico eletrocardiográfico: ritmo sinusal, onda P de duração aumentada (120 ms) e com o componente final negativo lento e profundo em V1, intervalo PR prolongado (240 ms), SÂQRS +40°, depressão difusa do segmento ST de concavidade superior (em colher) e concomitante elevação em aVR e V1, intervalos QT/QTc muito curtos com padrão de SVE tipo sistólica ou *strain pattern*, ângulo QRS/T alargado ≥ 100° com depressão do segmento ST e inversão da onda T nas precordiais esquerdas V5, V6, e em I, aVL. No presente caso também se observa nas inferiores III e aVF (coração vertical). Ausência de onda q inicial ou embrionária em V5 e V6 (padrão sistólico de SVE).

Usava a seguinte medicação: diurético de alça (furosemida), inibidores da enzima conversora da angiotensina (IECA) (captopril) e digoxina.

Conclusões do ECG 1

- Sobrecarga atrial esquerda: duração da P = 120 ms e componente final da P profundo e lento em V1 (Figura 2).
- Provável sobrecarga ventricular esquerda: padrão sistólico de repolarização ventricular nas derivações esquerdas na presença de uso de digital (1 ponto) associado ao sinal indireto de sobrecarga atrial esquerda (SAE) (3 pontos). Não existem critérios de voltagem para sobrecarga ventricular esquerda (SVE) (índice de Sokolow-Lyon negativo SV1 ou V2 + R V5 ou V6 < 35 mm). Observação: na presença de uso de digital, este sinal tem valor de apenas 1 ponto na contagem de Romhilt-Esthes[1] para o diagnóstico de SVE. Sem o uso de digitálico, o sinal possui valor de 3 pontos. Esses autores atribuíram valores de 1 ou 3 pontos a diferentes critérios para SVE. Assim, uma contagem de 5 ou mais pontos assinala SVE certa e 4 pontos provável (Quadro 1).
- Bloqueio atrioventricular (AV) de primeiro grau: intervalo PR longo (240 ms).
- Efeito digitálico: PR longo, segmento ST deprimido de concavidade superior (em colher) e intervalos QT/QTc muito curtos (QT = 250 ms). Observação: a ação digitálica é uma das causas adquiridas de intervalo QT curto. O Quadro 2 mostra as possíveis causas (adquiridas e hereditárias) de intervalo QT curto.

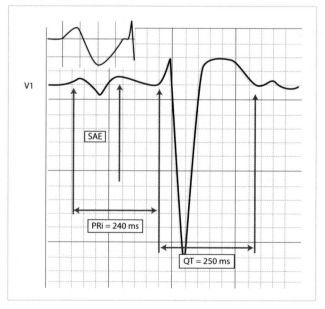

Figura 2   Derivação V1 do ECG 1.

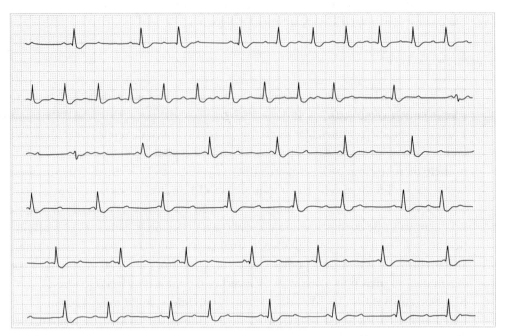

Figura 3   ECG 2. Diagnóstico eletrocardiográfico (traçado contínuo II longo): bloqueio atrioventricular (BAV) de segundo grau tipo Mobitz tipo I com períodos de dissociação AV. Permanece o segmento ST deprimido de concavidade superior (ST em colher) e intervalos QT/QTc muito curtos.

Quadro 1   Pontuação de Romhilt-Esthes para SVE

Critérios de voltagem	Pontos
Qualquer R ou S nas derivações dos membros > 20 mm S de V1-V2 ≥ 30 mm R de V6-V6 ≥ 30 mm	3
ST-T opostos ao QRS sem digitálico	3
ST-T opostos ao QRS com digitálico	1
SAE segundo critério de Morris	3
Desvio do SÂQRS ≥ 30°	3
Duração do QRS > 90 ms	1
Tempo de ativação ventricular ou deflexão intrinsecoide ≥ 50 ms	1

Quadro 2   Possíveis causas de intervalo QT curto

Adquirida
Acidose
Alterações no tono autonômico
Efeito digitálico e toxicidade
Hipercalcemia
Hipertermia
Hiperpotassemia
Congênito, familiar ou genético-hereditário
SQT 1: gene *KCNH2*. Canal afetado I_{Kr}
SQT2: gene *KCNQ1*. Canal afetado I_{Ks}
SQT3: gene *KCNJ2*. Canal afetado I_{K1}
SQT4: gene *CACNA1C*. Canal afetado I_{CaL}
SQT5: gene *CACNB2B*. Canal afetado I_{CaL}

O paciente trazia consigo o resultado de uma angiografia coronária realizada há 30 dias que mostrava obstrução de 70% no terço médio da artéria descendente anterior. Foi equivocadamente tratado como portador de uma síndrome coronariana aguda sem supradesnivelamento do segmento ST (SCASSST). O diagnóstico teve como base o resultado da troponina de 0,25 (valor de referência: troponina I < 0,1 mg/L e troponina T < 0,01 mg/L) associado com as alterações do segmento ST. Ureia = 373 mg%; creatinina = 14,7 mg%; potássio = 5,5 mEq/ e digoxina sérica em valores tóxicos de > 5, 0 ng/mL são considerados tóxicos valores entre 2,1 e 8,7 ng/mL). Em resumo, o paciente tinha uremia grave, hiperpotassemia discreta e níveis de digoxina tóxicos.

O ECG da Figura 4 foi realizado 17 dias após várias sessões de hemodiálise e com normalização da digoxinemia.

Comentário

É sabido que a uremia pode aumentar a troponina. Além disso, neste caso as alterações do segmento ST não se correlacionam com o padrão de obstrução do terço médio da DA. O padrão da depressão do segmento ST de concavidade superior em colher, com intervalo QT curto associado a bloqueio AV de primeiro grau, é característico do efeito digitálico (contrariamente a isquemia prolongada a repolarização ventricular). Finalmente, as alterações do segmento ST persistiram por muito tempo, o que fala contra isquemia. As outras alterações dromotrópicas (BAV do segundo grau com dissociação AV intermitente) sugerem a presença de níveis tóxicos de digitálico.

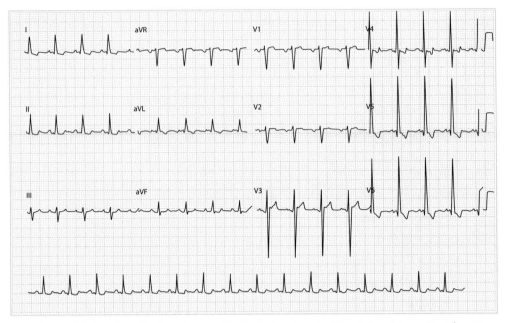

Figura 4   ECG 3. Traçado realizado após normalização da digoxinemia. Diagnóstico eletrocardiográfico: ritmo sinusal com normalização do intervalo PR; desaparecimento do efeito digitálico sobre o segmento ST, padrão de SVE tipo sistólica (tipo *strain*) e discreto aumento na duração do intervalo QT em relação ao traçado da admissão, porém, ainda curto (de 250 ms para 320 ms).

INTRODUÇÃO

As indicações da digoxina são atualmente limitadas a raros casos de insuficiência cardíaca (IC) e/ou fibrilação atrial (FA). Seu uso deveria ser ainda mais raro em geriatria em razão de suas características farmacológicas associadas a mudanças relacionadas com a idade e comorbidades, principalmente por aumentar o risco de intoxicação em idosos. No entanto, pelo menos um terço desses pacientes que sofrem de IC e/ou FA é tratado com digoxina. A intoxicação digitálica pode provocar problemas gastrointestinais, distúrbios neurológicos e arritmias potencialmente graves e alta taxa de mortalidade. Atualmente, a terapia de primeira linha é a administração de anticorpos específicos. Fatores de mau prognóstico são frequentemente encontrados na intoxicação por digoxina em idosos. É importante que os geriatras saibam reconhecer os sinais de intoxicação. Nas últimas duas décadas, o tratamento da IC vem se modificando, e agora está direcionado principalmente para o bloqueio neuro-hormonal com o uso dos inibidores da enzima conversora da angiotensina (IECA – classe de recomendação I, nível de evidência A) ou antagonistas do receptor da angiotensina II associados aos betabloqueadores específicos tipo carvedilol, antagonistas da aldosterona como a espironolactona (atuam principalmente como antifibróticos, diminuindo o remodelamento) e diuréticos de alça como a furosemida. Tendo em vista que os antagonistas neuro-hormonais demonstram prolongar a sobrevida em pacientes com IC,[2] a utilização dos digitálicos está gradativamente diminuindo. Apesar da introdução dessas novas classes de drogas no manuseio da insuficiência cardíaca congestiva (ICC) e FA, muitos pacientes ainda são atendidos nos serviços de emergência com quadro clínico de toxicidade induzido pelos digitálicos. Os sintomas dessa cardiotoxicidade muitas vezes são inespecíficos.

Em pacientes com ICC e fração de ejeção do ventrículo esquerdo (FEVE) ≤ 40% associado a FA, a digoxina pode ser usada com o intuito de diminuir a taxa de resposta ventricular associada aos betabloqueadores ou antes destes. A classe de recomendação para essa conduta é I com nível de evidência C.[3] Em pacientes em ritmo sinusal com sintomas de ICC e FEVE ≤ 40% o tratamento com digoxina associado aos IECA reduz o número de internações; porém, não tem efeito na sobrevida (classe de recomendação IIa e nível de evidência B).

EMPREGO DA DIGOXINA EM PACIENTES COM IC E FIBRILAÇÃO ATRIAL

Em pacientes com FEVE > 40%, verapamil ou diltiazem podem ser usados isoladamente ou em combinação com a digoxina para o controle da taxa de resposta ventricular. Em longo prazo, o betabloqueador, isoladamente ou em combinação com a digoxina, é o tratamento de escolha para o controle da frequência (e outros benefícios de resultados clínicos) em pacientes FEVE ≤ 40%.

A droga pode ser considerada em casos de ICC descompensada antes dos betabloqueadores. Esses últimos devem ser a primeira opção terapêutica em pacientes com insuficiência cardíaca crônica e FA, porque eles têm o efeito de controlar a frequência cardíaca e melhorar a sobrevida desses pacientes.[4]

A digoxina pode controlar a FC isoladamente no repouso (alvo < 80 bpm); porém, usualmente não consegue o controle adequado da FC durante o exercício (≤ 110 a 120 bpm).

Um grande ensaio prospectivo, randomizado e controlado de 6.800 pacientes com IC sintomática com FEVE ≤ 45% em classe funcional NYHA II-IV comparou o placebo a digoxina 0,25 mg por dia, ambos os grupos associados a diuréticos e IECA.[5] Este estudo foi realizado antes da utilização ampla dos betabloqueadores para ICC. O tratamento com digoxina não alterou todas as causas de mortalidade, mas diminuiu o número de internações. Todavia, esse tratamento pode ocasionar arritmias, particularmente na presença de hipopotassemia e função renal comprometida (como no presente caso). O ensaio concluiu que o emprego da digoxina está indicado quando FC for > 80 bpm no repouso ou > 110 a 120 bpm no exercício. Pacientes em ritmo sinusal podem se beneficiar com digoxina na presença de FEVE ≤ 40%, classe funcional II-IV, sempre associados a IECA ou antagonistas dos receptores da angiotensina II (ARA), betabloqueadores e antagonista da aldosterona.

Observação: um estudo recente[6] revelou que a digoxina está associada a aumento do risco de morte em pacientes em FA recentemente diagnosticada independentemente da adesão ao uso da droga, da função renal, das comorbidades, das doenças cardiovasculares e das terapias concomitantes. Essas conclusões sugerem a necessidade de revisar as recomendações atuais. Outro estudo derivado do ensaio AFFIRM, contrariamente, concluiu que em pacientes com FA paroxística e persistente, não há evidências do aumento da mortalidade ou hospitalização no grupo que utilizou digoxina desde o início do tratamento.[7]

A droga deve ser iniciada na dose de 0,25 mg por dia em adultos com função renal normal. Em idosos e naqueles com insuficiência renal, deve ser reduzida para 0,125 ou 0,0625 mg por dia. Adicionalmente, a concentração sérica deve ser aferida durante a terapia a longo prazo, principalmente naqueles com comprometimento da função renal. A concentração sérica deve permanecer entre 0,6 e 1,2 mg/mL, ou seja, mais baixa que a previamente recomendada. É importante levar em consideração que a droga possui interação medicamentosa com amiodarona, diltiazem, quinidina e certos antibióticos. Sempre que o fármaco for usado, o médico deve estar atento a seus efeitos adversos, como confusão mental, náusea, anorexia, discromatópsia (distúrbio na percepção das cores) e numerosas arritmias, principalmente na coexistência de hipopotassemia.

RECOMENDAÇÕES DA SOCIEDADE BRASILEIRA DE CARDIOLOGIA PARA O USO DA DIGOXINA NA INSUFICIÊNCIA CARDÍACA

Os digitálicos, apesar de permanecerem prescritos para o tratamento da ICC, têm cada vez mais sua indicação reduzida. Essas drogas possuem propriedades singulares que os distinguem das outras drogas inotrópicas positivas. Modulam a ativação neuro-hormonal, reduzem a atividade simpática e estimulam a ação vagal, diminuindo a FC, e aumentam a sensibilidade dos reflexos barorreceptores e cardiopulmonares. Esses mecanismos levam à diminuição do consumo de oxigênio, o que talvez explique o fato de os digitálicos não agravarem a mortalidade, quando utilizados cronicamente, ao contrário do observado com outras drogas inotrópicas. Recomenda-se o emprego dos digitálicos em todos os pacientes sintomáticos com IC predominantemente sistólica. Esses fármacos devem ser utilizados nos pacientes com ritmo de FA e frequência ventricular elevada, mesmo assintomáticos. O emprego em pacientes com disfunção ventricular sistólica assintomática, em ritmo sinusal, é controverso. A dose média preconizada da digoxina em adultos é 0,25 mg/dia, porém tal dose deve ser adequada à idade, massa corpórea e função renal, sendo possível variá-la entre 0,125 e 0,5 mg/dia. Habitualmente, utiliza-se uma única tomada diária. Recomenda-se que a adequação do esquema posológico de cada paciente seja reavaliada em 7 a 15 dias. Nos pacientes com disfunção renal significativa, é necessário diminuir a dose de digoxina ou substituí-la pela digitoxina. A digoxina deve ser utilizada com cautela em pacientes que apresentem arritmia ventricular complexa, bloqueios atrioventriculares (BAV) e bradiarritmias em idosos, hipoxêmicos ou naqueles com infarto do miocárdio.

O Quadro 3 apresenta as classes de recomendação, indicações e níveis de evidência para o uso de digoxina assinaladas pelas guias de 2012 da Sociedade Brasileira de Cardiologia.[8]

Quadro 3   Recomendações para o uso da digoxina na insuficiência cardíaca crônica, incluindo etiologia chagásica

Classe de recomendação	Indicações	Nível de evidência
I	FEVE ≤ 45%, ritmo sinusal, sintomáticos, terapêutica otimizada com betabloqueadores, IECA para melhora dos sintomas	A
I	FEVE ≤ 45%, FA, sintomáticos, terapêutica otimizada com betabloqueadores, IECA para controle da FC	C
III	Ritmo sinusal assintomático	C
III	FEVE ≥ 45% e ritmo sinusal	C

A dificuldade no diagnóstico dos pacientes com intoxicação digitálica (ID) pode ser atribuída a vários fatores, incluindo:

- Sinais, sintomas e manifestações eletrocardiográficas muitas vezes podem ser atribuídos à doença de base.
- Uma janela terapêutica muito estreita da digoxina, resultando em marcada variabilidade na sensibilidade dos indivíduos à droga.
- Ausência de alguma arritmia sugestiva de toxicidade.[9,10,11]

Acredita-se que a toxicidade crônica ocorre em 4 a 10% dos pacientes em uso dessa medicação. Entretanto, a ID só é suspeitada em 0,25% dos casos.[12,13]

O digitálico causa alterações características no ECG, chamadas de efeito digitálico, porque a recuperação ou repolarização das células miocárdicas ocorre mais precocemente que o normal (Figura 5). As modificações mais precoces do efeito do digitálico sobre o ECG (ação ou efeito digitálico) são:

- Intervalo PR prolongado.
- Segmento ST: depressão, encurtamento e convexidade superior (em colher) por encurtamento das fases 2 e 3 do potencial de ação (PA) (Figura 5).
- Encurtamento do intervalo QT e QTc: principal causa de QT curto adquirida.
- Aplanamento da onda T com apiculamento de sua porção terminal em 10% dos casos. Eventual inversão simétrica da onda T (onda T pseudoisquêmica).
- Onda U proeminente.

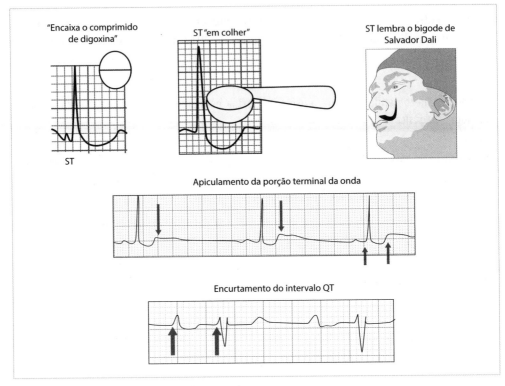

Figura 5   Aspecto do segmento ST no efeito digitálico.

Ocasionalmente, o infradesnivelamento do segmento ST mimetiza a isquemia miocárdica (como no presente caso). Tais alterações ocorrem preferencialmente nas derivações com complexos QRS predominantemente positivos (Figura 6). Outra manifestação de efeito digitálico é o retardo na condução AV, decorrente da ação vagal. Esse retardo, durante o ritmo sinusal, provoca um discreto aumento do intervalo PR e redução da frequência ventricular na fibrilação atrial.

MECANISMO DE AÇÃO

O efeito inotrópico positivo do digitálico está relacionado à inibição da atividade enzimática das proteínas de membrana Na^+/K^+ ATPase, a qual é responsável pela troca: entrada de 2 íons de K^+ e saída de 3 íons de Na^+. O bloqueio enzimático vai aumentando a concentração intracelular de Na^+ e diminuindo a de K^+, que por sua vez ativa o permutador de Na^+ e Ca^{2+} (*the sodium-calcium exchanger*), produzindo uma entrada adicional de Ca^{2+} que se armazena no retículo sarcoplasmático.[14] O aumento do Ca^{2+} intracelular ocasiona inotropismo positivo, um dos principais efeitos do tratamento digitálico. Entretanto, quando o armazenamento excede a capacidade armazenadora do sarcoplasma,

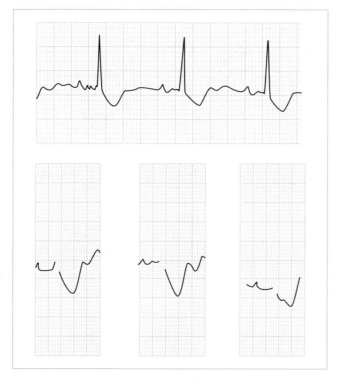

Figura 6 Alterações clássicas do efeito digitálico: intervalo PR prolongado; infradesnivelamento do segmento ST de concavidade superior (em colher) com encurtamento do intervalo QT.

promove sua saída de forma cíclica e irregular, produzindo arritmias por atividade deflagrada (*triggered activity tardia delayed after depolarization*) que ocorrem após ter-se completado a fase 3 do PA ou em fase 4. Quando atingem o limiar, deflagram um novo PA. Observam-se em frequências elevadas (taquicárdico-dependentes). Seu mecanismo responde à abertura do canal I_{NS} e é sensível à concentração de Ca^{2+} intracelular o que explica a excitabilidade miocárdica aumentada e a geração de arritmias sustentadas[15] (Figura 7).

Outro mecanismo de ação do digitálico não menos importante é o efeito vagal. A digoxina exerce uma ação antiadrenérgica, inibe o fluxo simpático e aumenta o tônus vagal. Sua principal consequência é a diminuição da frequência cardíaca.

Além disso, o efeito direto da digoxina no nó AV contribui para a bradicardia, pois aumenta seu período refratário e lentifica a condução do impulso ao ventrículo. A ação excessiva desses mecanismos também pode resultar em bloqueios cardíacos de diversos graus, que é uma das características da intoxicação digitálica.

A intoxicação digitálica é uma das causas adquiridas de intervalo QT curto. Atualmente, há relatos na literatura que demonstram que o intervalo QT curto induzido pelo digitálico estaria implicado na gênese de arritmias ventriculares.[16]

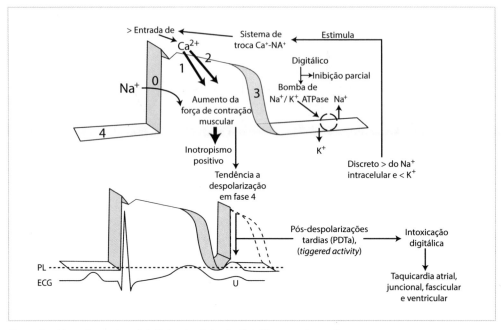

Figura 7   Mecanismo eletrofisiológico do efeito do digitálico na arritmogênese.

Principais manifestações extracardíacas decorrentes da intoxicação digitálica:

- Gastrointestinais: anorexia, náuseas, vômitos, diarreia, perda de peso, dor abdominal e isquemia mesentérica (uma complicação rara da infusão rápida IV).
- Neuropsiquiátricas: cefaleia, fadiga, tonturas, agitação, delírio, labilidade do humor, sonolência, psicose, confusão mental, lapsos de memória, pseudodemência, parestesias e dor neuropática.
- Visuais: discromatopsia mais comum para o vermelho, verde e amarelo – esta é muitas vezes uma manifestação precoce. Descreve-se também fotofobia, redução da acuidade visual, xantopsia, ambliopia transitória e escotomas.

Manifestações cardíacas induzidas pela digoxina

Os sintomas cardíacos incluem taquicardia, falta de ar, síncope, edema das extremidades inferiores, bradicardia e hipotensão.

Arritmias induzidas pela digoxina

A intoxicação por essa droga pode estar associada a numerosas arritmias. O Quadro 4 relaciona as principais.

Quadro 4   Relação das principais arritmias observadas na intoxicação digitálica

Bradicardia sinusal
Parada sinusal
Bloqueios de saída sinoatrial (p. ex., Wenckebach)
Bloqueio AV de todos os graus AV com predominância do primeiro grau (diminui a condução e prolonga o período refratário no nó AV)
Dissociação AV: supressão do marca-passo dominante com escape passivo de um foco juncional baixo ou aceleração inapropriada de um marca-passo subsidiário ou, mais raramente, dissociação dentro do próprio nó AV
Taquicardia atrial com condução AV variável: a mais característica e quase patognomônica
Súbito aparecimento de taquicardia atrial durante a terapia digitálica em paciente em fibrilação atrial
Ritmo juncional acelerado ou taquicardia juncional não paroxística com frequente dissociação isorrítmica
Extrassístoles isoladas ou bigeminadas
Taquicardia ventricular fascicular
Ritmo idioventricular acelerado (RIVA)
Taquicardia ventricular bidirecional ou bifascicular
Flutter ventricular
Fibrilação ventricular lenta

FATORES PREDISPONENTES PARA INTOXICAÇÃO DIGITÁLICA

Contraindicações do uso da digoxina

Digoxina está contraindicada na presença de:

- Pré-excitação ventricular.
- Evidência prévia de intolerância por hipersensibilidade a droga ou outros glicosídeos digitálicos.
- Bloqueio AV de segundo ou terceiro grau sem marca-passo.
- Síndrome do nó sinusal doente.
- Cardiomiopatia hipertrófica, a menos que haja FA e ICC concomitante. Contudo, mesmo neste caso, deve ser utilizada com cautela.

EXEMPLOS DAS PRINCIPAIS ARRITMIAS OBSERVADAS NA TOXICIDADE DIGITÁLICA

Bradicardia sinusal e ritmo juncional

A intoxicação digitálica causa bradicardia e distúrbios de condução sinoatrial[17] (Figuras 9 e 10).

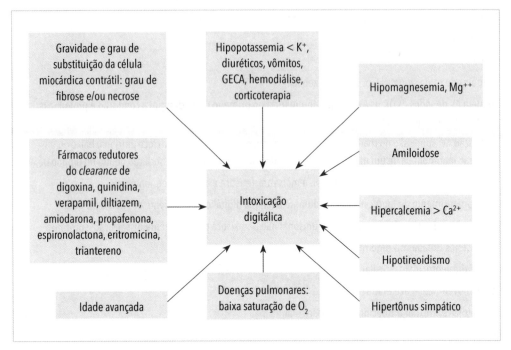

Figura 8 Fatores predisponentes para intoxicação digitálica.

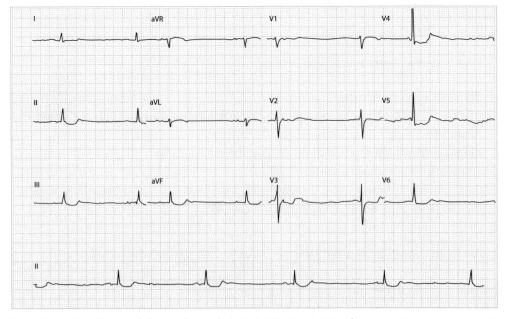

Figura 9 Bradicardia sinusal alternando com dissociação AV e ritmo juncional em um paciente com intoxicação digitálica (digoxina sérica = 5,23 ng/mL).

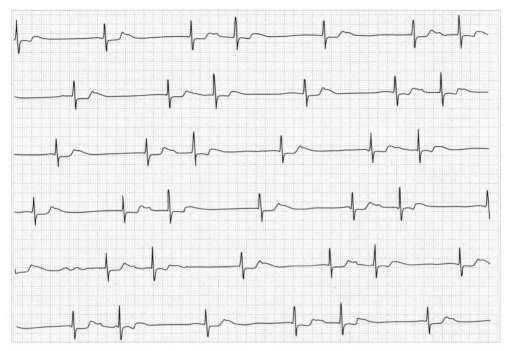

Figura 10   Derivação de Lewis contínua (do mesmo paciente da Figura 9) mostrando ritmo juncional com capturas sinusais intermitentes com bloqueio AV do primeiro grau.

Bloqueio AV

O digitálico prolonga o período refratário do nó AV pela estimulação vagal e também por ação direta nas células do nó AV. Em doses tóxicas, o comprometimento da condução AV pode determinar bradicardia sintomática ou até mesmo bloqueio AV total. O traçado a seguir (Figura 11) mostra uma bradicardia importante (causando bloqueio AV total) em um paciente com intoxicação digitálica. Observa-se uma melhora gradativa da disfunção dromotrópica após a suspensão da droga.

Taquicardia atrial

A taquicardia atrial causada pelo digitálico geralmente está associada com BAV, secundário à rápida frequência atrial e ao prolongamento do período refratário do nó AV. Os seguintes achados eletrocardiográficos são típicos:[18,19]

- Frequência atrial: varia de 130 a 250 bpm.
- Condução AV: habitualmente 2:1, porém alguma vezes está associada com períodos de Wenckebach (Figura 12). Em 60% dos casos, observa-se a condução ventrículo-

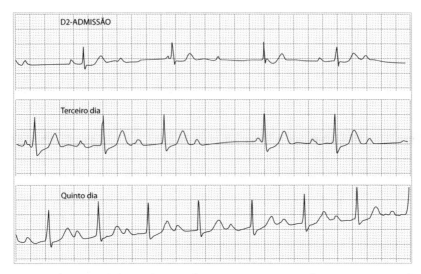

Figura 11   O traçado superior (admissão) mostra dissociação AV por BAV total com escape juncional; o traçado central (três dias sem digitálico) evidencia regressão parcial do distúrbio dromotrópico com períodos de Wenckebach seguidos de batimentos de escape juncional; o traçado inferior corresponde ao quinto dia sem digitálico e observa-se a recuperação da condução AV 1:1 com PR longo.

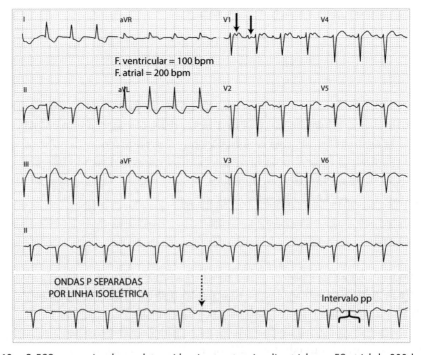

Figura 12   O ECG convencional completo evidencia uma taquicardia atrial com FC atrial de 200 bpm e FC ventricular de 100 bpm (taquicardia atrial 2:1). No traçado inferior (II contínuo) observa-se claramente condução AV variável.

-fásica, isto é, o intervalo PP que engloba a onda R é mais curto que o intervalo PP sem a onda R. Isso ocorre porque o pico da atividade simpática se dá imediatamente antes do fechamento da válvula aórtica (imediatamente após o início do QRS), o qual determina um encurtamento no ciclo atrial.[19]

- Morfologia da onda P: outra característica de intoxicação digitálica é que a polaridade da onda P é similar ao ritmo sinusal (positivas em II, III e aVF), sugerindo um foco próximo ao nó sinusal.

Taquicardia juncional

O ritmo juncional resultante da intoxicação digitálica pode ser dividido em dois grupos:

- Juncional acelerado, quando a FC varia de 60 a 99 bpm.
- Taquicardia juncional, nos casos com FC acima de 100 bpm[20] (Figuras 13 a 15).

Os achados eletrocardiográficos são os seguintes:

- Frequência ventricular: 70 a 140 bpm.
- Ritmo não paroxístico (início gradual): o ritmo de base pode ser sinusal, FA, *flutter* atrial ou taquicardia atrial.
- Dissociação AV geralmente presente.

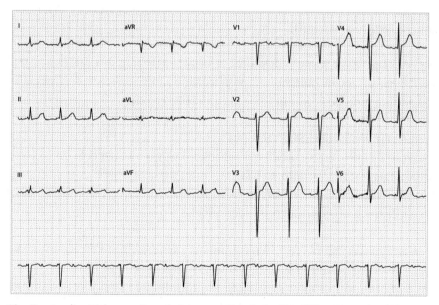

Figura 13 Taquicardia atrial como ritmo de base com dissociação AV e QRS estreito e frequência ventricular < 100 bpm (ritmo juncional acelerado).

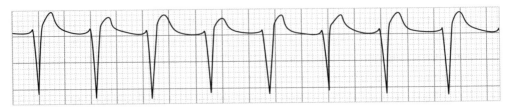

Figura 14   ECG de um paciente no pós-operatório de troca valvar mitral com intoxicação digitálica evidenciando uma taquicardia juncional não paroxística (FC > 100 bpm).

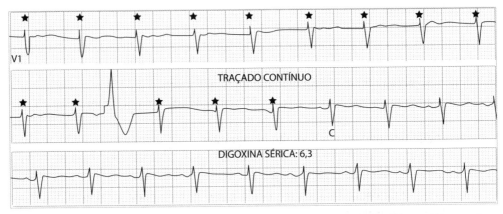

Figura 15   Ritmo juncional acelerado (*) (FC = 75 bpm), alternando com capturas (C) ventriculares e ritmo sinusal (dissociação AV evidente).

Taquicardia ventricular fascicular

Na presença de intoxicação digitálica, a formação do impulso ventricular pode estar localizada nos fascículos (anterior ou posterior) do ramo esquerdo do sistema His-Purkinje, determinando no ECG um QRS relativamente estreito.

- Frequência ventricular: 90 a 160 bpm.
- Duração do QRS: mais estreito que o habitual (aproximadamente 0,12 s).
- Morfologia do QRS: padrão de BRD.
- Eixo do QRS: desvio para direita (foco no fascículo anterossuperior); desvio para esquerda (foco no fascículo posteroinferior).

Os traçados das Figuras 16 a 18 mostram um exemplo de um paciente com fibrilação atrial que desenvolveu uma TV fascicular após níveis tóxicos de digoxina.

Uma paciente de 79 anos, sexo feminino, foi admitida com piora da dispneia após estado gripal. Fazia uso dos seguintes medicamentos: digoxina (1), furosemida (1) e captopril 25 × 2). Foi medicada com furosemida EV e cedilanide 1 ampola endovenosa.

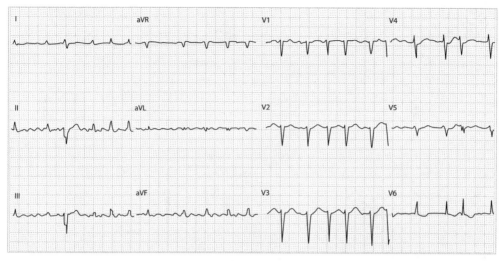

Figura 16   ECG de admissão mostra fibrilação atrial com resposta ventricular elevada, baixa voltagem dos complexos QRS no plano frontal.

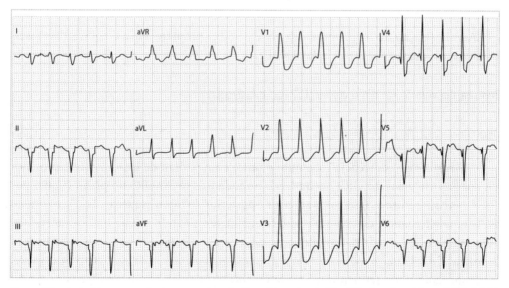

Figura 17   Após 4 horas, a paciente apresentou vômitos e hipocalemia (K = 2,7; digoxina sérica = 5,75). O ECG mostra uma taquicardia sustentada regular de QRS relativamente estreito, intervalo RS curto (início da R ao nadir do S) entre 60 e 80 ms, dissociação AV, padrão de BRD com desvio do eixo no quadrante superior direito (derivação I predominantemente negativa: *northwest axis*), configurando um padrão compatível com TV fascicular com foco de origem próximo do fascículo posteroinferior (5 a 10% dos casos).

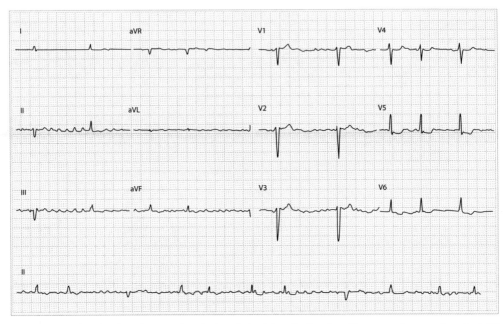

Figura 18   ECG realizado após normalização dos níveis séricos de digoxina. Observa-se desaparecimento da TV fascicular anterior com retorno ao ritmo de base da paciente (fibrilação atrial).

Administração de fragmentos Fab pode resolver prontamente as taquicardias fasciculares ocasionadas por toxicidade digitálica.[21]

Taquicardia ventricular bidirecional (TVB) ou bifascicular

Conceito

TV regular de ocorrência incomum e única com padrão de BCRD, com a presença de duas morfologias do QRS, secundárias a mudanças no SÂQRS no plano frontal por foco alternante entre os fascículos anterior e posterior do ramo esquerdo. Isso provoca no ECG uma alternância de eixo no plano frontal determinando um padrão característico (Figuras 19 e 20) a cada batimento, com diferenças próximas dos 180°. Um batimento apresenta SÂQRS entre -60° e -90° e o seguinte, por volta dos +120° a +130°. Observação: o evento tanto pode ser ventricular como supraventricular, e o diagnóstico diferencial pode ser realizado por meio do estudo eletrofisiológico.

Etiologia

- Prevalência baixa (rara). Observada principalmente em idosos e nos casos congênitos em jovens e crianças. O contexto clínico pode ser:[22]

- Adquirida: característica da intoxicação digitálica, a qual constitui a principal causa. Ocorre nos casos mais graves de toxicidade digitálica. Raramente pode ser observada após infarto agudo do miocárdio,[23] na hipopotassemia, no feocromocitoma,[24] miocardite[25] e em cardiomopatias (doença miocárdica grave).
  - Congênita: sem cardiopatia estrutural.
- TV polimórfica catecolaminérgica familiar: induzida pelo esforço.[26] Existem dois tipos principais genéticos – tipos 1 e 2 (CPVT1 e CPTV2). O primeiro por mutação que codifica o receptor de rianodina (RyR2 – *encoded cardiac ryanodine receptor/calcium release channel*). O segundo conhecido como CPVT2 que codifica a Calsequetrina (*CASQ2-encoded calsequestrin*).[27] Finalmente, foi identificada uma terceira variante CPVT3 que afeta o cromossomo 7p22p14 e uma mutação missence KCNJ2 R67Q. Existem formas esporádicas não genotipadas observadas em mulheres que se manifestam mais tardiamente na vida e aquelas com mutação na rianodina (autossômica dominante) ou calsequestrina (recessiva).[28]
- Síndrome de Andersen-Tawil: outra entidade rara que pode ocasionar taquicardia bidirecional. Está caracterizada pela tríade paralisia periódica, arritmia cardíaca e dismorfismos. É ocasionada por alterações no canal de potássio por mutação no gene KCJN2, que codifica a proteína Kir 2.1. As manifestações cardíacas incluem prolongamento do intervalo QT (SQTL7), extrassístoles ventriculares e taquicardia ventricular polimórfica ou bidirecional.[29]

Mecanismo

Atividade deflagrada, com foco de origem na região proximal do ramo direito, atividade-gatilho e ativação alternante do VE pela divisão anterossuperior e posteroinferior dor ramo esquerdo em forma sequencial.

Caracterização eletrocardiográfica

- TV regular.
- Frequência cardíaca entre 140 e 200 bpm.
- Padrão de BCRD.
- Súbita mudança do SÂQRS em forma sucessiva de batimento para batimento.
- SÂQRS no plano frontal com diferenças próximas dos 180°: um batimento apresenta o ÂQRS entre -60° e -90° (BCRD + BDASE) e o seguinte +120° a +130° (BCRD + BDPIE).

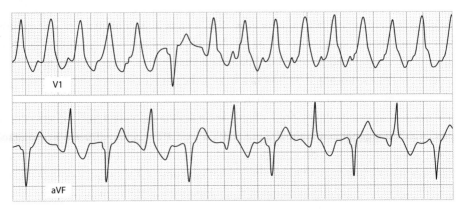

Figura 19 Observa-se em V1 uma taquicardia de QRS largo (aproximadamente 160 ms de duração), padrão de BRD e sinais de dissociação AV bem evidentes (inclusive com a presença de um batimento de fusão). No traçado inferior (aVF) observa-se claramente a alternância de eixo característico da TV bidirecional.

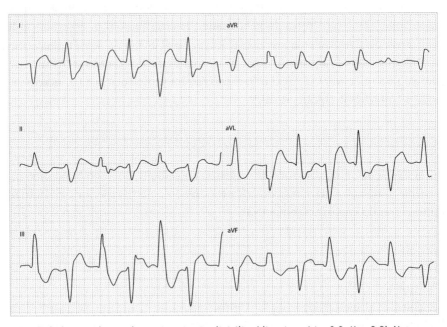

Figura 20 TV bidirecional causado por intoxicação digitálica (digoxina sérica 3,2; K = 2,8). Nota-se o padrão típico de BRD, QRS relativamente estreito, e alternância no desvio do eixo direita-esquerda.

BIGEMINISMO VENTRICULAR

Trata-se de uma manifestação comum de intoxicação digitálica, principalmente polimórfica. Entretanto, o bigeminismo ventricular pode ser causado por coronariopatia – situação em que habitualmente as ectopias são monomórficas.[19]

Quando o bigeminismo ventricular está associado a ritmo juncional não paroxístico, a possibilidade de intoxicação digitálica é de 100%, principalmente se o ritmo de base é fibrilação atrial. As ectopias ventriculares multifocais são patognomônicas de toxicidade digitálica (Figura 21).

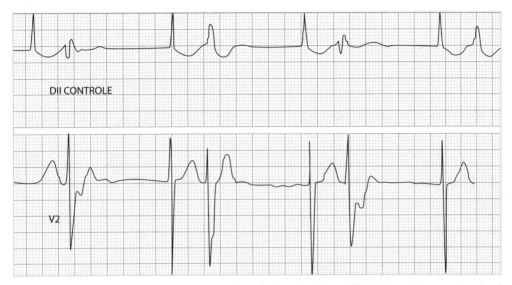

Figura 21   Bigeminismo ventricular (ectopias polimórficas) associado com fibrilação atrial e escape juncional decorrente de alto grau de BAV (100% de especificidade para o diagnóstico de intoxicação digitálica).

Bigeminismo ventricular oculto

Algumas vezes, o bigeminismo ventricular causado pelo digitálico é intermitentemente oculto. Períodos de EV bigeminadas são vistos, e todos os intervalos interectópicos contêm números ímpares de batimentos sinusais.[30] Ao analisar um traçado longo de uma derivação do ECG com alorritmia extrassistólica (p. ex., bigeminismo) pode ocorrer uma ausência inesperada da ectopia, voltando a se manifestar após alguns segundos. Se o número de batimentos do ritmo básico manter um padrão característico, é provável que exista extrassistolia oculta. Quando o distúrbio do ritmo é o bigeminismo, o número de batimentos do marca-passo dominante deve ser sempre ímpar, isto é, 1, 3, 5, 7 etc. (Figura 22). Se for o trigeminismo, esses valores serão: 2, 5, 8, 11, 14 e assim por diante. Tal padrão é explicado por variações na condução do impulso dentro do circuito reentrante; se o grau de dificuldade se acentua, as extrassístoles não se manifestam. A importância prática desse diagnóstico é a constatação de que tal ocorrência sinaliza um estado de maior irritabilidade ectópica mascarada no traçado. O significado prognóstico das extrassístoles ocultas originadas por mecanismo de reentrada em relação à arritmia manifesta não está completamente elucidado.

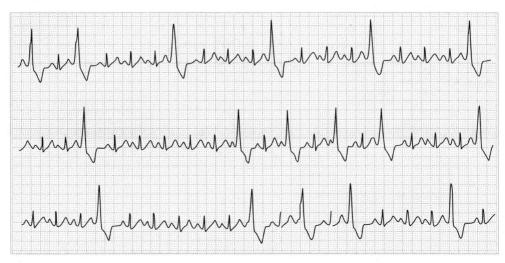

Figura 22   Traçado longo em II: extrassístoles ventriculares monomórficas frequentes. O número de complexos QRS sinusais, entre os batimentos ectópicos, é sempre ímpar (1, 3 ou 5), assinalando a existência de alorritmia (bigeminismo manifesto e oculto).

FIBRILAÇÃO ATRIAL COM INTOXICAÇÃO DIGITÁLICA

Geralmente, o ECG apresenta regularização do ciclo cardíaco ou batimentos agrupados (irregularidade regular) (Figura 23).

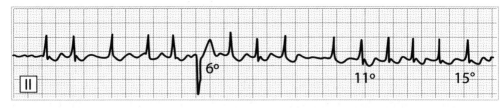

Figura 23   Diagnóstico clínico: DPOC + ICC em uso crônico de digoxina. Diagnóstico eletrocardiográfico: FA. O sexto batimento é uma extrassístole ventricular. Entre o 11º e o 15º batimentos, observa-se uma regularização da resposta ventricular, a qual na presença de FA sugere intoxicação digitálica.

Quando ocorrem batimentos agrupados (irregularidade regular) deve-se suspeitar de possível foco juncional com retardo de condução para os ventrículos do tipo Wenckebach. Possíveis causas da regularização do ritmo cardíaco:

- BAV completo com escape juncional (Figura 24).
- BAV completo com ritmo juncional acelerado ou taquicardia juncional não paroxística com FC variando de 70 a 140 bpm (Figuras 25 e 26).
- BAV completo com ritmo fascicular.

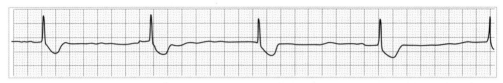

Figura 24 Fibrilação com BAV total causado por intoxicação digitálica. Além do distúrbio dromotrópico, observa-se a depressão do segmento ST em colher clássica da ação da digoxina.

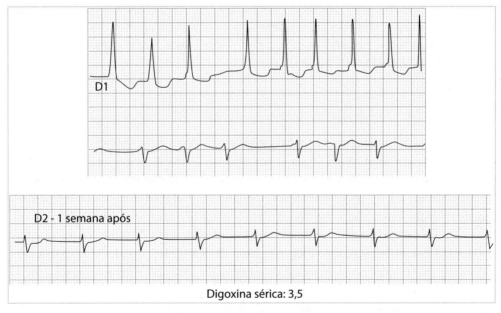

Figura 25 (A) O traçado revela uma fibrilação atrial de alta resposta ventricular em uma paciente idosa. (B) Traçado registrado 1 semana após o início de digoxina 0,25 mg/dia, em que se observa uma regularização do ritmo ventricular por causa da presença de um ritmo juncional acelerado devido à intoxicação digitálica (digoxina sérica = 3,5 ng/mL).

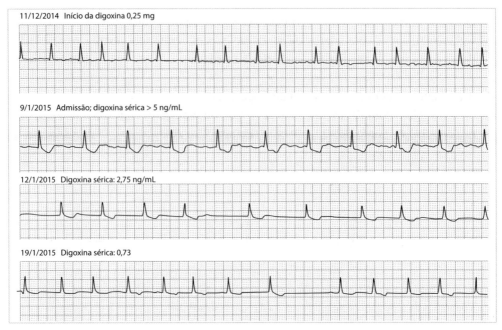

Figura 26   Paciente do sexo feminino, 66 anos de idade, em uso de digitálico para tratamento de fibrilação atrial, deu entrada na emergência com queixas de diarreia, vômitos e palpitações. Aproximadamente 1 mês após o início do digitálico, observa-se uma regularização da frequência ventricular pela presença de um ritmo juncional acelerado. Nota-se que, com a redução gradativa dos níveis séricos, retorna a irregularidade dos ciclos RR (padrão característico da FA não complicada).

FLUTTER ATRIAL

A presença de taquicardia juncional causada pela intoxicação digitálica em pacientes com *flutter* atrial é mais difícil de ser diagnosticada. Dessa maneira, o paciente permanece com níveis tóxicos por vários dias. No *flutter* atrial não complicado, a condução AV habitualmente é 2:1 ou tipo Wenckebach. No *flutter* atrial com intoxicação digitálica, a taxa de resposta ventricular costuma ser lenta (Figura 27). Quando a condução AV é fixa (isto é, 2:1 ou 4:1), o intervalo entre a onda de *flutter* e a onda R (FR) é constante – fixo (Figura 28). Na intoxicação digitálica, não existe relação entre os átrios e os ventrículos, o ritmo de *flutter* atrial não tem ligação com ritmo de escape ou juncional acelerado, de tal forma que o intervalo FR é variável (Figura 29).

Achados eletrocardiográficos de toxicidade digitálica em pacientes com *flutter* atrial:

- *Flutter* atrial com BAV total e escape juncional (QRS estreito com frequência ventricular, 60 bpm).
- *Flutter* atrial com taquicardia juncional e dissociação AV (QRS estreito com frequência ventricular variando de 70 a 140 bpm).

- *Flutter* atrial com TV fascicular (QRS com duração aproximada de 120 ms associado com morfologia de BRD, frequência ventricular entre 90 a 160 bpm e eixo desviado para direita ou esquerda).

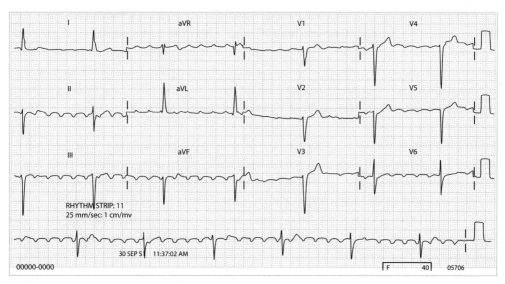

Figura 27   *Flutter* atrial com baixa taxa de resposta ventricular ocasionada por intoxicação digitálica.

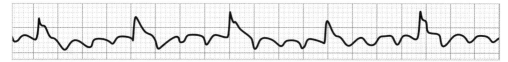

Figura 28   *Flutter* atrial com condução AV fixa (4:1; frequência atrial de 300 bpm e ventricular de 75 bpm), em paciente não intoxicado por digitálico em que o intervalo entre a onda de *flutter* e a onda R (FR) é constante (fixo).

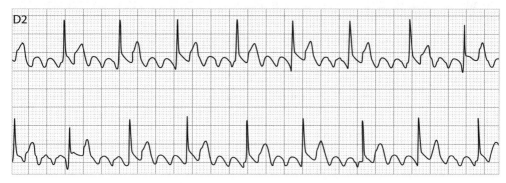

Figura 29   *Flutter* atrial com condução AV não fixa em paciente intoxicado por digitálico em que o intervalo entre a onda de *flutter* e a onda R não é constante. Não existe relação entre os átrios e os ventrículos, ou seja, o ritmo de *flutter* atrial não tem ligação com o ritmo juncional acelerado.

ARRITMIAS VENTRICULARES

A seguir, será mostrado um traçado contínuo na derivação II longo (Figura 30), pertencente a uma paciente de 76 anos com história positiva de três eventos no passado compatíveis com IAM, em uso de longa data de digoxina 0,25 mg/dia. Observação: a paciente havia começado o uso de claritomicina 500 mg, 3 vezes/dia, uma semana antes para tratamento de *Helicobacter pylori*. A digoxinemia era de 4,4 ng/mL. Essa droga modifica a flora entérica, aumenta a biodisponibilidade da digoxina e pode desencadear intoxicação.

Os digitálicos ainda permanecem em uso na população idosa, e a maior parte utiliza-os por razões consideradas inadequadas ou questionáveis. Por conta do risco aumentado de intoxicação digitálica nessa faixa etária, a droga deveria ser prescrita com indicações mais criteriosas. As maiores causas de intoxicação digitálica são a depleção de potássio e a diminuição da função renal com a idade. Alterações da função renal, hipercalcemia, alcalose, mixedema, hipomagnesemia, infarto do miocárdio recente, hipóxia e hipocalemia podem aumentar a sensibilidade aos efeitos tóxicos da digoxina.

O uso de drogas como quinidina, verapamil, amiodarona, ciclosporina, espironolactona, entre outras, pode aumentar os níveis séricos por diminuição do *clearance* da digoxina.

Em idosos, o risco-benefício do uso do digital deve ser cuidadosamente avaliado, já que a intoxicação digitálica é mais prevalente nessa faixa etária.

NÍVEIS PLASMÁTICOS DE DIGOXINA

As arritmias de maior risco relacionadas com intoxicação digitálica, geralmente ocorrem quando os níveis séricos ultrapassam 2,0 ng/mL. Entretanto na presença de outras condições (hipocalemia, hipomagnesemia, hipercalcemia e isquemia), sinais de toxicidade podem aparecer com níveis mais baixos (1,3 a 1,5 ng/mL). A hipocalemia é o fator isolado que mais predispõe às arritmias induzidas pelo digital. Uma análise retrospectiva do estudo DIG Trial revelou maior mortalidade em mulheres com insuficiência cardíaca quando os níveis séricos variavam entre 1,2 e 2,0 ng/mL em relação ao placebo.[31] Com base nesse achado, recomenda-se uma dose mais baixa de digital, em ambos os sexos, para manter a DS na faixa entre 0,5 e 0,8 ng/mL.[32,33]

O nível de digoxinemia deve ser mensurado após pelo menos 6 horas da última dose, e preferencialmente após 12 horas, tempo necessário para ocorrer um equilíbrio de distribuição entre o plasma e os tecidos

MORTALIDADE NA INTOXICAÇÃO DIGITÁLICA

A mortalidade nas arritmias induzidas pela digital não diagnosticadas é bastante elevada.[34] Em um grupo de pacientes estudado por Dreifus et al., observaram-se:

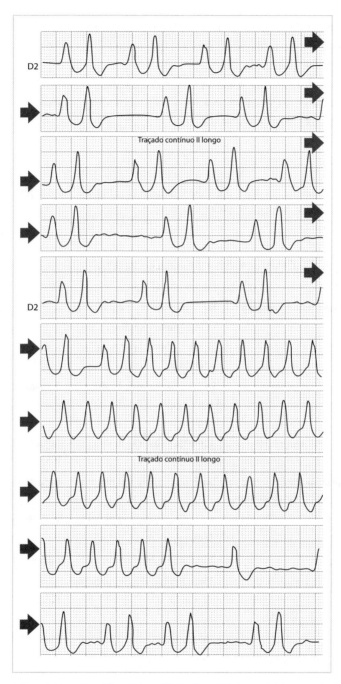

Figura 30 Diagnóstico eletrocardiográfico. Ritmo: fibrilação atrial. Extrassístoles ventriculares bigeminadas com acoplamento fixo de 320 ms (*fixed coupling*). Esse acoplamento fixo constante assinala que a arritmia tem como substrato eletrofisiológico a reentrada. Complexo de base com padrão de bloqueio completo do ramo esquerdo. Intervalo QT e QTc curto: efeito digitálico. Segmento ST em colher consistente com efeito digitálico. Episódio assintomático de TV monomórfica não sustentada por reentrada (TVM-NS). FC da TVM-NS = 187,5 bpm.

- 100% de mortalidade nos pacientes (7:7) com taquicardia atrial não reconhecida nos quais a droga era mantida; nos casos em que o digitálico era suspenso a mortalidade foi apenas de 6% (1:16).
- 81% de mortalidade nos pacientes com taquicardia juncional não diagnosticada (25:31); quando o diagnóstico era feito precocemente e a medicação era retirada, a mortalidade caía para 16% (7:43).

Fatores que alteram ou interferem na dose do digitálico

As arritmias por intoxicação digitálica podem resultar de interações com outras drogas. Esses fatores estão resumidos no Quadro 5.[35]

Quadro 5   Fatores que alteram ou interferem na dose do digitálico

Droga	Mecanismo de ação	Efeito
Diuréticos não poupadores de potássio	Hipocalemia, hipomagnesemia, inibição da bomba de Na	Aumenta o risco de arritmias
Cálcio intravenoso	Aumento do cálcio intracelular (miócitos)	Aumenta o risco de arritmias
Quinidina, verapamil, amiodarona, propafenona, itraconazol, alprazolam, espironolactona	Reduz o *clearance* da digoxina	Aumento da digoxina sérica
Eritromicina, claritromicina, (macrolídeos), tetraciclina	Aumenta a absorção da digoxina	Aumento da digoxina sérica (DS)
Antiácidos, colestiramina, kaolin-pectina, metoclopramida, neomicina, sulfassalazina	Diminui a absorção da digoxina	Redução da digoxina sérica
Rifampicina	Aumenta o *clearance* não renal da digoxina	Redução da digoxina sérica
Simpaticomiméticos	Aumenta a automaticidade	Aumenta o risco de arritmias
Betabloqueadores, bloqueadores dos canais de cálcio não hidropiridínicos, flecainida, disopiramida, bepridil	Diminuem a condução sinoatrial e nodal AV	Aumentam o risco de bloqueio AV e sinoatrial
Inibidores da ECA	Podem diminuir a função renal	Aumentam a digoxina sérica
Anti-inflamatórios não esteroides	Diminuem a função renal	Aumentam DS

Manuseio das arritmias

A abordagem depende dos seguintes fatores:

- Grau de instabilidade hemodinâmica.
- Tipo de arritmia.
- Presença ou ausência de distúrbio eletrolítico.

Nos pacientes com bradiarritmias e arritmias supraventriculares, hemodinamicamente estáveis, a conduta deve ser conservadora:

- Suspender a droga.
- Realizar a hidratação venosa e otimização da função renal.

Nos pacientes com grande instabilidade, o uso de anticorpos antidigitálicos é o tratamento de escolha.

As ectopias ventriculares isoladas ou bigeminadas raramente necessitam de terapia, exceto nos casos de instabilidade, nos quais as drogas de eleição são a lidocaína e fenitoína. A taquicardia ventricular apresenta boa resposta ao uso dos anticorpos antidigital. Caso não haja disponibilidade, a fenitoína e lidocaína podem ser utilizadas.[36] Essas drogas diminuem a automaticidade ventricular sem deprimir a condução AV; inclusive, a fenitoína pode reverter o prolongamento da condução AV induzido pelo digitálico. Além do mais, a fenitoína pode reverter as taquicardias supraventriculares induzidas pelo digitálico, situações em que a lidocaína é ineficaz.

Esquema terapêutico

- Lidocaína: 100 mg EV em *bolus* de acordo com o protocolo do *Advanced Cardiovascular Life Support* (ACLS). Se houver resposta, iniciar manutenção com infusão de 1 a 4 mg/min.
- Fenitoína: 100 mg em *bolus* a cada 5 a 10 min; dose máxima de ataque de 15 mg/kg. A fenitoína é considerada um antiarrítmico da classe IB que pode ser usado no tratamento de arritmias induzidas por digoxina quando as opções convencionais falharem.[37]
- Atropina: é útil para reverter a ação do tônus vagal no nó sinoatrial e AV. É a droga de eleição nos casos de bradicardia sinusal.
- Sulfato de magnésio: 2 g IV em 5 minutos tem se mostrado eficaz para reverter arritmias induzidas pelo digitálico. Após o *bolus* inicial, a manutenção deve ser feita com uma infusão de 1 a 2 g/hora, com monitoração dos níveis séricos de Mg a cada 2 horas para manter a concentração sanguínea entre 4 e 5 mEqL. Outros parâmetros também devem ser controlados, como: frequência respiratória, reflexos tendinosos profundos e pressão arterial. O magnésio é contraindicado na presença de bradicardia ou BAV e deve ser usado com cautela em pacientes com insuficiência renal. O magnésio antagoniza a toxicidade induzida pela digoxina mediada pela inibição da Na/K-ATPase.[38] Em caso de FVs recorrentes não responsivas a lidocaína ou fenitoí-

na, pode ocorrer resposta de forma dramática à infusão de sulfato de magnésio. Essa droga é eficaz no controle da irritabilidade ventricular causada por níveis tóxicos de digitoxina.[39]

- Assistolia e FV são indicativos de mau prognóstico. A terapia com anticorpos antidigitálicos está indicada nestas situações, embora com eficácia limitada por causa da síndrome de baixo débito cardíaco. Apesar dessa limitação, o uso de anticorpos antidigitálicos está associado com uma sobrevida aproximada de 50% em alguns relatos de casos.

CARDIOVERSÃO ELÉTRICA E ESTIMULAÇÃO CARDÍACA

A cardioversão elétrica (CVE) para as arritmias induzidas por digitálico é deletéria e pode desencadear fibrilação ventricular e assistolia. Esse procedimento só deve ser realizado nos pacientes instáveis com FV ou taquicardia de QRS largo, após afastada a possibilidade de uma TV fascicular. Nessas condições, deve-se sempre utilizar a menor carga possível.

Evitar a estimulação cardíaca rápida com marca-passo provisório pois ela pode acelerar a arritmia por meio da indução de pós-potenciais tardios. Além disso, após cessação súbita da estimulação, pode ocorrer uma assistolia por inibição do escape por causa da depressão da fase 4 na despolarização das células do His-Purkinje.

REFERÊNCIAS BIBLIOGRÁFICAS

1. Romhilt DW, Estes EH Jr. A point-score system for the ECG diagnosis of left ventricular hypertrophy. Am Heart J. 1968;75(6):752-8.
2. Swedberg K, Kjekshus J, Snapinn S. Long term survival in severe heart failure in patient treated with enalapril. Ten year follow-up of Consensus I. Eur Heart J. 1999;20(2):136-9.
3. Yancy CW, Jessup M, Bozkurt B, Butler J, Casey DE Jr, Drazner MH, et al.; American College of Cardiology Foundation; American Heart Association Task Force on Practice Guidelines. 2013 ACCF/AHA guideline for the management of heart failure: a report of the American College of Cardiology Foundation/American Heart Association Task Force on Practice Guidelines. J Am Coll Cardiol. 2013;62(16):e147-239
4. Mitu O, Mitu F, Constantin S, Cojocaru E, Leon MM. Therapeutical considerations in associated atrial fibrillation and heart failure. Rev Med Chir Soc Med Nat Iasi. 2014;118(3):624-30.
5. Digitalis Investigation Group. The effect of digoxin on mortality and morbidity in patients with heart failure. N Engl J Med. 1997;336(8):525-33.
6. Turakhia MP, Santangeli P, Winkelmayer WC. Increased mortality associated with digoxin in contemporary patients with atrial fibrillation: findings from the TREAT-AF study. J Am Coll Cardiol. 2014;64(7):660-8.
7. Gheorghiade M, Fonarow GC, van Veldhuisen DJ. Lack of evidenceof increased mortality among patients with atrial fibrillation taking digoxin: findings from post hoc propensity-matched analysis of the AFFIRM trial. Eur Heart J. 2013;34(20):1489-97.
8. Bocchi EA, Marcondes-Braga FG, Bacal F, Ferraz AS, Albuquerque D, Rodrigues Dde A, et al. Updating of the Brazilian guideline for chronic heart failure. Arq Bras Cardiol. 2012;98(1 Suppl 1):1-33.
9. Kelly RA, Smith TW. Recognition and management of digitalis toxicity. Am J Cardiol. 1992;69(18):108G-118G; disc. 118G-119G.

10. Smith TW, Buler VP Jr, Haber E. Determination of therapeutic and toxic serum digoxin concentrations by radioimmunoassay. N Engl J Med. 1969;281(22):1212-6.

11. Fisch C, Knoebel SB. Digitalis cardiotoxicity. J Am Coll Cardiol 1985;5(5 Suppl A):91A-8A.

12. Kernan WN. Incidence of hospitalization for digitalis toxicity among elderly Americans. Am J Med. 1994;96(5):426-31.

13. Ordog GJ, Benaron S, Bhasin V, Wasserberger J, Balasubramanium S. Serum digoxin levels and mortality in 5100 patients. Ann Emerg Med. 1987;16(1):32-9.

14. Saperia GM, Ganz LI, Downey BC, Traub SJ. Electrophysiology of arrhthmias due to digitalis poisoning. Disponível em: www.uptodate.com. Acesso em: 8 nov 2011.

15. Wasserstrom JA, Aistrup GL. Digitalis: new actions for an old drug. Am J Physiol Heart Circ Physiol 2005;289(5):H1781-93.

16. Garberoglio L, Giustetto C, Wolpert C, Gaita F. Is acquired short QT due to digitalis intoxication responsible for malignant venticular arrhythmias? J Electrocardiol. 2007;40(1):43-6.

17. Gonzalez MD, Vassalle M. Role of oscillatory potential and pacemaker shifts in digitalis intoxication of the sinoatrial node. Circulation. 1993;87(5):1705-14.

18. Wellens HJJ, Conover M. The ECG in emergency decison making. Philadelphia: WB Saunders; 1991.

19. Vanagt EJ, Wellens HJJ. The electrocardiogram in digitalis intoxication. In Wellens HJJ, Kulbertus HE (eds.). What's new in electrocardiography. Boston: Martinus Nijhoff; 1981. p.315-34.

20. Pick A, Dominguez P. Nonparoxysmal A-V nodal tachycardia. Circulation. 1957;16(6):1022-32.

21. Wieland JM, Marchlinski FE. Electrocardiographic response of digoxin-toxic fascicular tachycardia to Fab fragments: implications for tachycardia mechanism. Pacing Clin Electrophysiol. 1986;9(5):727-38.

22. Leenhardt A, Extramiana F, Milliez P. Bidirectional ventricular tachycardias. Arch Mal Coeur Vaiss. 2003;96(Spec 7):27-31.

23. Liu T, Shehata M, Massumi R, Wang X. Bidirectional fascicular tachycardia with alternating axis deviation following acute myocardial infarction. Int J Cardiol. 2011;148(3):367-9.

24. Traykov VB, Kotirkov KI, Petrov IS. Pheochromocytoma presenting with bidirectional ventricular tachycardia. Heart. 2013;99(7):509.

25. Chin A, Nair V, Healey JS. Bidirectional ventricular tachycardia secondary to subacute myocarditis. Can J Cardiol. 2013;29(2):254

26. Femenia F, Barbosa-Barros R, Sampaio SV. Bidirectional ventricular tachycardia: a hallmark of catecholaminergic polymorphic ventricular tachycardia. Indian Pacing Electrophysiol J. 2012;12(2):65-8.

27. Tester DJ, Arya P, Will M, Haglund CM, Farley AL, Makielski JC, et al. Genotypic heterogeneity and phenotypic mimicry among unrelated patients referred for catecholaminergic polymorphic ventricular tachycardia genetic testing. Heart Rhythm. 2006;3(7):800-5.

28. Eldar M, Pras E, Lahat H. A Missense Mutation in the CASQ2 Gene is associated with autosomal-recessive catecholamine-induced polymorphic ventricular tachycardia. Trends Cardiovasc Med. 2003;13(4):148-51.

29. Pouget J, Philip N, Faugere G, Pellissier JF. Andersen syndrome: a particular form of paralysis with cardiac dysrhythmia. Rev Neurol. 2004;160(5 Pt 2):S38-42.

30. Schamroth L, Marriott HJL. Concealed ventricular extrasystoles. Circulation. 1963;27:1043-9.

31. Adams KF Jr, Patterson JH, Gattis WA, O'Connor CM, Lee CR, Schwartz TA, et al. Relationship of serum digoxin concentration to mortality and morbidity in women in the digitalis investigation group trial: a retrospective analysis. J Am Coll Cardiol. 2005;46(3):497.

32. Ahmed A, Pitt B, Rahimtoola SH, Waagstein F, White M, Love TE. Effects of digoxin at low serum concentrations on mortality and hospitalization in heart failure: a propensity-matched study of the DIG trial. Int J Cardiol. 2008;123(2):138.

33. Goldberger ZD, Goldberger AL. Therapeutic ranges of serum digoxin concentrations in patients with heart failure. Am J Cardiol. 2012;109(12):1818.

34. Dreyfus LS, McKnight EH, Katz M, et al. Digitalis intolerance, Geriatrics. 1963;18:494-502.

35. Eichhorn EJ, Gheorghiade M. Digoxin. Prog Cardiovasc Dis. 2002;44(4):251-66.

36. Zucker AR, Lacina SJ, DasGupta DS, Fozzard HA, Mehlman D, Butler VP Jr, et al. Fab fragments of digoxin-specific antibodies used to reverse ventricular fibrillation induced by digoxin ingestion in a child. Pediatrics. 1982;70(3):468-71.

37. McEvoy GK AHFS drug information 2004. American Society of Heath-System Pharmacists; 2004. p.2117-20.

38. Zazerskaya IE, Ishkaraeva VV, Frolova EV. Magnesium sulfate potentiates effect of DigiFab on marinobufagenin-induced Na/K-ATPase inhibition. Am J Hypertens. 2013;26(11):1269-72.

39. French JH, Thomas RG, Siskind AP, Brodsky M, Iseri LT. Magnesium therapy in massive digoxin intoxication. Ann Emerg Med. 1984;13(7):562-6.

40. The Consensus Trial Study Group. Effects of enalapril on mortality in severe congestive heart failure. Results of the Cooperative North Scandinavian Enalapril Survival Study (Consensus). The CONSENSUS Trial Study Group. N Engl J Med. 1987;316(23):1429-35.

41. Packer M, Gheorghiade M, Young JB, Costantini PJ, Adams KF, Cody RJ, et al. Withdrawal of digoxin from patients with chronic heart failure treated with angiotensin-converting-enzyme inhibitors. RADIANCE Study. N Engl J Med. 1993;329(1):1-7.

42. Packer M, Bristow MR, Cohn JN, Colucci WS, Fowler MB, Gilbert EM, et al. The effect of carvedilol on morbidity and mortality in patients with chronic heart failure. U.S. Carvedilol Heart Failure Study Group. N Engl J Med. 1996;334(21):1349-355.

43. Pitt B, Zannad F, Remme WJ, Cody R, Castaigne A, Perez A, et al. The effect of spironolactone on morbidity and mortality in patients with severe heart failure. Randomized Aldactone Evaluation Study Investigators. N Engl J Med. 1999;341(10):709-17

44. Uretsky BF, Young JB, Shahidi FE, Yellen LG, Harrison MC, Jolly MK. Randomized study assessing the effect of digoxin withdrawal in patients with mild to moderate chronic congestive heart failure: results of the PROVED trial. PROVED Investigative Group. J Am Coll Cardiol. 1993;22(4):955-62.

45. Ware JA, Snow E, Luchi JM, Luchi RJ. Effect of digoxin on ejection fraction in elderly patients with congestive heart failure. J Am Geriatr Soc. 1984;32(9):631-5.

Taquicardias regulares de QRS estreito   19

RELATO DE CASO

Paciente do sexo feminino, branca, 32 anos, admitida na emergência com crise de palpitações na região cervical de início súbito. Relata episódios semelhantes no passado. Foi realizado um eletrocardiograma (ECG) (Figura 1) que revelou uma taquicardia regular sustentada de QRS estreito. Foi tentada manobra vagal (compressão do seio carotídeo) sem sucesso. Só revertida após administração de adenosina (Figura 2).

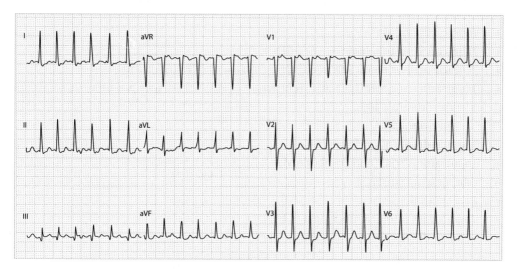

Figura 1   Diagnóstico eletrocardiográfico: taquicardia regular sustentada de QRS estreito, frequência cardíaca de 155 bpm, com onda P de difícil visualização que ocasiona falsa onda r' em V1 simulando um padrão de bloqueio de ramo direito (ver Figura 2 ampliada).

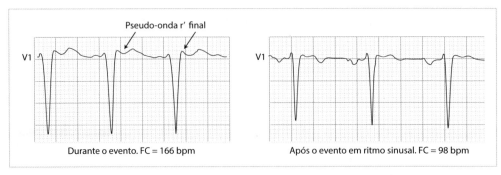

Figura 2 Derivação V1 ampliada com maior detalhe evidenciando um "pseudo r'" final sugestivo de taquicardia por reentrada nodal atrioventricular (TRNAV) (durante o evento). Após reversão para o ritmo sinusal com adenosina se observa ausência da falsa onda r' final.

INTRODUÇÃO

O diagnóstico diferencial das taquicardias de complexo QRS estreito (TQRSE) constitui um frequente desafio nos serviços de emergências. O termo taquicardia supraventricular (TSV) ou taquicardia paroxística supraventricular (TPSV) é uma denominação abrangente para todo ritmo rápido (> 100 bpm) originado acima da bifurcação do feixe de His ou acima dos ventrículos. As TSV podem ter QRS estreito ou largo (≥ 120 ms). As taquicardias seguintes, tanto regulares quanto irregulares, são incluídas no amplo conceito de TSV.

- Taquicardia sinusal (TS).
- Taquicardia sinusal inapropriada (TSI).
- Taquicardia por reentrada nodal atrioventricular (TRNAV): 50%.
- Taquicardia por reentrada atrioventricular (TRAV) mediadas por uma via acessória:
  - Ortodrômica: 40%.
  - Antidrômica.
- Taquicardia atrial unifocal (TAU).
- Taquicardia atrial multifocal (TAM).
- Fibrilação atrial (FA).
- *Flutter* atrial.
- Taquicardia ectópica junctional (TEJ).
- Taquicardia juncional não paroxística (TJNP).

As taquicardias supraventriculares nó AV dependentes (o nó AV participa do circuito reentrante) constituem 80% das TSV regulares de QRS estreito, e possuem condução dual no nó AV do tipo "lento-rápida" (RP'< P'R). O circuito pode se localizar exclusivamente no nó AV (TRNAV) ou pode contar com a participação de uma via acessória (TRAV).

As TSV se apresentam em qualquer etapa da vida afetando principalmente adultos jovens e crianças. A idade do aparecimento dos sintomas é mais baixa nos pacientes com TRAV, por volta da primeira década, do que nos pacientes com TRNAV, entre as terceira e quarta décadas. Em relação ao sexo, as TRNAV são mais frequentes na mulher numa proporção de 3:1, enquanto as TRAV predominam nos homens.[1]

SINTOMAS

Os sintomas mais frequentes são as palpitações. A percepção do batimento na região cervical é uma característica da TRNAV, pois, ocorre em aproximadamente 50% dos casos, embora não tenha caráter patognomônico. A explicação da manifestação seria decorrente da contração atrial simultaneamente com a válvula AV tricúspide fechada, gerando aumento da pressão atrial direita e do retorno venoso, o que justificaria a percepção do batimento na região cervical. A visualização das ondas A em canhão no pescoço ou fúrcula manifestada por expansão das veias do pescoço é conhecido como o "sinal do sapo" (*the frog sign*).[2] A poliúria associada aos eventos é secundária ao aumento da liberação do peptídeo natriurético atrial em resposta ao aumento súbito da pressão intra-atrial direita.

A tontura é outro sintoma habitual, que pode evoluir para pré-síncope, e inclusive síncope em 15% dos casos. Este último ocorre geralmente no início do evento ou imediatamente após a reversão, relacionado com pausas prolongadas antes do restabelecimento do ritmo.

Nos pacientes com cardiopatia estrutural subjacente (estenose aórtica ou cardiomiopatia hipertrófica) ou doença vascular cerebral, esses sintomas são mais graves. Da mesma forma, os eventos podem estar acompanhados de dor precordial, dispneia ou sinais de insuficiência cardíaca, especialmente nos pacientes com disfunção ventricular esquerda preexistente. A dor precordial, na maioria das vezes, é inespecífica e atípica, e não necessariamente indica a presença de doença coronariana. Existe uma modalidade de TSV que, em razão do comportamento incessante, pode gerar taquicardiomiopatia, entidade total ou parcialmente reversível após o controle da arritmia. Um estudo prospectivo,[3] em pacientes com TSV, nos quais se realizou o estudo eletrofisiológico (n = 370), demonstrou que o início dos episódios arrítmicos na idade mais avançada, a percepção dos batimentos na região cervical e o sexo feminino se associavam significativamente com a TRNAV. A presença de duas dessas variáveis, com um ECG compatível, possui acurácia diagnóstica superior a 90% a favor da TRNAV. Inclusive, em pacientes sem achados eletrocardiográficos conclusivos, a presença de palpitações cervicais era preditora de TRNAV.

TAQUICARDIA POR REENTRADA NODAL ATRIOVENTRICULAR

É a forma mais comum de TSV regular (aproximadamente 50 a 60% dos casos), mais frequente no sexo feminino entre 20 e 50 anos.

Existem duas variantes de TRNAV: a variante comum ou típica (98% dos casos) e as formas atípicas ou incomuns (2%) com três subvariantes.

A TRNAV forma típica, ou "lenta-rápida", necessita de duas vias preferenciais de condução anterógrada: uma com condução lenta e período refratário mais curto e outra com condução mais rápida e período refratário mais longo. Geralmente uma extrassístole atrial é bloqueada na via rápida, porém é conduzida aos ventrículos por uma via lenta, retornando aos átrios pela via rápida já recuperada, com perpetuação do mecanismo. As ativações atrial (retrógrada) e ventricular ocorrem quase simultaneamente (Figura 3). É mais comum o relato de palpitações no pescoço do que na região precordial, decorrentes da contração atrial quando a válvula tricúspide encontra-se fechada.

Classificação das variedades de taquicardia por reentrada nodal atrioventricular (TRNAV)

- Variedade típica ou "lenta-rápida": 80% dos casos.
- Variedades atípicas:[4]
    - "Rápida-lenta".
    - "Lenta-lenta".
    - "Lenta-intermediária".

Variedade típica, comum ou "lenta-rápida"

Conhecida em inglês como *typical* AVNRT, *common* AVNRT, *slow-fast* AVNRT. Nesta variedade, uma extrassístole atrial é bloqueada na via rápida, mas conduz lentamente aos ventrículos pela via lenta, retornando aos átrios em forma retrógrada pela via rápida já recuperada, podendo assim perpetuar o evento. O circuito reentrante encontra-se no nó AV e o miocárdio atrial vizinho. Nessa taquicardia regular de QRS estreito, a onda P pode estar escondida no QRS; porém, eventualmente forma uma pseudo-onda r' em V1 e/ou pseudo-S nas derivações inferiores. Nessas derivações, a P' pode distorcer o final do QRS, originando uma falsa onda S. Em V1, a onda P' pode distorcer o fim do complexo QRS, simulando uma R' apenas durante o evento, uma vez que não é observada durante o ritmo sinusal. Nessa variedade típica, comum ou "lenta-rápida", o tempo ventriculoatrial é muito curto. O impulso desce aos ventrículos utilizando a via lenta e retorna aos átrios pela via rápida. A onda P retrógrada (P') ou eco atrial ocorre temporalmente no final do QRS, o que justifica a deformidade terminal.

A variedade típica representa aproximadamente 90% de todos os casos. A reversão ocorre frequentemente em forma espontânea ou mediante o estímulo vagal massageando o seio carotídeo ou pela injeção de adenosina. Essa última atua bloqueando a via lenta.

Em 10% dos pacientes com TRNAV é possível observar um bloqueio AV 2:1.[5]

Variedades atípicas

A variedade atípica, incomum, "rápida-lenta" de TRNAV é conhecida na língua inglesa como *atypical* ANVRT, *uncommon* AVNRT ou *fast-slow* AVNRT. Neste caso, o impulso desce pela via rápida aos ventrículos e retorna aos átrios pela via lenta. A ativação auricular é tardia; portanto, a onda P retrógrada se inscreve bem depois do QRS e um pouco antes do complexo QRS do ciclo seguinte, originando um intervalo R-P' longo com RP > PR (taquicardia com RP' longo).

Eletrocardiograma:

- Ondas P negativas nas derivações II, III e aVF (diferentemente do que ocorre na taquicardia atrial e Coumel).
- Relação R-P' maior que P'R.

Comentário: nessa modalidade, a condução anterógrada se realiza por uma via lenta e a condução retrógrada ocorre por uma via rápida. São frequentes as formas incessantes com o desenvolvimento de taquicardiomiopatia. Essa variedade integra o grupo das TSV com intervalo RP > intervalo PR e para as quais se faz necessário o diagnóstico diferencial com as taquicardias auriculares e a taquicardia de Coumel.

Uma terceira variedade de TRNAV é mais rara ainda (aproximadamente 4% de todos os casos); é a denominada "lenta-lenta" (*slow/slow* AVNRT): nela o estímulo percorre um caminho complexo utilizando o nó AV e a área vizinha.

Finalmente existe uma forma "lenta-intermediária".[4]

A Figura 3 esquematiza o mecanismo fisiopatológico da TRNAV.

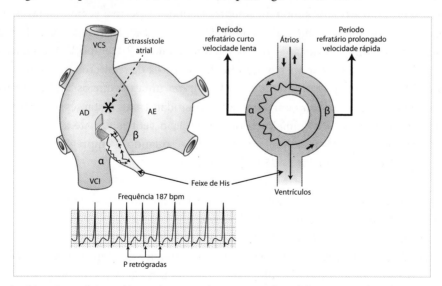

Figura 3   Mecanismos fisiopatológicos da taquicardia por reentrada nodal atrioventricular (TRNAV).

Eletrocardiograma:

- Durante o evento, habitualmente o ECG mostra uma taquicardia de complexos QRS estreitos, em que não se identifica a onda P retrógrada (escondida atrás do QRS) ou nas porções finais do QRS (pseudo-onda S nas derivações inferiores II, III e aVF e/ou falsa onda r' em V1)[6,7] (Figuras 4 e 5).
- Frequência cardíaca: entre 150 e 250 bpm.
- Frequência atrial, quando visível, igual à frequência ventricular.
- Ritmo: regular ou levemente irregular em casos de mudanças nas velocidades através do nó AV.
- Polaridade das ondas P: a polaridade da P ectópica que desencadeia o evento (primeira onda P) é diferente das ondas P seguintes; se for de origem atrial, a polaridade é positiva nas derivações inferiores (II, III e aVF), enquanto as ondas P seguintes são de polaridade invertida nas derivações inferiores por possuírem ativação retrógrada (eco atrial). Esta característica eletrocardiográfica é de importância fundamental na diferenciação com as taquicardias atriais focais sustentadas paroxísticas (TAFS) automáticas.

A relação temporal P/QRS é de grande importância e pode ser:

- Ondas P de ativação retrógrada precedendo aos complexos QRS (aproximadamente 3% dos casos). Nessa eventualidade podem simular ondas q de pseudoinfarto nas derivações inferiores. Quando visíveis sempre negativas nas derivações inferiores II, III e aVF.
- Ondas P concomitantes com os QRS (aproximadamente 60% dos casos). Átrios e ventrículos são ativados simultaneamente. As ondas P permanecem ocultas no QRS ou podem modificar o início dos complexos QRS (30%). Nesses casos, a derivação esofágica permite identificar as ondas P e o intervalo R-P' (tempo V-A), o qual será sempre < 70 ms. Esse parâmetro permite diferenciá-la da reentrada por feixe acessório (TRAV), a qual possui um tempo VA > 70 ms, uma vez que os TRAV reciprocantes usam vias acessórias em paralelos extranodais (mais distantes), e consequentemente o tempo desde o início da despolarização ventricular até a ativação atrial retrógrada (tempo VA) sempre será > 70 ms, e quando é empregada a derivação esofágica, será ainda maior (> 95 ms) (Figura 4).

Duração do QRS: ≥ 100 e < 120 ms. Condução aberrante é incomum.

Relação de condução átrio/ventricular: 1:1.

Aspecto: normal é o mais frequente.

Início do evento: possui caráter paroxístico. O primeiro geralmente ocorre logo após uma extrassístole atrial (ou ventricular), que conduz com intervalo PR prolongado, precipitando a reentrada nodal: ritmo recíproco com impulsos de origem atrial.

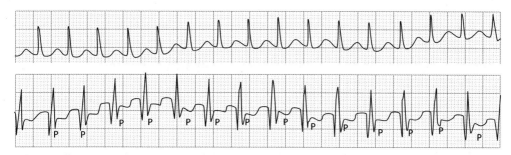

Figura 4 No traçado superior (II longo) observa-se um TQRSE, no qual não se identifica a onda P por estar oculta no QRS. O traçado inferior corresponde à derivação esofágica, a qual mostra as ondas P logo após os complexos QRS.

Fim do evento: súbito e determinado por uma onda P retrógrada seguida eventualmente de curto período de assistolia ou bradicardia. Ocasionalmente, o ritmo recíproco pode estar originado na união ou nos ventrículos.

A Figura 5 mostra uma típica taquicardia sustentada de QRS estreito por TRNAV.

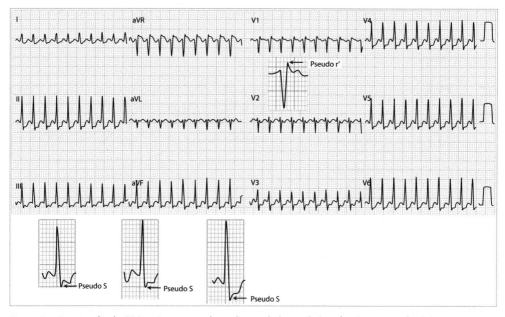

Figura 5 Taquicardia de QRS estreito com esboço de atividade atrial identificada na parte final do QRS por uma pseudo-onda S nas derivações inferiores II, III e aVF, e pseudo-r' em V1, o que assinala tratar-se de uma taquicardia por reentrada nodal atrioventricular (TRNAV).

O segmento ST pode apresentar discreta depressão ≤ 1 mm. Quando a depressão do segmento ST é > 1 mm e seguida de onda T invertida sugere taquicardia por reentrada atrioventricular (TRAV) ortodrômica[8] (exceto nos idosos). Da mesma forma, é rara a presença de alternância dos complexos QRS.

A alternância dos intervalos R-R sugere a existência de duas vias lentas com diferentes velocidades de condução.[9]

O registro eletrocardiográfico do início e do término dos eventos pode ser de grande utilidade para o diagnóstico diferencial. Assim as TRNAV começam por uma extrassístole atrial que provoca um prolongamento significativo do intervalo PR e, ocasionalmente, o início da arritmia mostra variação nos intervalos PR (Figura 6). Contrariamente, as taquicardias ortodrômicas por feixe acessório em paralelo começam frequentemente com discretas variações do ciclo sinusal. O término da TRNAV, espontânea ou induzida, também tem importância no diagnóstico diferencial. A presença de atividade atrial na porção final do complexo QRS sugere a participação do nó AV na gênese da taquicardia e descarta virtualmente uma taquicardia atrial (Figura 7).

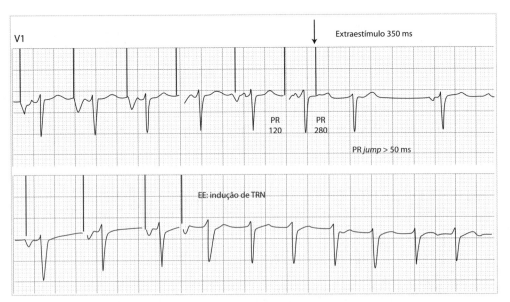

Figura 6 Procedimento de estimulação transesofágica em que se observa aumento abrupto do intervalo PR após o extraestímulo (160 ms), confirmando a presença de condução AV dual. O traçado inferior mostra a indução de uma TRNAV com reprodução dos sintomas da paciente.

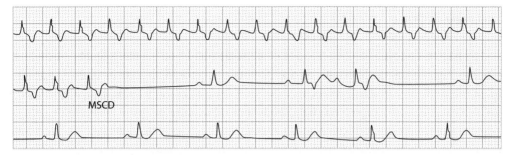

Figura 7   Presença de atividade atrial na porção final do último QRS após reversão mediante massagem do seio carotídeo (MSCD), assinalando a participação do nó atrioventricular na gênese do evento.

Identificação de condução AV dual durante o ritmo sinusal

A demonstração fisiológica do comportamento dual do nó AV durante o ritmo sinusal se baseia nos seguintes achados eletrocardiográficos:

- Mudanças abruptas na duração do intervalo PR (> 50 ms) (Figura 8).
- Intervalos PR alternantes com diferenças > 50 ms.
- Ondas P conduzidas com duas respostas ventriculares.

A Figura 8 mostra claramente este comportamento dual do nó AV.

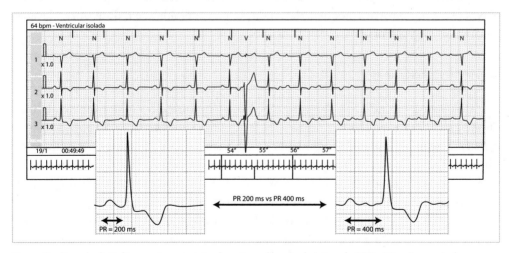

Figura 8   Traçado de Holter mostra aumento abrupto na duração do intervalo PR (> 50 ms), sugerindo comportamento dual do nó atrioventricular.

Tratamento da TRNAV

Os pacientes devem ser instruídos a respeito de manobras vagais, as quais estimulam o nervo vago causando liberação de acetilcolina que podem abortar os eventos por aumentar o período refratário das células do nó AV. Essas manobras incluem a massagem do seio carotídeo, no ângulo da mandíbula com o paciente em posição supina e com o pescoço estendido, a expiração forçada com a glote fechada (ato defecatório), provocação de vômito, e imersão do rosto em água fria (útil em crianças). A massagem do seio carotídeo está contraindicada nos pacientes com história prévia de acidente isquêmico transitório, presença de sopro carotídeo e idade > 65 anos (neste último caso pode haver longa assistolia de 3 a 7 segundos).

Outras alternativas incluem: adenosina, betabloqueadores e antagonistas dos canais de cálcio que bloqueiam ou alentecem a via lenta. A cardioversão é excepcionalmente empregada, a menos que ocorra significativa queda da pressão arterial ou instabilidade hemodinâmica.

Uso de adenosina

É uma droga de ação ultrarrápida com meia-vida de 1 a 6 segundos) empregada exclusivamente por via intravenosa em *bolus* rápido de preferência com cateter central, que atua sobre as células de resposta lenta, cuja despolarização (fase 0) depende dos canais de cálcio. A droga diminui a velocidade de condução no nó AV (efeito dromotrópico negativo) e a frequência cardíaca (efeito cronotrópico negativo). É muito eficaz na interrupção de taquiarritmias com participação do nó AV no circuito reentrante (Figura 9). Em doses baixas (3 a 4 mg) provoca bloqueio da condução na via rápida e, em doses mais elevadas (7 a 11 mg), da via lenta.[10,11]

Mecanismos íntimos de ação

Atua apenas no nó SA, átrios e nó AV sem efeito direto no miocárdio ventricular. Os efeitos da droga podem ser demonstrados durante a estimulação adrenérgica sobre o sistema adenilciclase/cAMP. Aumenta a condutância ao K^+ facilitando a entrada do cátion por ativação dos canais I_{KAch} e I_{KAde}, atuando nos receptores da classe P_1 subtipo A_1 da superfície extracelular no nó SA, átrios e nó AV. Esse efeito direto é mediado por proteínas reguladoras G_I e G_o, sendo responsável por diminuição do período refratário efetivo (encurta o PAT) por maior entrada de $I_{Ca}^{2+}_{-L}$, consequente à inibição da adenciclase resulta em diminuição do cAPM intracelular. Esse fato indiretamente leva à diminuição na entrada de Ca^{2+} em fase 2 induzida pelas catecolaminas.

Posologia

Uma ampola (6 mg) em *bolus* rápido com cateter central grosso. Na ausência de resposta em 2 minutos, pode ser administrada uma segunda dose de 12 mg. Em transplantados, em uso de dipiridamol ou xantinas, deve-se aplicar doses mais baixas com *bolus* de 3 mg. Para reversão de taquicardia paroxística supraventricular em crianças a dose é de 37,5 a 350 mcg/kg.

Metabolização da droga

Ocorre no endotélio vascular e nas células sanguíneas pela ação da enzima adenosina desaminase, que a transforma em inosina; fosforilação formando AMP; e por recaptura celular pelo sistema de transporte de nucleosídios (este sistema é bloqueado pelo dipiridamol).

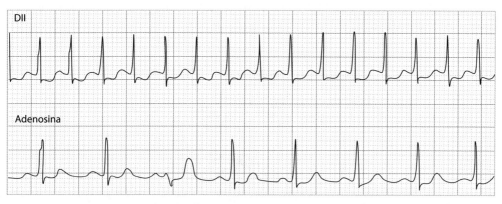

Figura 9   Reversão de uma TQRSE (TRNAV) após administração de 12 mg de adenosina.

Ablação com radiofrequência

É indicada em pacientes com eventos frequentes com perda da qualidade de vida, e quando os fármacos se mostram ineficazes. O sucesso da técnica é superior a 90%. O bloqueio AV total supra-hisiano é uma complicação rara (de 0,2 a 1%).

A terapia ablativa com radiofrequência pode ter uma abordagem anatômica que considere apenas a imagem radiológica ou pode ser guiada por eletrograma intracavitário. O critério de sucesso na ablação da via lenta consiste na incapacidade de induzir a TRNAV empregando o mesmo protocolo de estimulação prévio à ablação.

Em crianças e adultos jovens com risco aumentado de bloqueio AV, a crioablação possui baixo risco e eficácia comparável.[12]

Taquicardia por reentrada atrioventricular (TRAV)

Essa variedade de TSV é causada por reentrada empregando vias acessórias em paralelo ao nó AV. São descritos dois tipos:

- Ortodrômica: condução anterógrada pelo nó AV e rápida condução retrógrada por um feixe acessório em paralelo (esse feixe pode conduzir rapidamente como as fibras miocárdicas normais). Constitui o segundo mecanismo mais comum de TSVP. Na língua inglesa é denominada *orthodromic circus movement tachycardia*.
- Antidrômica: condução anterógrada utilizando uma via acessória e condução retrógrada pelo nó AV.

TRAV ortodrômica

É a taquicardia mais frequente na síndrome de Wolff-Parkinson-White (WPW) manifesta. Nesta variante, o estímulo conduz anterogradamente pelo sistema de condução normal e retrogradamente pela via acessória (Figura 10).

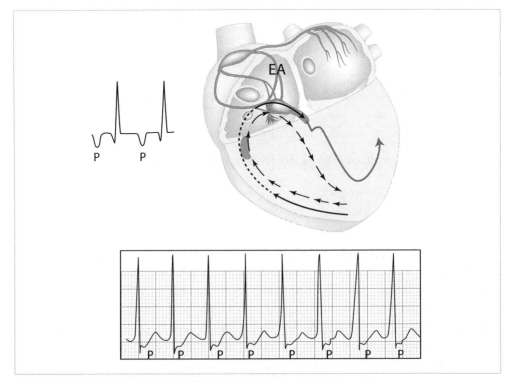

Figura 10   Circuito de macro-reentrada que utiliza anterogradamente a via normal, e retrogradamente o feixe anômalo em paralelo. Esse comportamento origina um QRS estreito e uma onda P' retrógrada afastada do QRS.

As taquicardias ortodrômicas geralmente se manifestam por palpitações (quase sempre referidas na região precordial) e raramente são acompanhadas de sintomas maiores como síncope, angina ou insuficiência cardíaca. Como toda taquiarritmia em que há participação do nó AV, essas taquicardias podem ser revertidas mediante manobras vagais.

Achados eletrocardiográficos

- Intervalo P' R inicial: não prolongado.
- Frequência cardíaca: entre 170 e 250 bpm.
- Localização da P': sempre separada do complexo QRS. Presença de uma P' retrógrada após o QRS com intervalo P'-QRS > QRS-P' (Figura 11).
- Polaridade das P': depende da localização da via acessória. Quando localizada na parede livre do ventrículo esquerdo (VE) ocasiona P' negativas em I.
- Alternância dos QRS: comum.
- Aberrância dos complexos QRS: a qual sinaliza a participação de uma via acessória (presente em aproximadamente 20 a 30% dos casos). A frequência cardíaca durante a condução aberrante é mais lenta do que sem aberrância quando a via acessória está no mesmo lado do bloqueio de ramo. Este é um sinal diagnóstico da via acessória localizada do mesmo lado que o bloqueio de ramo. Contrariamente, a frequência cardíaca será a mesma se a via acessória estiver localizada do lado oposto ao bloqueio de ramo.
- Condução AV obrigatoriamente 1:1.
- Característica do início e do fim do evento: abrupto.

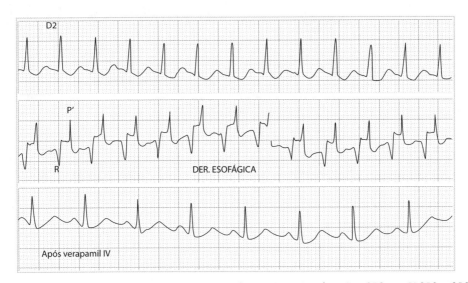

Figura 11   Taquicardia de QRS estreito com presença de uma P' retrógrada após o QRS com P'-QRS > QRS-P' comprovado na derivação esofágica e revertida após administração de verapamil EV.

Nos casos de pré-excitação manifesta, após a reversão ao ritmo sinusal observa-se claramente uma onda delta (Figuras 12 e 13).

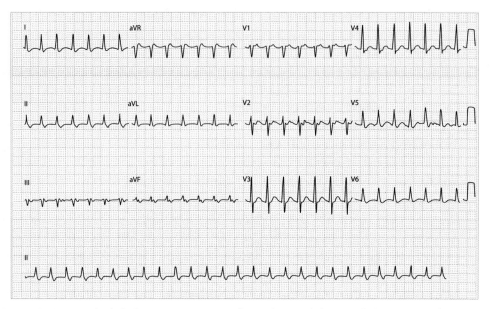

Figura 12   Taquicardia de QRS estreito com presença de uma P' retrógrada após o QRS e com intervalo P'-QRS > intervalo QRS-P' (aproximadamente 120 ms) sugestivo de reentrada utilizando uma via acessória (ortodrômica).

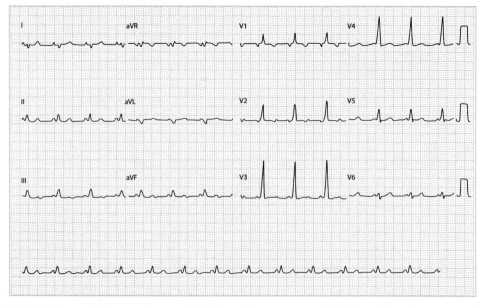

Figura 13   Corresponde ao mesmo paciente da Figura 12 em ritmo sinusal confirmando a pré-excitação manifesta do tipo WPW, em que se observa claramente um intervalo PR curto e um QRS com onda delta inicial.

Alterações do segmento ST

Vários trabalhos têm demonstrado que o aparecimento de depressão do segmento ST que ocorre durante uma TRNAV ou TRAV não é indicativo de cardiopatia isquêmica.[13,14] Uma publicação de Arya et al.[15] demonstrou que, embora a depressão do segmento ST isolada não tenha valor para determinar o tipo de taquicardia, quando associado com RP < 100 ms ou à onda P não identificável, a ausência de depressão do segmento ST praticamente descarta a TRAV. Em outras palavras, esse achado tem alto valor preditivo positivo (95%) para o diagnóstico de TRAV. Sem levar em conta a ausência da onda P ou o intervalo RP < 100 ms, o valor preditivo negativo era só de 56%. Com base nesses dados, os autores propuseram que a depressão do segmento ST ≥ 3 mm em 5 ou mais derivações (incluindo precordiais e periféricas) sugere fortemente a TRAV como mecanismo do evento (Figura 14).

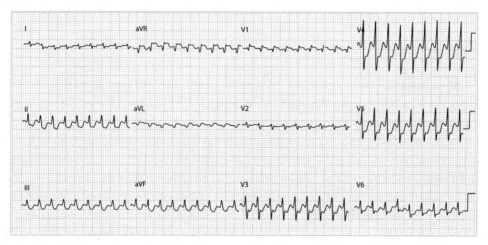

Figura 14   TQRSE com depressão do ST ≥ 3 mm nas derivações precordiais e periféricas sugere fortemente uma TRAV como mecanismo da arritmia.

Valor da elevação do segmento ST na derivação aVR

Apesar de ser uma derivação esquecida,[16] pode fornecer informações de grande utilidade para o diagnóstico diferencial das TQRSE.[17-20] Ho et al.[19] observaram que a elevação do ST na derivação aVR era de utilidade para o diagnóstico diferencial entre TRAV, TRNAV e a taquicardia atrial com foco no átrio direito. Em outras palavras, a presença deste sinal em aVR é sugestiva de TRAV (Figura 15). A sensibilidade, a especificidade e a acurácia da elevação do segmento ST em aVR é de 71, 70 e 70%, respectivamente, para diferenciar TRAV de TRNAV. Acredita-se que tal padrão eletrocardiográfico se deve à deformação do segmento ST pela ativação atrial retrógrada.

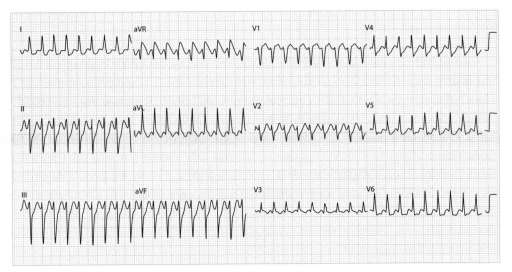

Figura 15   TQRSE com elevação do segmento ST na derivação aVR sugestivo de provável TRAV como mecanismo.

Bloqueio AV

A presença de um bloqueio AV (espontâneo ou induzido) durante um episódio de TQRSE auxilia bastante no diagnóstico diferencial. O bloqueio AV não é possível com um ritmo que utilize a condução AV normal anterogradamente e uma via acessória para condução retrógrada, uma vez que essa taquicardia depende do nó AV para manutenção. Dessa forma, se o bloqueio AV estiver presente, a TRAV ortodrômica pode ser descartada no diagnóstico diferencial[21-24] (Figura 16). Embora extremamente raro, um bloqueio AV 2:1 pode ocorrer na TRNAV forma típica ou atípica, e quando ocorre, geralmente é apenas no início do evento e não persiste. Portanto, a presença de um BAV durante uma TQRSE sugere taquicardia sinusal ou taquicardia atrial por automatismo. Algum grau de bloqueio AV, tipicamente 2:1 ou 3:1, está quase sempre presente no *flutter* atrial, já que o nó AV é incapaz de manter uma condução atrioventricular de 300 bpm, embora uma condução AV 1:1 possa ocorrer por curto período,[25] principalmente em crianças com

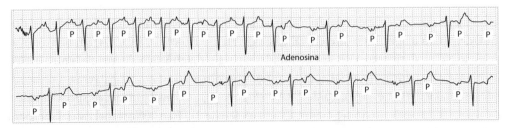

Figura 16   TQRSE com presença de um bloqueio AV induzido pela adenosina. Este comportamento exclui a TRAV, uma vez que esta taquicardia necessita do nó AV para sua manutenção.

tireotoxicose. Por isso, na presença de uma frequência ventricular de 150 ou 100 bpm, deve-se pesquisar as ondas "F" do *flutter* atrial nas derivações inferiores e V1.

MANOBRAS DIAGNÓSTICAS

As manobras farmacológicas e não farmacológicas são de grande utilidade para estabelecer o diagnóstico das TQRSE dependentes ou independentes do nó AV. As TQRSE dependentes do nó AV incluem a TRNAV e TRAV, enquanto as independentes do nó AV são: TS, TSI, TRNS, TAFS (por automatismo e reentrada), TAM, FA e *flutter* atrial. A massagem do seio carotídeo aumenta o tônus vagal, liberando acetilcolina, a qual aumenta o período refratário das células do nó AV.[26] Se a arritmia cessar com a massagem, assinala participação do nó AV no circuito da arritmia, como ocorre tanto na TRNAV como TRAV. De fato, mais de 30% das TSV são dependentes do nó AV, e consequentemente são abortadas exclusivamente com manobras vagais.[27] Ao contrário, nas TQRSE independentes do nó AV, ocorre apenas aumento do grau de bloqueio, sem finalizar a arritmia. No caso do *flutter* atrial, o aumento do grau de BAV pode revelar claramente a morfologia com aparência "em dente de serra" (*sawtooth appearance*) ou *picket fence* das ondas "F" (Figura 17).

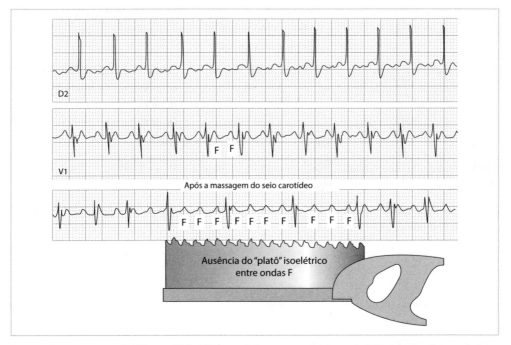

Figura 17   Mostra uma TQRSE com FC de 150 bpm. Após o aumento do grau de BAV com manobra vagal observa-se claramente a morfologia "em dente de serra" das ondas F confirmando o diagnóstico de *flutter* atrial 2:1, o qual passou a ser 3:1/4:1 com a massagem do seio carotídeo.

A adenosina é utilizada como manobra farmacológica de eleição no cenário diagnóstico das TQRSE. Esse fármaco causa a inibição da adenilciclase no miocárdio, e provoca efeitos crono- e dromotrópicos (velocidade de condução) negativos no nodo SA e AV, respectivamente.[28] Uma dose de 12 mg de adenosina, administrada por via intravenosa de forma rápida, reverte 90% das TQRSE dependentes do nódulo AV (p. ex., TRAV e TRNAV).[29] Uma manobra diagnóstica adicional simples, sugerida por Accardi et al.,[30] é dobrar a velocidade do eletrocardiograma (ECG) para 50 mm/segundo com a finalidade de aumentar a distância entre os componentes do traçado, e assim permitir melhor visualização. Esses investigadores demonstraram aumento significativo, de 63 para 71%, na acurácia diagnóstica. Apesar de não oferecer nenhum risco para o paciente, esse artifício ainda é ignorado.

Quadro 1   Diagnóstico diferencial entre a TRNAV e a TRAV por via anômala através de um feixe acessório (ORT/CMT)

Sinais ECG	TRNAV	TRAV ORT/CMT
Alternância nos complexos QRS	Raro	Comum
Intervalo P'R inicial	Prolongado	Normal
Localização da onda P'	Dentro de QRS. Pode ocasionar pseudo-onda S nas inferiores ou pseudo-onda r' em V1	Sempre separada do QRS
Polaridade da onda P'	Negativa em II, III e aVF	Variável dependendo da localização do feixe acessório. Se a onda P for negativa em I, o feixe acessório estará na parede livre do VE
Aberrância	Rara	Comum
Sinais ECG	TRAVN	TRAV CMT/ORT
Alternância dos QRS	Não	Possível
Frequência cardíaca durante a aberrância comparada com não aberrância	Não muda	Pode diminuir com a aberrância, quando o bloqueio de ramo for do mesmo lado do feixe acessório
Condução AV	Usualmente 1:1	Sempre 1:1
Associação RP < 100 ms + onda P não identificável + ausência de depressão do segmento ST	Grande valor preditivo	Não
Elevação do segmento ST em aVR	Ausente	Altamente sugestiva

TRAV: taquicardia por reentrada atrioventricular; TRNAV: taquicardia por reentrada nodal atrioventricular.

TRATAMENTO

O tratamento inicial vai depender da gravidade e do grau de tolerância da arritmia. As manobras vagais estão indicadas nos pacientes com TSV bem toleradas,[31] e podem ser úteis para reverter tanto as TRAVN como as mediadas por uma via acessória (TRAV). Em caso de arritmia mal tolerada, com sinais de instabilidade hemodinâmica, deve-se utilizar a adenosina ou a cardioversão elétrica (CVE). A adenosina é a droga de escolha pela eficácia e meia-vida muito curta (5 segundos). Após uma dose de 6 ou 12 mg em *bolus*, a taxa de sucesso varia de 75 a 90%, respectivamente.[32] Em geral os pacientes referem um mal-estar ou dor torácica de curta duração. Está contraindicada nos asmáticos por causa do risco de broncoespasmo. Em caso de recorrência, deve-se utilizar uma droga de meia-vida mais longa, como o verapamil (5 a 10 mg, EV), diltiazem ou betabloqueadores. O verapamil EV na dose de 10 mg administrados em 5 minutos tem a taxa de eficácia semelhante à da adenosina. O verapamil está contraindicado em pacientes com hipotensão ou disfunção ventricular grave. O tratamento de longo prazo vai depender da frequência e do grau de repercussão clínica dos eventos e da tolerância aos antiarrítmicos, assim como da preferência do paciente.

Quando os episódios são muito frequentes e o paciente prefere uma terapêutica farmacológica conservadora, pode-se utilizar antiarrítmicos de forma profilática. Os fármacos mais utilizados são o verapamil, betabloqueadores ou antiarrítmicos do grupo IC.

O estudo eletrofisiológico com finalidade terapêutica está indicado nos sintomáticos que apresentam: (a) refratariedade ao tratamento farmacológico; (b) intolerância aos fármacos; (c) eventos mal tolerados; (d) presença de cardiopatia estrutural subjacente; e, por fim, (e) preferência do paciente pela ablação, especialmente em determinadas circunstâncias, tais como na gestação (a fim de evitar os efeitos potencialmente teratogênicos dos fármacos antiarrítmicos), ou pacientes que pela atividade desportiva ou profissional (p. ex., pilotos) façam a opção por um tratamento definitivo. No último caso, pessoas com responsabilidade coletiva que tenham sofrido síncope também têm indicação da terapia ablativa.

TAQUICARDIA ATRIAL UNIFOCAL OU MONOMÓRFICA SUSTENTADA

As taquicardias atriais unifocais e multifocais sustentadas (TAFS) são uma das formas de TSV originadas nos átrios fora do nó SA. Assim como o *flutter* atrial, são consideradas taquiarritmias atriais específicas.

As TAFS podem resultar de vários mecanismos: automático, gatilho ou reentrada, os quais dependem do cenário clínico em que ocorrem.[33]

Esse tipo de arritmia é uma causa relativamente infrequente de TQRSE (< 10% dos casos). Quando presentes em paciente sem cardiopatia estrutural, o mecanismo provável é o aumento do automatismo. As taquicardias atriais por reentrada dependem da presença de tecido atrial doente que ocasiona áreas adjacentes com velocidades de condução e períodos refratários variáveis. Ainda, ocorrem frequentemente após cirurgias que envolvam o tecido atrial ou outras causas que determinem lesão atrial.[34,35] O início e o término são tipicamente graduais (não paroxística) e não são deflagradas por batimentos prematuros.[36] A atividade deflagrada ou gatilho *(triggered activity)* está implicada na gênese das taquicardias induzidas por toxicidade digitálica (geralmente acompanhadas de graus diversos de bloqueio AV). Frequências auriculares > 250 bpm sugerem a presença de um *flutter* atrial. Quando a resposta ventricular é 1:1 ou 2:1 fixa, a onda P se torna de difícil visualização pela superposição com o complexo QRS ou com a onda T. Nesses casos, as manobras de estimulação vagal e/ou administração de fármacos com ação dromotrópica negativa sobre o nó AV provoca maior grau de bloqueio, o que permite desmascarar a onda P antes oculta.

Eletrocardiograma

Frequência atrial: > 100 bpm.

Ondas P: de morfologia diferente das ondas P do ritmo sinusal em virtude da origem ectópica. A onda P ectópica geralmente é estreita e apiculada com presença do fenômeno de aquecimento (aceleração-desaceleração no início e no final do evento). Vários algoritmos foram publicados com a finalidade de localizar o foco da taquicardia dentro dos átrios.[37,38] Com relação ao foco origem da taquicardia, as derivações mais úteis para a análise da onda P são as periféricas e a precordial V1. Ondas P ectópicas positivas em V1 e negativas em aVL sugerem foco de origem no átrio esquerdo. Quando as ondas P ectópicas são negativas na derivação I, a ativação atrial nasce na região lateral do átrio esquerdo, embora este achado tenha baixa sensibilidade.

- Onda P – ou +/- em V1: átrio direito.
- Onda P + ou -/+ em V1: átrio esquerdo.
- Onda P negativa em II, III e aVF: átrio baixo.

Eixo das P: usualmente anormal. Por exemplo, negativa nas derivações inferiores.

Características comparativas das ondas P: pelo menos três ondas P consecutivas idênticas, assinalando a origem unifocal.

Localização das P em relação aos QRS: geralmente a onda P' se localiza antes do QRS com relação P'-QRS < QRS-P'.

Presença de linha de base: entre as P, diferente do *flutter* atrial.

Bloqueio AV variável (Figuras 18 a 21): frequente. O bloqueio AV pode estar presente, esta é geralmente uma resposta fisiológica para o ritmo atrial rápido, salvo no caso de toxicidade digitálica, em que existem graus variáveis de supressão na condução pelo nó AV, em razão dos efeitos vagotônicos do fármaco.

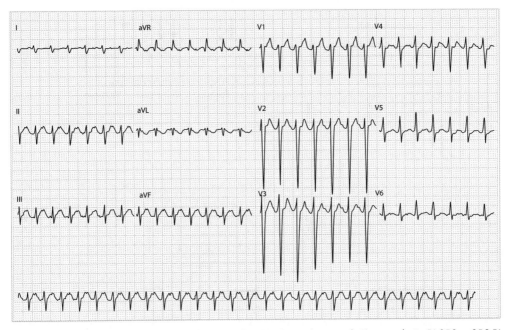

Figura 18 TQRSE com ondas P' localizadas antes dos QRS (inserida na onda T) com relação P'-QRS < QRS-P' sugestivo de taquicardia atrial 1:1.

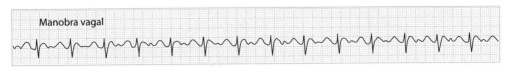

Figura 19 Este traçado longo de II foi realizado após a manobra vagal. Observa-se condução AV 2:1 com nítida linha de base (taquicardia atrial 2:1), o que a diferencia do *flutter* atrial.

Padrão dos complexos QRS: os complexos QRS normalmente são estreitos, a menos que exista um bloqueio de ramo preexistente, uma via acessória ou a taxa de resposta seja suficiente para ocasionar um bloqueio dependente da frequência cardíaca.

Tratamento

O manuseio agudo da TAFS vai depender da frequência ventricular, dos sintomas e da estabilidade hemodinâmica do paciente. Como não existe um estudo randomizado para avaliar a eficácia da abordagem farmacológica da TA as guias do ACC/AHA/ESC 2003 recomendam:[31]

- Identificar fatores precipitantes e removê-los.
- Corrigir eventual hipopotassemia (repor potássio).

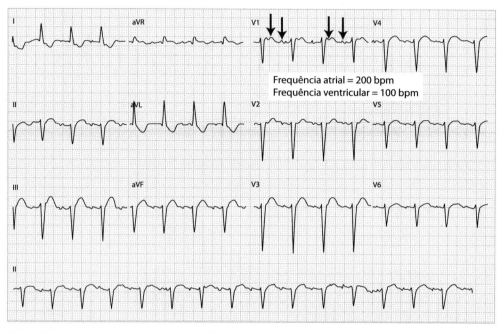

Figura 20 O traçado mostra uma típica taquicardia atrial 2:1 (frequência atrial 200 bpm e frequência ventricular 100 bpm [setas]) em um paciente com intoxicação digitálica. Observa-se o segmento ST com morfologia "em colher", associado a intervalo QT curto. Adicionalmente há bloqueio divisional anterossuperior esquerdo (BDASE).

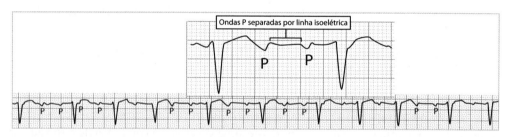

Figura 21 O mesmo paciente da Figura 20; observa-se a taquicardia atrial com BAV variável e ondas P separadas por linha isoelétrica.

- Na intoxicação digitálica, suspender imediatamente a droga. A não identificação da TA induzida pela digital, com a manutenção do fármaco, possui mortalidade muito elevada. É fundamental que o clínico conheça os fatores que predispõem à essa intoxicação. A Figura 22 mostra as principais causas que conduzem à intoxicação.
- A adenosina ou outras manobras vagais geralmente são menos eficazes para reverter uma TA do que as TSV nó AV dependentes.

- Os betabloqueadores ou os antagonistas dos canais de cálcio não hidropiridínicos (diltiazem ou verapamil) podem ser utilizados nos pacientes estáveis. Essas drogas reduzem a resposta ventricular e podem reverter a arritmia, mas devem ser evitadas na hipotensão arterial.
- Nos casos refratários ou intolerantes aos fármacos citados, a droga de escolha é amiodarona, a qual pode promover a redução da FC ou a reversão da arritmia, além de possuir menor potencial de ocasionar hipotensão arterial.
- Para os pacientes com TA com elevada taxa de resposta ventricular ou hemodinamicamente instáveis não responsiva à terapia farmacológica, e na ausência de fator precipitante, recomenda-se a cardioversão elétrica.

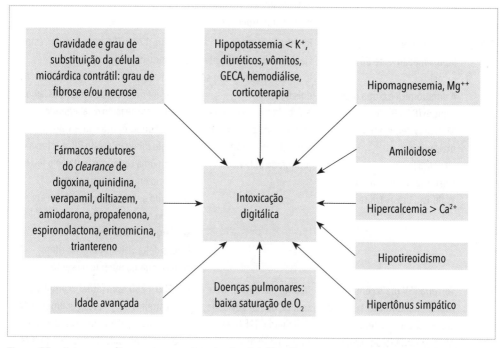

Figura 22   Fatores predisponentes para intoxicação digitálica. Fatores que aumentam a sensibilidade aos digitálicos.

Resumo

Os três tipos mais frequentes de taquicardias supraventriculares regulares são as reentrantes nodais atrioventriculares (TRNAV), as mediadas por uma via acessória (TRAV) e as taquicardias atriais focais sustentadas (TAFS) e a TAM. O Quadro 2 resume a classificação das três causas mais comuns de TSV e as características usuais.

Quadro 2 Tipos comuns de taquicardias supraventriculares e suas características

Tipo	Epidemiologia	Mecanismo	Padrão do ECG
TRNAV	A mais comum TSV (aproximadamente 50 a 60% dos casos). Mais frequente em mulheres entre 20 e 50 anos	Reentrada causada pela coexistência de um caminho lento e rápido no tecido do nó AV, substrato da reentrada Variedades: 1) Típica ou "lenta-rápida": 80% dos casos 2) Atípicas • "rápida-lenta" • "lenta-lenta" • "lenta-intermediária"	FC: 118 a 264 bpm; ritmo: regular, complexos QRS estreitos (< 120 ms); pode não se ver as ondas P TRNAV típica: intervalo RP < intervalo PR; pseudo-onda r' em V1 durante o evento; pseudo-onda S em I, II, e aVF TRNAV atípicas: intervalo RP > intervalo PR; ondas P negativas em III e aVF
TRAV	Segunda TSV mais comum (aproximadamente 30% dos casos) A ortodrômica é o tipo mais comum (81 a 87%) Mais prevalente em mulheres mais jovens e crianças Observada na síndrome de Wolff-Parkinson-White	Reentrada causada por vias acessórias em paralelo ao nó AV. Descrevem-se dois tipos: • Ortodrômica: condução anterógrada pelo nó AV; • Antidrômica: condução retrógrada pelo nó AV	FC: entre 124 e 256 bpm, regular, estreita quando ortodrômica comum Na forma incomum os complexos QRS são largos (antidrômica), ou complexos largos por bloqueio de ramo ou aberrância Na TRAV ortodrômica o intervalo RP < intervalo PR ou intervalo RP > intervalo PR com uma condução lenta pelo feixe acessório em forma retrógrada O circuito antidrômico usa o feixe em paralelo em forma anterógrada, os QRS são largos (≥ 120 ms) Ondas delta visíveis tanto no ritmo sinusal quanto durante o evento
TAFS e TAM	Terceira TSV mais comum (aproximadamente 10% dos casos). Ritmo sustentado atrial originado de região diversa do nó SA FC > 100 bpm e duração > 30 s Dois tipos: uni e multifocal macrorreentrante. Mais frequente na meia-idade ou em pessoas com ICC ou DPOC	Reentrada (micro), automática, ou por atividade deflagrada: TAF (reentrada, automatismo, e atividade deflagrada) TAM (atividade automática)	FC: 100 a 250 bpm (atrial); complexo QRS estreitos irregulares geralmente (focos ectópicos) QRS largo se houver aberração. TAF: intervalo RP mais longo TAM: FC > 100 bpm, três ou mais morfologias de ondas P em uma mesma derivação. Intervalos PP e PR frequentemente variáveis e presença de linha isoelétrica

DPOC: doença pulmonar obstrutiva crônica; ICC: insuficiência cardíaca congestiva; TAFS: taquicardia atrial focal sustentada; TAM: taquicardia atrial multifocal; TRAV: taquicardia por reentrada atrioventricular; TRNAV: taquicardia por reentrada nodal atrioventricular; TSV: taquicardia supraventricular.[24,36,39-40]

TAQUICARDIA ATRIAL MULTIFOCAL

Taquicardia atrial multifocal (TAM) é uma arritmia cardíaca causada por vários focos de competição de atividade atrial. Trata-se de um ritmo irregular sustentado com frequência cardíaca maior que 100 bpm, atividade atrial bem organizada, com pelo menos três morfologias distintas de ondas P na mesma derivação, intervalos PP, PR e RR irregulares, e presença de linha de base isoelétrica entre as ondas P. Shine et al. propuseram pela primeira vez a definição de TAM, em 1968.[41] A TAM havia sido anteriormente descrita pelos nomes de ritmo caótico atrial, taquicardia por mecanismo atrial caótico e taquicardia atrial paroxística repetitiva.

Normalmente, o tratamento da doença de base responsável pela arritmia, por exemplo, a insuficiência respiratória por doença pulmonar obstrutiva crônica (DPOC) descompensada, sepse, hipoxia faz desaparecer a arritmia (caráter transitório).

O mecanismo da arritmia não está bem definido, porém, é postulada a atividade gatilhada por pós-potenciais tardios em fase 4. A atividade gatilhada por pós-potenciais tardios consiste em oscilações do potencial de ação que ocorrem após ter-se completado a fase 3 do PA ou em fase 4. Quando dito potencial atinge o limiar deflagra-se um novo potencial de ação. Observam-se frequências cardíacas elevadas (taquicárdico-dependentes). Seu mecanismo responde à abertura do canal I_{NS}; sensível à concentração de Ca^{2+} intracelular. Esse mecanismo ocasiona sobrecarga de cálcio intracelular por vários motivos, como o excesso de catecolaminas circulantes, a inibição da fosfodiesterase, a acidose e a hipoxemia. O desequilíbrio eletrolítico associado por doenças subjacentes graves pode potencializar ainda mais o desenvolvimento dessa arritmia. A Figura 23 mostra a correlação entre o potencial de ação com a atividade deflagrada tardia e o ECG de superfície.

As causas da atividade gatilhada tardia ou em fase 4 são:

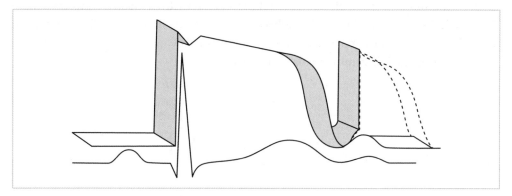

Figura 23 Observa-se um pós-potencial tardio que deflagra depois de completada a fase 3, isto é, em fase 4, concomitante com a onda U do ECG de superfície.

- Isquemia e reperfusão.
- Intoxicação digitálica: taquicardia atrial, juncional, fascicular e ventricular.
- Estresse adrenérgico: TV catecolamino-dependentes.
- Hipercalcemia.
- TAM: múltiplos focos com automatismo deflagrado por pós-potenciais tardios em fase 4 originados por: aumento de catecolaminas circulantes, hipoxia, aumento de CO_2, hipopotassemia e/ou hipomagnesemia etc.
- TV idiopática da via de saída do ventrículo direito.

Na maioria das vezes é encontrada no paciente idoso com DPOC descompensada e deve ser considerada uma complicação hipóxica do miocárdio atrial. No entanto, podem haver outras causas subjacentes, tais como insuficiência cardíaca, sepse, ou toxicidade por metilxantinas. O efeito do TAM na função cardíaca pode ou não levar à instabilidade hemodinâmica. Surge em decorrência da combinação de fatores presentes em pacientes hospitalizados com insuficiência respiratória que provocam: dilatação do átrio direito (*cor pulmonale*), maior tônus simpático, hipóxia, hipercapnia, uso ou abuso de beta-agonistas, teofilina; distúrbios eletrolíticos, como hipopotassemia e hipomagnesemia (p. ex., secundária ao uso de diuréticos/beta-agonistas) (Figuras 24 e 25).

Etiologia e epidemiologia da TAM

São frequentes nos pacientes hospitalizados com DPOC descompensada, coronariopatia, insuficiência cardíaca congestiva (ICC), diabete melito, hipocalemia, hipomagnesemia, uremia, estados pós-operatórios, embolia pulmonar, pneumonia, sepse e toxicidade por metilxantinas. É uma arritmia relativamente pouco frequente, com taxa de prevalência de 0,05 a 0,32% em pacientes hospitalizados. Predomina no sexo masculino e em idosos com múltiplas comorbidades (idade média 72 anos), com alta taxa de mortalidade mesmo sem estar diretamente relacionada à arritmia (taxa de mortalidade > 45%). A TAM raramente é fatal. O quadro clínico geral e os sintomas melhoram quando a condição subjacente é controlada. A morbidade é difícil de quantificar, porque a doença de base é a principal determinante das complicações.

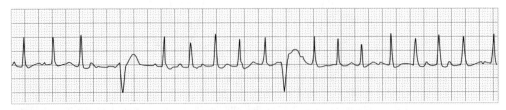

Figura 24   Paciente com DPOC agudizado mostrando um registro longo de II durante uma TAM com múltiplas morfologias da onda P (> 3).

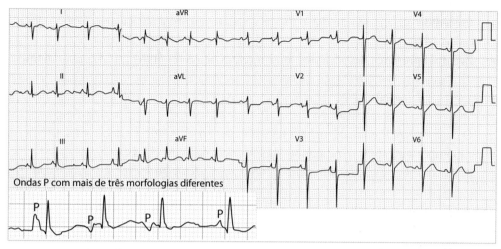

Figura 25 Diagnóstico clínico: traçado pertencente a um paciente com quadro clínico de enfisema grave. Diagnóstico eletrocardiográfico: ritmo rápido regular com múltiplas morfologias de onda P (TAM), SÂQRS +125°, onda R final proeminente em aVR, R dominante em V1 e RS em V5-V6: sobrecarga ventricular direita.

História

Pode causar uma variedade de sintomas ou, mais raramente, pode ser assintomática. As queixas podem ser transitórias tais como: palpitações, dispneia, dor precordial, tonturas e síncope.

Exame físico

Tipicamente relacionada à doença subjacente e não específica da arritmia. O pulso é rápido e irregular,[42] e a primeira bulha pode ser variável. O exame físico normalmente é insuficiente para diferenciar TAM da fibrilação atrial. Ruídos adventícios respiratórios muitas vezes são proeminentes.

Características eletrocardiográficas da TAM

- **Ondas P:** com pelo menos três morfologias diferentes na mesma derivação.
- **Intervalos P-P, PR e RR:** variáveis em duração.
- **Presença de linha de base isoelétrica** entre as ondas P (importante para diferenciar do *flutter* atrial).[41]
- **Frequência das ondas P:** entre 100 e 130 bpm. Pacientes com múltiplas morfologias da onda P, porém com uma FC entre 60 e 100 bpm, são indicados para marca-passo atrial caótico.
- **Condução AV:** habitual 1:1.

- **Precedida ou seguida de:** FA e *flutter* atrial, taquicardia auricular ectópica e taquicardia sinusal.
- **Eventual presença de:** períodos intermitentes de FA ou *flutter* atrial concomitantes.

Diagnóstico diferencial

O diagnóstico diferencial inclui a FA e o *flutter* atrial. A diferenciação de TAM da FA é muito importante, pois o tratamento da FA difere da TAM (Quadro 3).

TAM com aberrância ou bloqueio de ramo preexistente pode ser confundido com TV.

Quadro 3   Diferenciação entre taquicardia atrial multifocal (TAM), fibrilação atrial (FA) e *flutter* atrial

	TAM	FA
Intervalos PP, PR e RR	Variáveis	Variáveis
Ondas P	Presença de 3 ou mais morfologias na mesma derivação. FC = 100 a 130 bpm	Ausentes. Possível presença de ondas "f" com frequência entre 400 e 700 bpm
Voltagem das P	Pode estar aumentada, indicando SAD	Não existem; podem existir ondas "f" finas ou grossas (> 1 mm). A FA grossa em gravações curtas pode mostrar falsas ondas P dificultando o diagnóstico. ECG mais longos são úteis para esta diferenciação
Condução AV	Usualmente 1:1	Clássico fenômeno de condução oculta no nó AV
	TAM	*Flutter* atrial
Frequência atrial	100-130 bpm	250-350 bpm
Linha isoelétrica	Presente	Ausente
Ondas P	Mais de 3 morfologias	Negativa nas inferiores em "dente de serra"
Regularidade dos QRS	Irregular	Pode ser irregular

Outro diagnóstico diferencial importante inclui a taquicardia sinusal com extrassístoles atriais frequentes. O diagnóstico de TAM é confirmado pelo ECG que exibe ondas P com pelo menos três morfologias diferentes na mesma derivação, ritmo irregular, FC > 100 bpm, intervalos PP, PR e RR com irregulares, e presença de linha de base.

Tem sido sugerido que os pacientes com FC < 100 bpm, mas que preencham todos os outros critérios (incluindo o perfil clínico), devam ser considerados TAM. Considera-se ritmo atrial multifocal, com FC < 60 bpm. Há controvérsia sobre se essa condição deve ser considerada como uma variante TAM ou um marca-passo atrial errante, embora os pacientes com marca-passo migratório atrial geralmente não apresentem doenças subjacentes graves. A dosagem de eletrólitos é fundamental para excluir essa causa, assim como se deve afastar quadro de anemia, e a dosagem de gasometria arterial para afastar hipóxia. O uso de teofilina nos asmáticos pode ser a causa dessa arritmia.

O tratamento deve ser direcionado para a causa subjacente: correção das alterações gasométricas tentando manter a gasometria arterial maior que 90%. Porém, deve ser evitada a quantidade excessiva de oxigênio em pacientes com DPOC, para evitar o problema teórico de remover a unidade de ventilação hipóxica, o que pode resultar no aumento da retenção de dióxido de carbono. A necessidade de intubação traqueal é ditada pelas indicações clínicas. Realizar monitoração da pressão arterial e oximetria de pulso. Corrigir das alterações eletrolíticas, tratar a insuficiência cardíaca, suspender digital em caso de intoxicação, manter doses mais baixas de teofilina e reduzir o mínimo possível a utilização de betaestimulantes. A resolução dessa arritmia ocorre paralelamente com a estabilização da patologia cardíaca e/ou pulmonar de base. Na maioria das vezes não necessita de antiarrítmicos.

TAQUICARDIOMIOPATIA

Esta entidade é mais frequente em crianças e adultos jovens.[43,44] Consiste em um processo gradativo de disfunção ventricular, inicialmente assintomático e induzido por taquicardias auriculares incessantes. A FC varia entre 110 e 140 bpm (não muito rápida) e geralmente se confunde com uma taquicardia sinusal. Essas arritmias são refratárias aos fármacos antiarrítmicos e responsivas à terapia ablativa focal. Após o procedimento realizado com sucesso, a melhora clínica é progressiva; os sintomas desaparecem com normalização da função ventricular em no máximo 6 meses.[45,46] No caso de recidiva ou insucesso da ablação focal, uma opção é a ablação do nó AV com implante de marca-passo definitivo (Figuras 26 e 27 e Tabela 1).

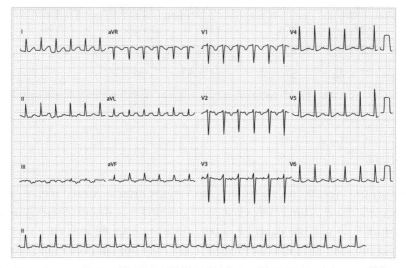

Figura 26   Paciente com história de taquicardia atrial incessante refratária ao tratamento medicamentoso que desenvolveu um quadro de taquicardiomiopatia, conforme evolução ecocardiográfica da Tabela 1. Após um mês da ablação focal observa-se regressão da disfunção ventricular.

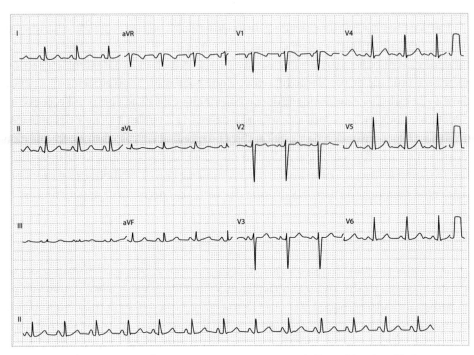

Figura 27   O ECG em ritmo sinusal pertencente ao mesmo paciente da Figura 26 após a ablação.

Tabela 1   Evolução ecocardiográfica demonstrando a regressão da disfunção ventricular um mês após a ablação

ECO	Dez/2010	Jun/2011	Out/2011	Nov/2011 (30 dias depois da ablação)
FEVE	50%	49%	41%	64%
AE	41	42	44	42
VE	47 × 35	51 × 38	54 × 43	54 × 35

ECO: ecocardiograma; FEVE: frequência de ejeção do ventrículo esquerdo; AE: átrio esquerdo; VE: ventrículo esquerdo.

FLUTTER ATRIAL

É uma arritmia reentrante, na maioria das vezes restrita ao átrio direito e raras vezes ao átrio esquerdo, na qual uma onda excitatória gira em torno de um obstáculo anatômico e/ou funcional. Para que isto ocorra é necessário a presença de uma zona de condução lenta que permite a perpetuação da reentrada. Em 90% dos casos de FluA o circuito incorpora o istmo cavotricuspídeo (que é a área entre a válvula de Eustáquio e a inserção da válvula tricúspide), com implicações terapêuticas importantes.

Classificação

Em 1970, Puech et al.[47] definiram e classificaram o FluA em dois tipos:

- FluA comum: caracterizado por ondas F negativas nas derivações inferiores II, III e aVF em virtude da ativação caudocranial.
- FluA incomum: ondas F positivas nas derivações inferiores II, III e aVF (ativação craniocaudal).

A classificação atual leva em consideração a participação ou não do istmo cavotricuspídeo no mecanismo do FluA[48] (Figuras 28 e 29).

Assim, o FluA se classifica em dois grandes grupos, descritos a seguir.

Típico, tipo I ou istmo dependente

Frequência atrial variando de 250 a 310 bpm. Envolve um circuito único com ativação em círculo no átrio direito ao redor do anel da tricúspide, com uma área de condução lenta entre o anel da valva tricúspide e o *ostium* do seio coronário (istmo subeustáquio). Apresenta duas subvariantes:

- **Anti-horário com ativação caudocranial** (ondas F negativas nas derivações inferiores II, III e aVF) ao redor do anel da válvula tricúspide quando observada na projeção oblíqua anterior esquerda na fluoroscopia.
  Eletrocardiograma (Figura 28):
  - Ondas F de polaridade negativa nas derivações II, III e aVF.
  - Atividade atrial praticamente invisível em I.
  - Ondas de polaridade positiva em V1 com intervalo isoelétrico.
  - Ondas F negativas ou com intervalo isoelétrico de V3-V6.
- **Horário ou *flutter* típico reverso com ativação craniocaudal** (Figura 29) muito mais raro.
  Eletrocardiograma:
  - Ondas F positivas e com morfologia "em M" nas derivações II, III e aVF.
  - Ondas F positivas na derivação I.
  - Ondas F de difícil visualização, polaridade negativa, sem linha isoelétrica em V1.
  - Transição para positividade da onda F de V3-V6.

O diagnóstico eletrocardiográfico da variedade de FluA por análise da morfologia das ondas F apresenta boa acurácia com um valor preditivo positivo de 90%.[49]

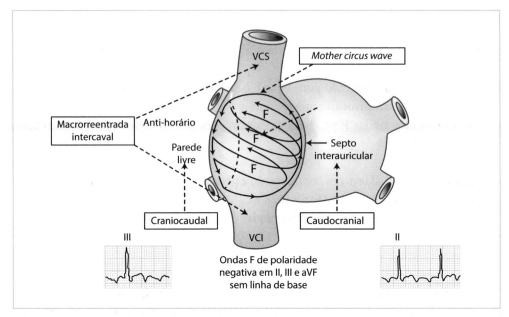

Figura 28 Mecanismos dromotrópicos por macrorreentrada no *flutter* atrial. Tipo I anti-horário, típico, comum ou clássico: macrorreentrada intercaval: movimento circular anti-horário descendo pela parede livre da AD passando pelo istmo cavotricuspídeo e subindo pelo septo interatrial: *mother circus wave*.

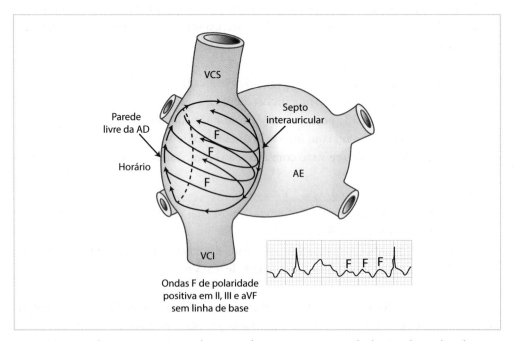

Figura 29 Tipo I horário: macrorreentrada intercaval, com movimento circular horário descendo pelo septo, passando pelo istmo cavotricuspídeo e subindo pela parede livre da AD.

Atípico, tipo II ou não istmo dependente

Podem ser provenientes do átrio direito, como resultado de cicatrizes cirúrgicas (reentrada incisional), ou a partir do átrio esquerdo, especificamente das veias pulmonares (isto é, de reentrada focal) ou do anel mitral. O FluA esquerdo é comum após procedimentos incompletos por ablações lineares para FA. Assim, a dependência istmo tricúspide não é um pré-requisito para o FluA tipo II.

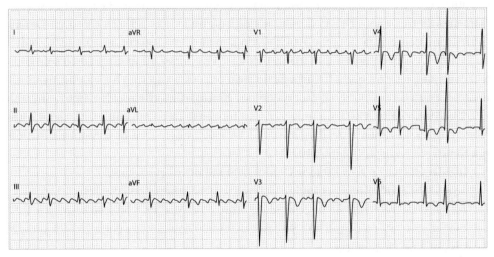

Figura 30   ECG de um paciente com *flutter* atrial típico anti-horário com ondas F de polaridade negativa nas derivações II, III e aVF.

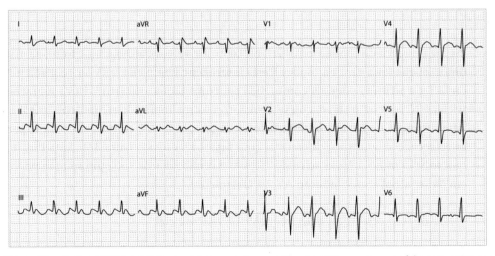

Figura 31   *Flutter* atrial tipo I típico horário (reverso) com ondas F positivas e com morfologia "em M" nas derivações II, III e aVF.

Possíveis etiologias do *flutter* atrial

Pode estar associado à doença arterial coronariana (30% dos casos), cardiopatia hipertensiva (30%), cardiopatia reumática, cardiopatias congênitas, infarto agudo do miocárdio (raro), prolapso de válvula mitral (raro), DPOC, hipertireoidismo, feocromocitoma, obesidade, distúrbios eletrolíticos, diabete melito, embolia pulmonar aguda, etilismo, sequela de cirurgia de coração aberto e mutação genética. As análises de grupos familiares forneceram evidências de herança genética para o *flutter* atrial sem cardiopatia estrutural em uma família pela transmissão autossômica dominante. O exame de sequenciamento de três membros da família identificou mutações rs58238559, uma variante genética missense rara no gene ABCB4. Uma análise mais aprofundada de 82 indivíduos com FA isolada esporádica, 63 indivíduos com *flutter* atrial esporádico solitário, e 673 controles, revelou que a frequência do alelo para essa variação foi significativamente maior nos casos com *flutter* atrial do que nos controles. Consequentemente, a mutação rs58238559 no gene ABCB4 é uma variante missense rara com um efeito significativo sobre o desenvolvimento de *flutter* atrial e FA.[50] Raramente foi observado na distrofia miotônica em crianças (Figuras 30 e 31).

Incidência: baixa. Nos Estados Unidos, 200 mil novos casos/ano.

Sexo: 75% ocorrem no masculino (2,5 vezes mais comum no homem).

Idade: mais frequente na terceira idade entre 65 e 90 anos – 50 a 90 casos por 1.000 habitantes; entre 55 a 64 anos, 40 a 90 casos por 1.000 habitantes e entre 25 e 20 anos, 2 a 3 casos por 1.000 habitantes.

A condução atrioventricular no *flutter* artial

Regular

- **2:1:** na presença de condução AV 2:1, o diagnóstico eletrocardiográfico torna-se mais difícil, já que uma das duas ondas F está inserida no complexo QRS ou ocultada pela onda T, e a arritmia pode ser confundida com uma taquicardia paroxística supraventricular. Nessa circunstância, deve-se recorrer às manobras de estimulação vagal ou administração de fármacos bloqueadores da condução AV, como a adenosina, para estabelecer o diagnóstico diferencial com maior precisão (Figura 32). Ante uma taquicardia com frequência atrial de 75 bpm e ventricular de 150 bpm sempre pensar em *flutter* atrial com condução AV 2:1 (Figura 32).

  A taxa de resposta 2:1 é a mais frequente no *flutter* atrial.

- **1:1:** raro. Sugere pré-excitação ventricular e constitui uma emergência, uma vez que a frequência ventricular é próxima de 300 bpm, o que exige tratamento imediato. A

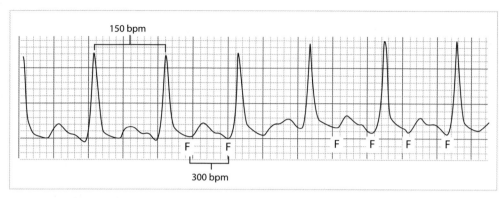

Figura 32   A frequência atrial é exatamente a metade da ventricular, 150 a 300 bpm.

condução AV 1:1 pode ser encontrada nas seguintes circunstâncias: pré-excitação tipo WPW porque o estímulo se conduz em forma anterógrada pela via anômala, *flutter* atrial secundário ao hipertireoidismo, *flutter* atrial do grupo pediátrico, e consequência do uso inicial das drogas da classe IA (quinidina, procainamida ou disopiramida). Essas drogas causam alentecimento atrial e possuem ação anticolinérgica vagolítica na junção AV, particularmente se foram empregadas sem uso prévio de digoxina, antagonistas do cálcio ou betabloqueadores com o intuito de controlar a taxa de resposta ventricular (Figura 33).

A apresentação de *flutter* atrial com condução AV 1:1 frequentemente está associada com aberrância no ramo direito (Figuras 34 e 35).

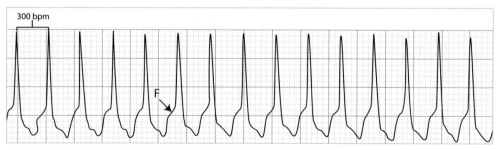

Figura 33   Típico exemplo de *flutter* atrial 1:1. Frequência ventricular de 300 bpm. Esta situação constitui uma emergência médica e exige imediata reversão com cardioversão elétrica.

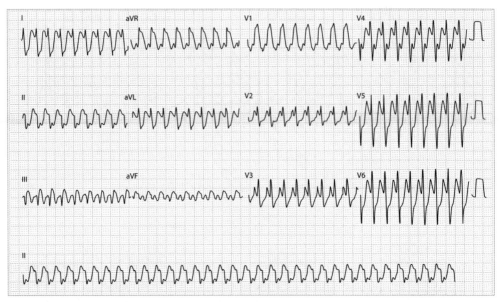

Figura 34 ECG de um paciente portador de *flutter* atrial com condução AV 1:1 (resposta ventricular > 250 bpm) com aberrância no ramo direito.

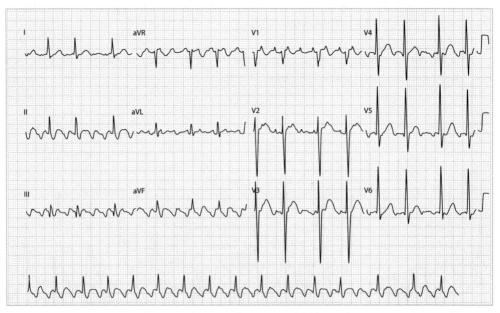

Figura 35 ECG do mesmo paciente da Figura 34 após bloqueio AV induzido pela administração de amiodarona EV. Observa-se claramente as ondas de *flutter* atrial com desaparecimento da aberrância no ramo direito.

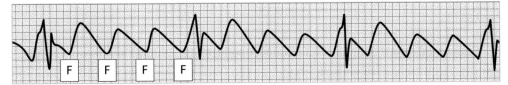

Figura 36   O ECG mostra um *flutter* atrial regular com taxa de condução 4:1. Se a frequência das F for de 240 bpm, no *flutter* atrial 4:1 a frequência ventricular será de 60 bpm (4 vezes menor) no pulso arterial, ou seja, dentro do considerado de FC normal.

Flutter atrial irregular

Ocorre quando se observam graus variáveis de bloqueio AV, como nas Figuras 37 e 38.

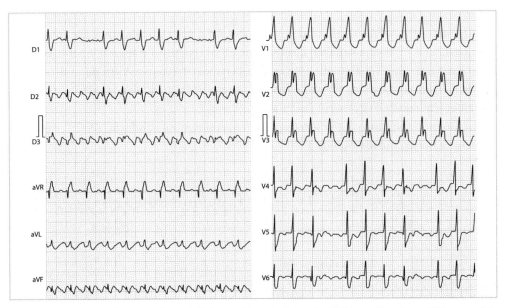

Figura 37   *Flutter* atrial com condução AV 2:1 e 4:1. Frequência atrial = 330 bpm. Complexos QRS com padrão de BCRD.

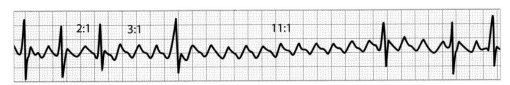

Figura 38   Graus variáveis de bloqueio AV.

Ausente

Com bloqueio AV completo – a frequência ventricular costuma ser baixa e independente da frequência atrial (Figura 39).

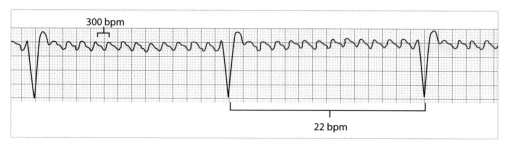

Figura 39   A frequência cardíaca atrial é de 300 bpm. O estímulo supraventricular não é conduzido aos ventrículos. Frequência ventricular extremamente lenta, regular e independente da frequência ventricular.

Algumas vezes a FA é confundida com *flutter* atrial por causa da atividade atrial mais organizada em V1. Nessa situação de atividade atrial repetitiva e aparentemente organizada observada em V1, habitualmente apresenta o ciclo < 200 ms. Além do mais, a atividade atrial não é organizada no plano frontal e a resposta ventricular é bastante irregular, diferentemente do que ocorre no *flutter* atrial.

Como mencionado, o *flutter* atrial apresenta geralmente a condução AV 2:1, e ocasionalmente a periodicidade Mobitz I.

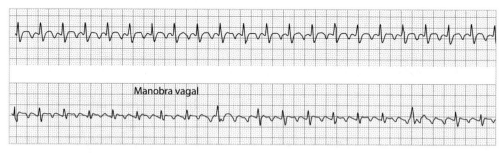

Figura 40   TQRSE com frequência ventricular de 150 bpm. Após manobra vagal ocorre um bloqueio AV desmascarando as ondas de *flutter* atrial.

Prognóstico do *flutter* atrial

O prognóstico do *flutter* atrial depende de condição subjacente. Qualquer arritmia atrial prolongada pode causar cardiomiopatia induzida pela taquicardia, portanto, é importante intervir para controlar a taxa de resposta ventricular ou para reverter para o ritmo sinusal.

A formação de trombos no átrio esquerdo pode ocorrer no *flutter* atrial (0 a 21%), assim como as complicações tromboembólicas.[51] Em pacientes com FA e *flutter* atrial, o risco relativo para o desenvolvimento de acidente vascular encefálico (AVE) é de 4,1% em comparação com o grupo-controle.[52]

Em razão das propriedades de condução do nó AV, pacientes com *flutter* atrial podem ter uma resposta ventricular mais rápida do que aqueles com a FA, e a frequência cardíaca é muitas vezes mais difícil de controlar com *flutter* atrial do que com FA, pelo aumento do fenômeno da condução oculta que ocorre em portadores de FA. Pacientes com WPW que desenvolvem *flutter* atrial costumam apresentar elevadas taxas de respostas ventriculares potencialmente fatais e, portanto, devem ser considerados para ablação do feixe anômalo.

Dados do estudo de Framingham sugerem que pacientes com FA possuem expectativa de vida menor de que grupos-controle sem FA. Não existem dados disponíveis sobre *flutter* atrial.

O prognóstico para pacientes com *flutter* atrial tipo I submetidos à ablação por cateter é excelente, com taxa de recorrência muito baixa. Vários relatos indicam que os pacientes com FA que recebem antiarrítmicos da classe IC podem converter para *flutter* atrial com frequência ventricular mais rápida. Assim, nos pacientes em que se administram agentes do tipo IC (p. ex., flecainida), também devem utilizar previamente uma droga bloqueadora do nó AV, tais como betabloqueador ou antagonistas dos canais de cálcio.

Tratamento

Os objetivos gerais incluem o controle da frequência ventricular, a restauração do ritmo sinusal, a prevenção de episódios recorrentes ou a redução da frequência ou da duração, a prevenção de complicações tromboembólicas e a minimização dos efeitos adversos da terapia. Em pacientes com instabilidade hemodinâmica, a cardioversão elétrica é a terapia de escolha. A principal diferença entre FA e *flutter* atrial é que, na maioria dos casos, este último pode ser curado com a ablação por radiofrequência. Em todos os estudos disponíveis, a ablação por cateter foi superior às estratégias de controle de ritmo com antiarrítmicos. Ablação por radiofrequência é a terapia de escolha no *flutter* atrial típico tipo I.[31] O método tem mostrado possuir elevada taxa de sucesso eliminando a necessidade de fármacos antiarrítmicos e anticoagulação.

Para *flutter* atrial com menos de 48 horas de duração, a tentativa de cardioversão deve ser indicada o mais rapidamente possível. Anticoagulação pós-cardioversão é geralmente desnecessária, embora os dados de estudos de ecocardiografia transesofágica (ETE) indiquem que a anticoagulação é uma opção razoável, porque a velocidade do fluxo sanguíneo no apêndice atrial é menor imediatamente após a conversão.

Para episódios de *flutter* atrial de duração incerta ou superior a 48 horas, é necessário iniciar a terapia de anticoagulação. Se a cardioversão for necessária mais precocemente, os pacientes deverão ser anticoagulados por via intravenosa com a heparina e realizar ETE o mais próximo possível da cardioversão. Os pacientes deverão ser mantidos anticoagulados durante pelo menos 30 dias após a cardioversão. Se um trombo for observado ou houver suspeita com base em resultados do ETE, deve-se esperar o mínimo de 30 dias.

Em pacientes não candidatos à ablação por cateter, devem ser consideradas estratégias do controle da frequência e o ritmo. Por causa do risco de pró-arritmias, drogas como ibutilide, sotalol e dofetilide devem ser iniciadas em ambiente hospitalar. Poderão ocorrer episódios de *torsade de pointes* pausa-dependentes após a conversão para o ritmo sinusal. O risco de pró-arritmia é provavelmente maior durante as primeiras 24 a 48 horas após o início dos antiarrítmicos. Medicamentos preferidos são aqueles que alentecem a condução no nó AV, como betabloqueadores (atenolol, metoprolol e propranolol) e antagonistas dos canais de cálcio (verapamil e diltiazem). Esses medicamentos são utilizados para controlar a taxa de resposta ventricular. Eles também são indicados para pacientes que estejam tomando antiarrítmicos das classes IA ou IC (para evitar a rápida resposta ventricular, que pode ocorrer com estas drogas).

A anticoagulação nessa população (pelo menos até que o ritmo sinusal ocorra) é uma decisão correta. A terapia anticoagulante (varfarina) é indicada, sobretudo quando o *flutter* atrial for maior que 48 horas ou de duração desconhecida. Deve-se manter o INR entre 2 e 3 pelo menos 3 semanas antes de tentar a cardioversão, e pelo menos 1 mês após a CV com restituição do RS. Anticoagulação de longo prazo é recomendada para pacientes com *flutter* atrial crônico com um INR-alvo entre 2 e 3. Deve-se manter uma vigilância especial com medicamentos complementares (incluindo antibióticos), pois podem causar dramática alteração no INR em doentes tratados com varfarina.

A pontuação CHA2DS2-VASc tem mostrado bom desempenho em predizer se um paciente está em risco alto ou baixo para tromboembolismo.[53] Essa pontuação inclui os seguintes fatores de risco: ICC, hipertensão, idade entre 65 e 74 anos, diabete, AVE prévio, doença vascular e o sexo feminino. Eventos tromboembólicos pós-cardioversão podem complicar aproximadamente 7,3% dos procedimentos em pacientes que não tomam anticoagulantes. Esses eventos ocorrem normalmente em 3 dias após a cardioversão; quase todos ocorrem em 10 dias após a cardioversão.[54] Em pacientes que têm *flutter* atrial que necessitam de cirurgia cardíaca, a modificação da incisão atrial e a criação de uma lesão criotermal, similar à lesão criada durante a ablação com radiofrequência, pode ser curativa para o *flutter* atrial e pode impedir uma arritmia reentrante incisional. O controle da frequência ventricular é prioritário, pois alivia os sintomas. O controle da taxa de resposta ventricular é normalmente mais difícil para *flutter* atrial do que para a FA e pode ser alcançado com as drogas que bloqueiam o nó AV, como verapamil, diltiazem ou betabloqueadores.

Atenção especial para a ocorrência de hipotensão e efeitos inotrópicos negativos com o uso desses medicamentos. Uma história de síndrome de WPW é preocupante, porque os agentes que atuam exclusivamente ao nível do nó AV podem facilitar a condução pela via acessória.

CARDIOVERSÃO ELÉTRICA

Possui taxa de sucesso superior a 95%. Fatores a serem considerados incluem a sincronização de choques com as ondas R, sedação adequada e posição do eletrodo (anterior ápice, ápice posterior ou anteroposterior). O *flutter* atrial geralmente requer menos energia para a conversão do que a FA (50 J em média). Se a CV não for bem-sucedida com uma configuração do eletrodo, a mudança para outra configuração pode melhorar o sucesso. Onda bifásica externa pode ser mais eficaz no restabelecimento do ritmo sinusal.

FIBRILAÇÃO ATRIAL

Arritmia atrial caracterizada por atividade elétrica contínua, fragmentada, caótica, muito rápida e desorganizada, que produz simultaneamente "ilhas" de grupos celulares, em fase de despolarização e repolarização que se propagam em diferentes direções, sem contratilidade atrial efetiva (perda da atividade auricular mecânica). O ECG de superfície se caracteriza pela ausência de ondas P que são substituídas por pequenas ondas de elevada frequência, irregulares e de voltagem variáveis, denominadas ondas fibrilatórias ou "f".

Os principais fatores preditores para ocorrência de FA são: idade avançada, obesidade, doenças cardiovasculares prevalentes e insuficiência cardíaca.[55-57]

As cinco causas mais frequentes de FA são:

1. Doença reumática.[58]
2. Cardiopatia isquêmica: durante a fase aguda do infarto e quando surge ICC.[59]
3. Cardiopatia hipertensiva.
4. Insuficiência cardíaca de qualquer etiologia.
5. Tirotoxicose.[60]

Prevalência

É a taquiarritmia irregular mais comum (10:1 em relação ao *flutter* atrial). Aumenta progressivamente com a idade: < 55 anos: 1%; > 65 anos: 4,8% das mulheres e 6,2% dos homens; > 69 anos: 5%; > 85 anos: 9%.

A causa mais frequente de AVE isquêmico embólico é a FA não valvular.

Discreto predomínio do sexo masculino, porém na forma secundária (estenose mitral e hipertiroidismo) predomina o sexo feminino.

Mecanismos eletrofisiológicos da FA

Mecanismo de reentrada

- Circuito arritmogênico de macrorreentrada no átrio direito.
- Bloqueio unidirecional do impulso com movimento circular.

- Condução lenta em uma área do circuito.
- Massa crítica mínima do tecido atrial.

O caminho percorrido pela onda-mãe do circuito é desorganizado, fracionado, irregular, com várias frentes de onda convergentes ou divergentes, variáveis e mais prolongadas, e ondas-filhas também irregulares e erráticas. Em conclusão, sendo por reentrada, está formada por múltiplos circuitos de microrreentrada nos átrios, diferente de circuito macrorreentrada do *flutter* atrial (Figura 41).

A Figura 42 resume os principais mecanismos eletrofisiológicos na FA.

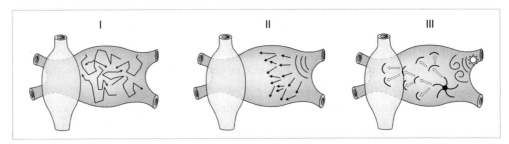

Figura 41 (I) Múltiplos circuitos de reentrada que causam várias frentes de onda que despolarizam o tecido vizinho excitável não refratário; (II) hipótese focal: a FA é originada de um único foco que deflagra estímulos em altas frequências a partir do tecido circundante das veias pulmonares.[61] No átrio esquerdo, em especial na região ao redor das veias pulmonares, são fontes importantes tanto como deflagradores quanto propagadores da FA, a qual uma vez iniciada, se perpetua. Essencialmente, todas as abordagens curativas cirúrgicas com emprego de cateteres visam a atrasar ou a eliminar a FA bloqueando a condução elétrica a partir das veias pulmonares e regiões adjacentes para o átrio esquerdo; (III) hipótese do rotor (onda em espiral): a FA seria causada pela deflagração de extrassístoles originadas nas veias pulmonares, cujas frentes de onda dão origem a dois vórtices que giram em direções opostas. Um dos vórtices, localizado na parede posterior, dá lugar à formação de um rotor de rotação ou reentrada funcional.

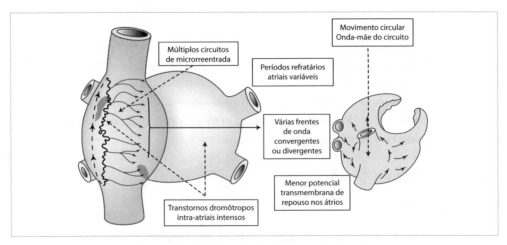

Figura 42 Principais mecanismos eletrofisiológicos na fibrilação atrial.

Classificação da FA (Quadro 4)

Quadro 4 Classificiação da fibrilação atrial

Duração[62]	< 7 dias	> 7 dias
Reversão espontânea	Paroxística	
Reversão com terapia		Persistente
Terapia sem sucesso ou opção de não reversão	Permanente	
Classificação da FA do ponto de vista clínico		
Primeiro episódio	Sintomático ou assintomático. Autolimitado ou persistente	
FA recorrente	2 ou mais episódios de FA com duração maior que 30 s	
FA paroxística	FA recorrente com reversão espontânea	
FA persistente	FA que requer uso de fármacos ou cardioversão para terminar	
FA permanente	FA prolongada (usualmente mais que 1 ano) quando não responde à cardioversão ou não está indicada	

Manifestações clínicas da FA

- Palpitações.
- Dispneia.
- Pouca tolerância ao exercício, cansaço.
- Dor no peito.
- Tonturas ou síncope.
- Confusão mental.

Pacientes com alta taxa de resposta ventricular podem apresentar queda da PA. Pode ocorrer também dispneia ou cansaço, angina do peito, tonturas ou até mesmo síncope (decorrente do baixo fluxo cerebral) e confusão ou torpor mental, especialmente nos idosos.

A FA aumenta o risco de embolia com infarto cerebral. Os êmbolos originados nos átrios podem obstruir qualquer artéria do organismo produzindo diferentes sintomas, conforme o órgão afetado. Sem uma terapia preventiva (anticoagulação) o risco de AVEi ou infarto cerebral secundário é de aproximadamente 1,3% ao ano em indivíduos de 50 a 59 anos. Esse risco aumenta com a idade chegando à taxa anual de 5% nas pessoas entre 80 e 89 anos. A FA está presente em 45% dos pacientes acometidos de acidentes cerebrovasculares embólicos. Cerca de 85% dos trombos atriais procedem do átrio esquerdo e 15% do átrio direito.

Os fatores de risco para AVEi em pacientes com FA são: história prévia de acidente isquêmico transitório (AIT) ou AVE, idade avançada (> 65 anos), história de hipertensão arterial (esta é a principal causa associada),[63] diabete, insuficiência cardíaca, cardiopatia estrutural, cardiopatia reumática ou outras valvulopatias e disfunção ventricular esquerda.

Características eletrocardiográficas da FA

- Ausência de onda P.
- Presença de ondas pequenas, de alta frequência (entre 350 e 700 bpm), irregulares, com amplitude, morfologia e duração variáveis, denominadas ondas "f". Essas ondas são mais visíveis em V1 ou V2 porque estas derivações estão mais próximas dos átrios, e porque a direção dessas ondas aponta para frente e à direita.

De acordo com a amplitude ou a voltagem, as ondas "f" podem ser:

- Grossas, maiores ou *coarse fibrillation*: voltagem maior que 0,5 mm ou 1 mm visível em V_1, mais frequentes na FA de origem reumática (87%) e significam quase sempre dilatação atrial esquerda ou direita, ou de ambas.[64]
- Finas, menores ou *fine fibrillation*: são mais frequentes na cardiopatia isquêmica (88%) e nas cardiomiopatias, sendo mais refratárias à reversão ao ritmo sinusal.
- Sem ondas "f": linha de base isoelétrica, nestes casos, o diagnóstico de FA só é possível pela irregularidade dos complexos QRS.

Fenômeno Gouaux-Ashman ou fenômeno de Ashman[66]

É um distúrbio de condução intraventricular que ocorre no sistema His-Purkinje, causado por alteração na FC (aberrância de condução): tal fenômeno ocorre quando um impulso supraventricular alcança o sistema His-Purkinje, enquanto um de seus ramos está no período refratário relativo ou absoluto. Isso se traduz em condução lenta ou bloqueio através desse ramo e consequente retardo na despolarização do ventrículo homolateral, causando no ECG de superfície um padrão de bloqueio de ramo (Figura 43). A morfologia de bloqueio do ramo direito (BRD) é mais comum que o bloqueio do ramo esquerdo (BRE), já que o período refratário é mais longo no ramo direito (Figura 43).

A Figura 44 mostra um exemplo típico do fenômeno de Ashman.

As condições que alteram a duração do período refratário dos ramos determinantes do fenômeno de Ashman são:

- FA.
- Taquicardia atrial.
- Extrassístoles atriais.

Nesses casos, a condução aberrante ocorre quando um único ciclo curto é precedido de um longo, ou seja, uma sequência longo/curto durante a FA.

Nas Figuras 45 e 46, observam-se dois traçados de FA com alta resposta ventricular com a presença de complexos QRS, padrão trifásico rsR' de BRD, a primeira deflexão "r"

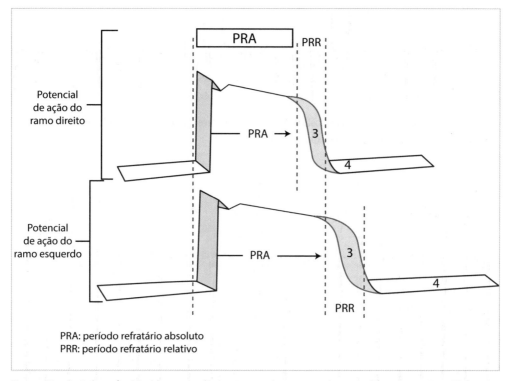

Figura 43   Períodos refratários dos ramos direito e esquerdo possuem durações diferentes, assim o PA do ramo direito é mais longo que o PA do ramo esquerdo.

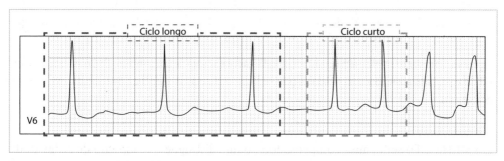

Figura 44   Neste traçado longo de V6, com o paciente em FA, observa-se o aparecimento da aberrância quando um ciclo curto é precedido de um longo. Os dois últimos batimentos são aberrantes com padrão de bloqueio de ramo esquerdo: fenômeno Gouaux-Ashman ou fenômeno de Ashman. Claramente, os dois últimos batimentos não são extrassístoles.

tem a mesma direção dos batimentos de base e não existe pausa compensadora. Esses três elementos configuram o diagnóstico de condução aberrante. A Figura 46 mostra uma FA com alta taxa de resposta ventricular e subitamente surge um padrão trifásico

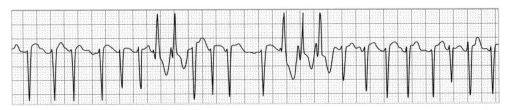

Figura 45 Fibrilação atrial de alta resposta ventricular com a presença de complexos QRS, padrão trifásico rsR' em V1 (BRD), sem pausa compensadora (fenômeno de Ashman).

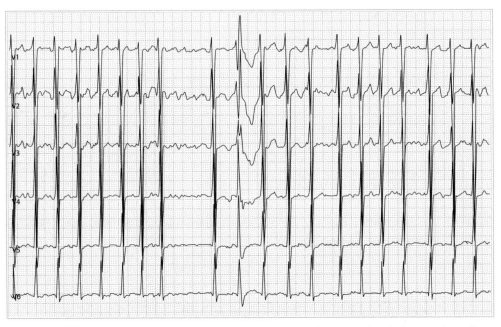

Figura 46 Fibrilação atrial de alta resposta ventricular com a presença de um complexo QRS com padrão trifásico rsR', sem pausa compensadora, precedido de ciclo RR longo configurando aberrância de condução (ou fenômeno de Ashman).

em V1 (BCRD) sem pausa compensadora, o que distingue o fenômeno de Ashman das extrassístoles ventriculares.

A abordagem do paciente com FA pode ser dividida em duas etapas.

Processo diagnóstico

- Identificação do tipo de FA.
- Características do episódio (duração e grau de instabilidade).
- Avaliação do risco embólico e hemorrágico.
- Avaliar cardiopatia estrutural.

Processo terapêutico

- Estabilidade hemodinâmica.
- Controle agudo da FC.
- Controle do ritmo.
  - Necessidade de ecocardiografia TE.
  - Anticoagulação prévia.
  - Cardioversão elétrica *versus* farmacológica (aguda ou eletiva).
- Estratégia de longo prazo (anticoagulação/antiarrítmicos).

O primeiro passo na abordagem é estabelecer o grau de estabilidade clínico-hemodinâmica do paciente. Se apresenta instabilidade hemodinâmica deve-se tratar com a cardioversão elétrica sincronizada imediata. Importante assinalar que se a FA recorre precocemente ou se praticamente não houver possibilidade de reversão para o ritmo sinusal, é recomendável apenas o controle da FC. Nos pacientes estáveis, deve-se identificar se há fatores desencadeantes para tratá-los em primeiro lugar (nos idosos o mais frequente é a sepse).

Prevenção do risco cardioembólico

A estase sanguínea em razão da perda da função contrátil atrial associada à liberação de substâncias pró-coagulantes durante a FA provoca a formação de coágulos intra-atriais, favorecendo à ocorrência de fenômenos embólicos nas circulações pulmonar e sistêmica, tanto de forma espontânea como após cardioversão.

A complicação mais temida é a embolia cerebral, principalmente pelas sequelas de invalidez. A FA aumenta em cinco vezes esse risco, sendo a mortalidade do *ictus* por FA maior do que de outra causa. O risco é o mesmo para o *flutter* atrial e FA (seja paroxística, permanente, sintomática ou assintomática).

Estratificação do risco tromboembólico

Existem várias escalas de estratificação de risco. As recentes diretrizes da ESC[66] e da AHA/ACC/HRS *Guideline for the management of patients with atrial fibrillation*[67] recomendam utilizar preferencialmente a escala CHA_2DS_2-VASc. Esse esquema baseia-se em um sistema de pontuação em que se assinalam 2 pontos para uma história clínica de AVE ou ataque isquêmico transitório ou idade $\geq$ 75 anos e 1 ponto para cada uma das seguintes condições: idade 65 a 74 anos, história de hipertensão, diabete melito, insuficiência cardíaca recente, enfermidade vascular, infarto do miocárdio, placa aórtica complexa, doença arterial periférica e sexo feminino (Tabela 2).

Tabela 2 Esquema de pontuação de risco

CHA2DS2-VASc	Escore
C: insuficiência cardíaca ou disfunção do VE	1
H: hipertensão arterial	1
A: > 75 anos	2
D: diabete melito	2
S: acidente vascular encefálico ou acidente isquêmico transitório	2
V: valvopatia	1
A: 65-74 anos	'1
S: sexo feminino	1
Escore total	9

- Pacientes com FA e CHA_2DS_2-VASc $\geq$ 2, anticoaguçaõa crônica (grau 1a).
- Pacientes com CHA_2DS_2-VASc de 1: o fator de risco presente é determinante na decisão, por exemplo, idade de 65 a 74 anos pesa bastante na decisão.
- Pacientes com CHA_2DS_2-VASc de 0, não se recomenda a anticoagulação (grau 2c).

Medicação de escolha

- Nos pacientes com FA não valvar em que haja indicação de terapia anticoagulante a recomendação atual é pela utilização de um inibidor direto da trombina ou inibidor do fator Xa.

A varfarina pode ser considerada a medicação de escolha nas seguintes situações:

- Pacientes em que se consegue manter com relativa facilidade o INR dentro da faixa terapêutica (> 70% das vezes).
- Pacientes que não podem utilizar os novos anticoagulantes orais por problemas financeiros.
- Pacientes com insuficiência renal crônica grave com taxa de filtração glomerular < 30 mL (< 25 mL/minuto/1,73m² para a apixabana).
- Dabigatrana, rivaroxabana, apixabana não devem ser utilizadas nas seguintes circunstâncias:
  - Pacientes com disfunção renal grave (FG < 30 mL/minuto/1,73 m² para dabigatrana e rivaroxabana; < 25 mL/minuto/1,73 m² para apixabana).
  - Pacientes com próteses valvares cardíacas.
  - Pacientes com valvulopatias.

Dose

Para os pacientes em uso de varfarina recomenda-se manter o INR entre 2 e 3.

Para os novos anticoagulantes orais, a dose deve ser ajustada de acordo com a função renal.

- Dabigatrana
  - Dose: 150 mg 2 vezes ao dia.
  - Ajuste para 110 mg 2 vezes ao dia nos pacientes com idade > 80 anos e insuficiência renal moderada.
- Rivaroxabana
  - Dose: 20 mg 1 vez ao dia.
  - Ajustar para 15 mg nos pacientes com insuficiência renal moderada.
- Apixabana
  - Dose: 2,5 mg 2 vezes ao dia.
  - Não necessita de ajuste de dose na insuficiência renal leve ou moderada (contraindicada se ClCr < 15 mL/minuto).

Estratificação de risco de sangramento

O segundo elemento-chave na decisão terapêutica consiste na avaliação da possibilidade da ocorrência de fenômenos hemorrágicos decorrentes do tratamento antitrombótico. Atualmente se utiliza uma classificação nova e simples de risco de sangramento denominada HAS-BLED (hipertensão, função renal/hepática anormal, AVE, história ou predisposição a sangramento, INR lábil, idade avançada [> 65 anos], fármacos/álcool simultâneos) (Tabela 3). Nos pacientes com pontuação ≥ 3 (risco elevado) deve-se ter cautela e controlar regularmente após o início da terapia antitrombótica (ACO ou ácido acetilsalicílico).

Tabela 3   Escore de sangramento HAS-BLED

Letra	Características clínicas	Pontos
H	Hipertensão	1
A	Disfunção hepática ou renal	1 ou 2
S	AVE	1
B	Sangramento	1
L	INR lábil	1
E	Idade avançada (> 65 anos)	1
D	Fármacos ou álcool	1 ou 2

Controle da frequência cardíaca

O controle de FC é sempre um objetivo terapêutico na FA para aliviar sintomas e evitar o aparecimento de taquicardiomiopatia e insuficiência cardíaca. É a estratégia de eleição, especialmente nos pacientes idosos, com elevada comorbidade, com baixa probabilidade de manutenção do ritmo sinusal no longo prazo, que toleram bem o tratamento de controle de FC, ou aqueles com maior risco de desenvolver efeito pró-arrítmicos com os fármacos antiarrítmicos (FAA). O objetivo é manter a FC entre 60 e 80 bpm no repouso, e 90 e 115 bpm durante o esforço.

Além de controlar os fatores desencadeantes (febre, hipoxemia, infecção etc.) é importante descartar a insuficiência cardíaca, já que esta limita o uso de fármacos com efeito inotrópico negativo. Nesse grupo de pacientes, deve-se tratar inicialmente a insuficiência cardíaca, sem iniciar uma terapêutica específica para o controle da frequência, já que a resposta ventricular rápida pode ser uma resposta adaptativa no contexto do quadro clínico. Apesar disso, se for necessário reduzir a resposta ventricular, recomenda-se administrar digoxina por via intravenosa.

Para os outros pacientes (sem ICC) deve-se utilizar betabloqueadores ou antagonistas do cálcio não diidropiridínicos, que são os fármacos mais eficazes e de ação mais rápida, que permitem o controle da frequência durante o esforço, e portanto, uma melhor qualidade de vida.[62]

Controle do ritmo na fase aguda

A reversão para o ritmo sinusal e a consequente manutenção constitui uma abordagem terapêutica de eleição em pacientes selecionados. Dessa forma, em todos os pacientes a meta inicial é controlar a FC e a profilaxia dos fenômenos embólico, e na etapa posterior tentar o controle do ritmo com base em critérios. Antes de fazer a opção pela restauração do ritmo sinusal (RS) avaliar:

- Segurança do procedimento.
- Condições clínicas favoráveis para a manutenção do RS.
- Presença ou não de cardiopatia estrutural.

É bem conhecido o conceito de que a FA tende a autoperpetuar-se pelo remodelamento elétrico e anatômico que ocorre rapidamente após o início da arritmia. Esse fato explica porque a cardioversão, tanto farmacológica como elétrica, apresenta maior taxa de sucesso quando realizada mais precocemente.[68] Por outro lado, uma cardioversão promove alívio dos sintomas de forma mais rápida, além de permitir menor taxa de permanência hospitalar.

Fatores que devem ser analisados antes da decisão pela reversão do ritmo sinusal na FA

Condições que favorecem o controle do ritmo

- Primeiro episódio de FA.
- História prévia de FA paroxística.
- FA secundária a uma condição clínica transitória ou reversível (hipertiroidismo, pós--cirurgia, fármacos, abuso de drogas, síndrome febril etc.).
- FA acompanhada de sintomas graves/limitantes (angina, insuficiência cardíaca, síncope e mal tolerada).

Fatores desfavoráveis para reversão ao ritmo sinusal (alta probabilidade de recorrência precoce ou tardia)

- Duração da arritmia > 2 anos.
- Antecedentes de múltiplas tentativas de cardioversões elétricas ou químicas.
- Recorrência precoce da arritmia (< 1 mês) após CV.
- Valvopatia mitral.
- Dilatação atrial esquerda importante (> 55 mm).
- Risco elevado de pró-arritmia com os fármacos disponíveis para a manutenção do ritmo sinusal.
- Recusa do paciente.

Na ausência de cardiopatia significativa, pode-se utilizar drogas mais potentes e eficazes para a cardioversão farmacológica (flecainida, propafenona, ibutilide, dofetilide e amiodarona). Todas são eficazes para reversão farmacológica da FA, sendo a amiodarona a menos eficaz. Propafenona é mais eficaz nos pacientes com FA paroxística do que na FA persistente. Entretanto, nenhuma dessas drogas é mais eficaz que a CVE.

Pill-in-the-pocket

Essa modalidade de abordagem extra-hospitalar utilizando propafenona pode ser uma alternativa para casos selecionados (pacientes sem cardiopatia estrutural com FA paroxística, que já tenham utilizado previamente este esquema com eficácia e segurança em ambiente hospitalar). Uma dose única (450 a 600 mg) apresenta uma taxa de reversão que varia de 56 a 38%, dependendo da duração da FA.[60,70]

A presença de cardiopatia estrutural é uma contraindicação para o uso de algumas das drogas antiarrítmicas citadas. Por definição são pacientes que apresentam qualquer alteração em tamanho, forma, função ou estrutura dos átrios ou ventrículos (tais como hipertrofia ventricular esquerda ou cardiomiopatia dilatada, inclusive doença coronariana). Para esse grupo de pacientes, a droga de eleição é a amiodarona, segundo as diretrizes europeias de 2010.[62] A dose recomendada é a de 5 mg/kg em uma hora, com manutenção de 1 mg/minuto.[71]

Recentemente foi lançado o vernakalant, de eficácia superior à amiodarona, de ação rápida (50% reverte em 10 minutos), e de uso seguro em pacientes com cardiopatia estrutural (exceto estenose aórtica ou insuficiência cardíaca III-IV). Esse fármaco constitui alternativa para a maioria dos pacientes com FA de recente começo (< 7 dias) especialmente na presença de cardiopatia.[72] Em caso de insucesso, recomenda-se a cardioversão elétrica sincronizada, que é uma excelente alternativa para a reversão ao ritmo sinusal, sobretudo se houver cardiopatia estrutural associada.

Anticoagulação e cardioversão

Na FA aguda, embora os estudos mostrem que é baixa a possibilidade de tromboembolismo nos episódios inferiores a 48 horas, o ECO TE revela a presença de trombos atriais em 15% nos pacientes com FA < 3 dias de duração. Entretanto, não existem ensaios clínicos específicos para avaliar a real incidência de fenômenos embólicos na FA aguda.

O risco embólico pós-cardioversão oscila entre 0 e 5,6% (1,4% de média), sendo que a maior parte dos eventos ocorre na primeira semana, independentemente do método, elétrico ou farmacológico. A anticoagulação convencional se baseia em estudos não randomizados que demonstram que são necessários 14 dias para que um trombo fibrose e se fixe à parede daauriculeta esquerda, e são necessárias quatro semanas para que a função contrátil atrial se normalize.

Segundo as diretrizes europeias e americanas publicadas em 2012 e 2014, respectivamente:

- Nos pacientes com FA < menos de 48 horas, a cardioversão pode ser realizada com heparina não fracionada IV (5.000 U, IV), seguida de infusão contínua ou com heparina de baixo peso molecular subcutânea.
- Nos pacientes com FA > 48 horas, ou duração incerta, é necessária terapia anticoagulante 3 semanas antes da cardioversão.

Cardioversão guiada por ecocardiografia transesofágica

- O período obrigatório de 3 semanas de anticoagulação oral antes da CV pode ser encurtado se um ETE demonstrar a ausência de trombo no átrio esquerdo ou auriculeta. Mesmo que o ETE não visualize trombos, inicia-se um esquema de tratamento com heparina não fracionada ou heparina de baixo peso molecular antes da cardioversão e depois inicia-se varfarina para atingir um INR terapêutico ou novos ACO.
- Se o ETE detecta um trombo no átrio esquerdo ou na auriculeta, deve-se realizar um tratamento com ACO (INR 2-3) ou novos ACO durante pelo menos 3 semanas e

repete-se o ETE. Confirmando-se a resolução do trombo, a CV pode ser realizada e a anticoagulação oral deve ser mantida por pelo menos mais 4 semanas.

- Após a CV existe risco de tromboembolia por disfunção atrial esquerda e da auriculeta (denominado "atordoamento atrial"), motivo pelo qual o tratamento com AC deve ser mantido por pelo menos quatro semanas (alguns autores recomendam até 3 meses, que é o período em que correm com maior frequência as recorrências).

FA com instabilidade hemodinâmica

Nos pacientes com instabilidade hemodinâmica secundária à FA (angina, infarto de miocárdio, choque ou edema pulmonar), deve-se realizar uma CVE imediata independentemente do tempo de evolução da arritmia. Administra–se heparina não fracionada ou heparina de baixo peso molecular no momento da cardioversão, e depois é necessário iniciar tratamento com anticoagulantes orais e continuar com a heparina até alcançar o INR terapêutico (2-3) ou com os novos ACO.

REFERÊNCIAS BIBLIOGRÁFICAS

1. Rodriguez LM, De Chillou C, Schlapfer J, Metzger J, Baiyan X, Van den Dool A, et al. Age at onset and gender of patients with different types of supraventricular tachycardias. Am J Cardiol. 1992;70:1213-5.
2. Gursoy S, Steurer G, Brugada J, Andries E, Brugada P. The hemodynamic mechanism of pounding in the neck in atrioventricular nodal reentrant tachycardia. N Engl J Med. 1992;327:772-4.
3. Gonzalez-Torrecilla E, Almendral J, Arenal A, Atienza F, Atea LF, Del Castillo S, et al. Combined evaluation of bedside clinical variables and the electrocardiogram for the differential diagnosis of paroxysmal atrioventricular reciprocating tachycardias in patients without pre-excitation. J Am Coll Cardiol. 2009;53:2353-8.
4. Dasso D. Taquicardia ventricular en la tetralogia de Fallot: ablación por radiofrecuencia de dos modalidades clínicas en un mismo paciente. Rev Electro y Arritmias. 2012;5:106-13.
5. Man KC, Brinkman K, Bogun F, Knight B, Bahu M, Weiss R, et al. 2:1 atrioventricular block during atrioventricular node reentrant tachycardia. J Am Coll Cardiol. 1996;28(7):1770-4.
6. Tai CT, Chen SA, Chian CE, Lee SH, Wen ZC, Chiou CW, et al. A new electrocardiographic algorithm using retrograde P waves for differentiating atrioventricular node reentrant tachycardia from atrioventricular reciprocating tachycardia mediated by concealed accessory pathway. J Am Coll Cardiol. 1997;29(2):394-402.
7. Kalbfleisch SJ, el-Atassi R, Calkins H, Langberg JJ, Morady F. Differentiation of paroxysmal narrow QRS complex tachycardias using the 12-lead electrocardiogram. J Am Coll Cardiol. 1993;21(1):85-9.
8. Riva SI, Della Bella P, Fassini G, Carbucicchio C, Tondo C. Value of analysis of ST segment changes during tachycardia in determining type of narrow QRS complex tachycardia. J Am Coll Cardiol. 1996;27:1480-5.
9. Luzza F, Oreto G. Verapamil-induced electrical and cycle length alternans during supraventricular tachycardia: what is the mechanism? J Cardiovasc Electrophysiol. 2003;14(3):323-4.
10. Curtis A, Belardinelli L, Woodard D, Brown CS, Conti JB. Induction of Atrioventricular Node Reentrant Tachycardia With Adenosine: Differential Effect of Adenosine on Fast and Slow Atrioventricular Node Pathways. J Am Coll Cardiol. 1997;30(7):1778-84.
11. Tebbenjohanns J, Niehaus M, Korte T, Drexler H. Noninvasive diagnosis in patients with undocumented tachycardias: value of the adenosine test to predict AV nodal reentrant tachycardia. J Cardiovasc Electrophysiol. 1999;10(7):916-23.

12. Hanninen M, Yeung-Lai-Wah N, et al. Cryoablation versus RF ablation for AVNRT: A meta-analysis and systematic review. J Cardiovasc Electrophysiol. 2013;24(12):1354-60.
13. Kim YN, Sousa J, El-Atassi R, Calkins H, Langberg JJ, Morady F. Magnitude of ST segment depression during paroxysmal supraventricular tachycardia. Am Heart J. 1991;122:1486-7.
14. Nelson SD, Kou WH, Annesley T, de Buitleir M, Morady F. Significance of ST segment depression during paroxysmal supraventricular tachycardia. J Am Coll Cardiol. 1988;12:383-7.
15. Arya A, Kottkamp H, Piorkowski C, Schirdewahn P, Tanner H, Kobza R, et al. Differentiating atrioventricular nodal reentrant tachycardia from tachycardia via concealed accessory pathway. Am J Cardiol. 2005;95:875-8.
16. Riera AR, Ferreira C, Ferreira Filho C, Dubner S, Barbosa Barros R, Femenía F, Baranchuk A. Clinical value of lead aVR. Ann Noninvasive Electrocardiol. 2011;16(3):295-302
17. Gorgels APM, Engelen DJM, Wellens HJJ. Lead aVR, a mostly ignored but very valuable lead in clinical electrocardiography. J Am Coll Cardiol. 2001;38:1355-6.
18. Zhong YM, Guo JH, Hou AJ, Chen SJ, Wang Y, Zhang HC. A modified electrocardiographic algorithm for differentiating typical atrioventricular node re-entrant tachycardia from atrioventricular reciprocating tachycardia mediated by concealed accessory pathway. Int J Clin Pract. 2006;60:1371-7.
19. Ho YL, Lin LY, Lin JL, Chen MF, Chen WJ, Lee YT. Usefulness of ST segment elevation in lead aVR during tachycardia for determining the mechanism of narrow QRS complex tachycardia. Am J Cardiol. 2003;92:1424-8.
20. Williamson K, Mattu A, Plautz CU, Binder A, Brady WJ. Electrocardiographic applications of lead aVR. Am J Emerg Med. 2006;24:864-74.aled accessory pathway. Int J Clin Pract. 2006;60:1371-7.
21. Josephson ME, Wellens HJJ. Differential diagnosis of supraventricular tachycardia. Cardiol Clin. 1990;8:411-42.
22. Ribas CS, Baranchuk A, Connolly SJ, Morillo CA. Narrow QRS tachycardia with long R-P. Int J Cardiol. 2008;127:57-60.
23. Vassallo JA, Cassidy DM, Josephson ME. Atrioventricular nodal supraventricular tachycardia. Am J Cardiol. 1985;56:193-5.
24. Wellens HJJ, Wesdorp JC, Düren DR, Lie KI. Second degree block during reciprocal atrioventricular nodal tachycardia. Circulation. 1976;53:595-9.
25. Lowenstein SR, Halperin BD, Reiter MJ. Paroxysmal supraventricular tachycardias. J Emerg Med. 1996;14:39-51.
26. Delacrétaz E. Supraventricular tachycardia. N Engl J Med. 2006;354:1039-51.
27. Sager PT, Bhandari AK. Narrow complex tachycardia. Differential diagnosis and management. Cardiol Clin. 1991;9:619-40.
28. DiMarco JP, Sellers TD, Lerman BB, Greenberg ML, Berne RM, Belardinelli L. Diagnostic and therapeutic use of adenosine in patients with supraventricular tachyarrhythmias. J Am Coll Cardiol. 1985;6(2):417-25.
29. DiMarco JP, Miles W, Akhtar M, Milstein S, Sharma AD, Platia E, et al. The Adenosine for PSVT Study Group. Adenosine for paroxysmal supraventricular tachycardia: dose ranging and comparison with verapamil. Ann Intern Med. 1990;113:104-10.
30. Accardi AJ, Miller R, Holmes JF. Enhanced diagnosis of narrow complex tachycardias with increased electrocardiograph speed. J Emerg Med. 2002;22:123-6.
31. Blomström-Lundqvist C, Scheinman MM, Aliot EM, Alpert JS, Calkins H, Camm AJ, et al.; American College of Cardiology; American Heart Association Task Force on Practice Guidelines; European Society of Cardiology Committee for Practice Guidelines. Writing Committee to Develop Guidelines for the Management of Patients With Supraventricular Arrhythmias. ACC/AHA/ESC guidelines for the management of patients with supraventricular arrhythmias – executive summary: a report of the American College of Cardiology/American Heart Association Task Force on Practice Guidelines and the European Society of Cardiology Committee for Practice Guidelines (Writing Committee to Develop Guidelines for the Management of Patients With Supraventricular Arrhythmias). Arrhythmias Circulation. 2003;108(15):1871-909.
32. DiMarco J, Sellers T, Berne R, West G, Belardinelli L. Adenosine: electrophysiologic effects and therapeutic use for terminating paroxysmal supraventricular tachycardia. Circulation. 1983;68:1254-63.

33. Kadish A, Passman R. Mechanisms and management of paroxysmal supraventricular tachycardia. Cardiol Rev. 1999;7:254-64.
34. Wathen MS, Klein GJ, Yee R, Natale A. Classification and terminology of supraventricular tachycardia. Diagnosis and management of the atrial tachycardias. Cardiol Clin. 1993;11:109-20.
35. Benditt DG, Goldstein MA, Reyes WJ, Milstein S. Supraventricular tachycardias: mechanisms and therapies. Hosp Pract (Off Ed). 1988;23:161-73.
36. Kumar UN, Rao RK, Scheinman MM. The 12-lead electrocardiogram in supraventricular tachycardia. Cardiol Clin. 2006;24:427-37.
37. Kistler PM, Roberts-Thomson KC, Haqqani HM, Fynn SP, Singarayar S, Vohra JK, et al. P-wave morphology in focal atrial tachycardia: Development of an algorithm to predict the anatomic site of origin. J Am Coll Cardiol. 2006;48:1010-7.
38. Butta C, Tuttolomondo A, Giarrusso L, Pinto A. Electrocardiographic diagnosis of atrial tachycardia: classification, p-wave morphology, and differential diagnosis with other supraventricular tachycardias. Ann Noninvasive Electro-cardiol. 2015;20(4):314-27.
39. Porter MJ, Morton JB, Denman R, et al. Influence of age and gender on the mechanism of supraventricular tachy-cardia. Heart Rhythm. 2004;1(4):393-6.
40. Ko JK, Deal BJ, Strasburger JF, Benson DW Jr. Supraventricular tachycardia mechanisms and their age distribution in pediatric patients. Am J Cardiol. 1992;69(12):1028-32.
41. Shine KI, Kastor JA, Yurchak PM. Multifocal atrial tachycardia. Clinical and electrocardiographic features in 32 pa-tients. N Engl J Med. 1968;279(7):344-9.
42. Esperer HD, Esperer C, Cohen RJ. Cardiac arrhythmias imprint specific signatures on Lorenz plots. Ann Noninvasive Electrocardiol. 2008;13(1):44-60.
43. Packer DL, Bardy GH, Worley SJ, Smith MS, Cobb FR, Coleman RE, et al. Tachycardia-induced cardiomyopathy: a reversible form of left ventricular dysfunction. Am J Cardiol. 1986;57(8):563-70.
44. Nerheim P, Birger-Botkin S, Piracha L, Olshansky B. Heart failure and sudden death in patients with tachycardia-in-duced cardiomyopathy and recurrent tachycardia. Circulation. 2004;110(3):247-52.
45. Medi C, Kalman JM, Haqqani H, Vohra JK, Morton JB, Sparks PB, Kistler PM. Tachycardia-mediated cardio-myopathy secondary to focal atrial tachycardia: long-term outcome after catheter ablation. J Am Coll Cardiol. 2009;53(19):1791-7.
46. Ilkhanoff L, Gerstenfeld EP, Zado ES, Marchlinski FE. Changes in ventricular dimensions and function during recov-ery of atrial tachycardia-induced cardiomyopathy treated with catheter ablation. J Cardiovasc Electrophysiol. 2007 Sep;18(10):1104-6.
47. Puech P, Latour H, Grolleau R. Le *flutter* et ses limites. Arch Mal Coeur Vaiss. 1970;63(1):116-44.
48. Saoudi N, Cosío F, Waldo A, Chen SA, Iesaka Y, Lesh M, et al.; Working Group of Arrhythmias of the European of Cardiology and the North American Society of Pacing and Electrophysiology. A classification of atrial *flutter* and regular atrial tachycardia according to electrophysiological mechanisms and anatomical bases; a Statement from a Joint Expert Group from The Working Group of Arrhythmias of the European Society of Cardiology and the North American Society of Pacing and Electrophysiology. Eur Heart J. 2001;22(14):1162-82.
49. Barbato G, Carinci V, Tomasi C, Frassineti V, Margheri M, Di Pasquale G. Is electrocardiography a reliable tool for identifying patients with isthmus-dependent atrial *flutter*? Europace. 2009;11(8):1071-6.
50. Maciąg A, Villa F, Ferrario A, Spinelli CC, Carrizzo A, Malovini A, Torella A, Montenero C, Parisi A, Condorelli G, Vec-chione C, Nigro V,Montenero AS, Puca AA. Exome sequencing of a family with lone, autosomal dominant atrial *flutter* identifies a rare variation in ABCB4 significantly enriched in cases. BMC Genet. 2015;16:15.
51. Ghali WA, Wasil BI, Brant R, Exner DV, Cornuz J. Atrial flutteand the risk of thromboembolism: a systematic review and meta-analysis. Am J Med. 2005;118(2):101-7.
52. Biblo LA, Yuan Z, Quan KJ, Mackall JA, Rimm AA. Risk of stroke in patients with atrial *flutter*. Am J Cardiol. 2001;87(3):346-9.

53. Vos MA, Golitsyn SR, Stangl K, Ruda MY, Van Wijk LV, Harry JD, et al. Superiority of ibutilide (a new class III agent) over DL-sotalol in converting atrial *flutter* and atrial fibrillation. The Ibutilide/Sotalol Comparator Study Group. Heart. 1998;79(6):568-75.

54. Berger M, Schweitzer P. Timing of thromboembolic events after electrical cardioversion of atrial fibrillation or *flutter*: a retrospective analysis. Am J Cardiol. 1998;82(12):1545-7.

55. Conen D, Glynn RJ, Sandhu RK, Tedrow UB, Albert CM. Risk factors for incident atrial fibrillation with and without left atrial enlargement in women. Int J Cardiol. 2013;168(3):1894-9.

56. Schnabel RB, Johannsen SS, Wild PS, Blankenberg S. Prevalence and risk factors of atrial fibrillation in Germany : Data from the Gutenberg Health Study. Herz. 2015;40(1):8-15.

57. Wang TJ, Parise H, Levy D, D'Agostino RB Sr, Wolf PA, Vasan RS, Benjamin EJ. Obesity and the risk of new-onset atrial fibrillation. JAMA. 2004;292(20):2471-7.

58. Zühlke L, Engel ME, Karthikeyan G, Rangarajan S, Mackie P, Cupido B, et al. Characteristics, complications, and gaps in evidence-based interventions in rheumatic heart disease: the GlobalRheumatic Heart Disease Registry (the REMEDY study). Eur Heart J. 2015;36(18):1115-22a.

59. Kannel WB, Abbott RD, Savage DD, McNamara PM. Coronary heart disease and atrial fibrillation: the Framingham Study. Am Heart J. 1983;106(2):389-96.

60. Vargas-Uricoechea H, Bonelo-Perdomo A, Sierra-Torres CH. Effects of thyroid hormones on the heart. Clin Investig Arterioscler. 2014;26(6):296-309.

61. Haissaguerre M, Jais P, Shah DC, et al. Spontaneous initiation of atrial fibrillation by ectopic beats originating in the pulmonary veins. N Engl J Med. 1998;339:659-66.

62. Camm AJ, Kirchhof P, Lip GYH, Schotten U, Savelieva I, Ernst S. Guidelines formanagement of atrial fibrillation. Eur Heart J. 2010;31:2369-429.

63. Anumonwo JM, Kalifa J. Risk factors and genetics of atrial fibrillation. Cardiol Clin. 2014;32(4):485-94.

64. Thurmann M, Janney JG Jr. The diagnostic importance of fibrillatory wave size. Circulation. 1962;25:991-4.

65. Gouaux JL, Ashman R, Auricular fibrillation with aberration simulating ventricular paroxysmal tachycardia. Am Heart J. 1947;34(3):366-73

66. Camm AJ. 2012 focused update of the ESC Guidelines for the management of atrial fibrillation. Eur Heart J. 2012;33(21):2719-47.

67. January CT, Wann LS. AHA/ACC/HRS guideline for the management of patients with atrial fibrillation: executive summary. J Am Coll Cardiol. 2014;64(21):2246-80.

68. Hobs WJC, Fynn S, Todd DM, Wolfson P, Galloway M, Garrat CJ. Reversal of atrial electrical remodelling after cardioversion of persistent atrial fibrillation in humans. Circulation. 2000;101:1145-51.

69. Khan IA. Single oral loading dose of propafenone for pharmacological cardioversion of recent-onset atrial fibrillation. J Am Coll Cardiol. 2001;37:542.

70. Botto GL, Bonini W, Broffoni T, Molteni S, Lombardi R, Alfieri G, et al. Conversion of recent onset atrial fibrillation with single loading oral dose of propafenone: is in-hospital admission absolutely necessary? Pacing Clin Electrophysiol. 1996;19(11 Pt 2):1939.

71. Clemo HF, Wood MA, Gilligan DM, Ellenbogen KA. Intravenous amiodarone for acute heart rate control in the critically ill patient with atrial tachyarrhythmias. Am J Cardiol. 1998; 81:594.

72. Camm AJ, Capucci A, Hohnloser SH, Torp-Pedersen C, Van Gelder IC, Mangal B,et al. A randomized active-controlled study comparing the efficacy and safety ofvernakalant to amiodarone in recent-onset atrial fibrillation. J Am Coll Cardiol. 2011;57:313-21.

Bradiarritmias na sala de emergência   20

RELATO DE CASO

Paciente masculino, 22 anos, admitido na sala de emergência por episódio de síncope. Refere que aproximadamente há 2 meses vinha apresentando dispneia progressiva, atualmente aos médios esforços (NYHA III). Previamente hígido, nega uso de medicamentos ou drogas ilícitas.

Após realizar um eletrocardiograma (ECG) da admissão (Figura 1), imediatamente o paciente foi submetido à implante de marca-passo provisório (MPP) (Figura 2). Após o procedimento e a terapia direcionada para tratamento da insuficiência cardíaca, evoluiu com melhora progressiva inicial, porém sempre dependente da estimulação cardíaca artificial. Em pouco tempo evoluiu para insuficiência cardíaca congestiva (ICC) progressiva e óbito. Após a autópsia se confirmou miocardite fulminante.

As indicações de MPP não relacionadas ao infarto agudo do miocárdio (IAM) são as seguintes:[1]

- Doença do nó sinusal (DNS) sintomática.
- Síndrome bradicardia-taquicardia com sintomatologia importante.
- Bradicardia sintomática induzida por medicamentos.
- *Flutter* ou fibrilação atrial (FA) com alto grau de bloqueio atrioventrcular (BAV), sintomáticos.
- BAV:
  - BAV 2º grau tipo I (Wenckebach) sintomático.
  - BAV 2º grau tipo II (Mobitz) sintomático.
  - BAV 3º grau ou total, sintomático de qualquer etiologia.
- Distúrbios de condução após cirurgia cardíaca.
- Como terapêutica de suporte nos casos de bradiarritmias com ICC grave, parada cardíaca e insuficiência circulatória, renal ou cerebral graves.
- Como profilaxia durante ou após grandes intervenções cirúrgicas, nos portadores de distúrbios do sistema êxcito-condutor do coração.

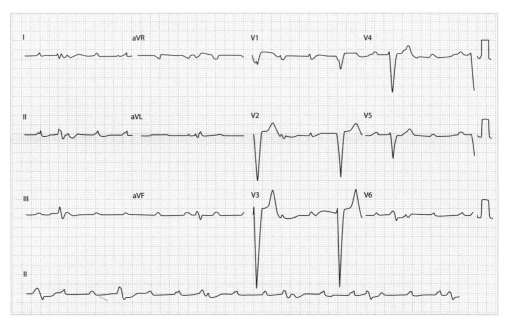

Figura 1 Diagnóstico clínico: miocardite aguda fulminante. O ECG mostra um ritmo bradicárdico, regular com QRS largo (ritmo de escape com FC = 33 bpm), dissociação AV, configurando um bloqueio atrioventricular total (BAVT), completo ou de terceiro grau (BAV de 3° grau).

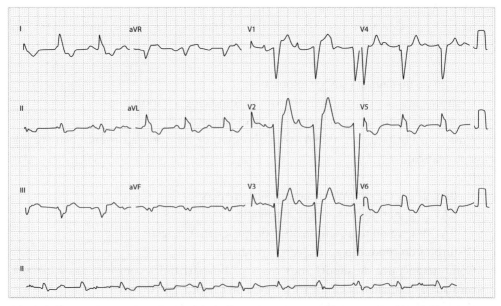

Figura 2 ECG realizado após implante de marca-passo provisório unicameral endocárdico (VVI) mostrando captura ventricular 1:1.

INTRODUÇÃO

As bradiarritmias ou as arritmias hipoativas compreendem diversos transtornos do ritmo arbitrariamente consideradas presentes quando a frequência cardíaca for menor do que 60 bpm.[2] As mais características incluem a doença do nó sinusal ou disfunção do nó sinusal e os BAV. Estes podem ser fisiológicos, como os observados em atletas ou patológicos. Os BAV são classificados segundo o grau e a localização (supra e infra-hissianos).

Na apresentação clínica podem ser assintomáticos (detectados durante um exame de rotina) ou com sintomas, tais como tonturas, pré-síncopes, desmaios (síncopes), palpitações, fadiga, adinamia, angina, confusão mental e insuficiência cardíaca. Os sintomas podem ser permanentes ou intermitentes, como ocorre na doença do nó sinoatrial (DNS).

DOENÇA DO NÓ SINOATRIAL[3-5]

A disfunção do nó sinusal foi reconhecida como entidade em 1968.[6] Também denominada pela literatura inglesa de *sick sinus syndrome* (SSS), não é uma doença específica, mas um grupo de sintomas e sinais (síndrome) que indicam alteração no funcionamento do nó sinotrial (SA) e do sistema éxcito-condutor do coração. A síndrome tem um caráter crônico e progressivo, observada principalmente em adultos e idosos com aumento da incidência a partir da quinta e sexta décadas de vida, e com pico de incidência na sétima e oitava décadas.[3] São fatores sabidamente associados: idade avançada, antecedentes de infarto, doença de Kawasaki, microcirculação anormal da artéria do nó SA e da artéria do nó atrioventricular (AV),[7] uso de certos fármacos anti-hipertensivos, hiperpotassemia, doença da tireoide, cirurgias cardíacas (principalmente correção de cardiopatias congênitas) e apneia do sono. Finalmente, deve ser considerada a forma idiopática degenerativa e fibrótica com infiltração gordurosa do nó SA com consequente diminuição da função das células P do nó SA. Esta constitui a verdadeira DNS.

As causas são divididas em intrínsecas e extrínsecas.

Causas

Causas intrínsecas

- Alterações relacionadas ao envelhecimento como: fibrose do nó SA, átrios e sistema de condução que ocasionam alterações na formação e na condução do impulso com taquibradiarritmias e ritmos de escapes lentos inapropriados. A idade avançada deprime a regulação da expressão dos canais de cálcio dentro do nó SA, sendo assim uma causa potencial.[8]
- Doença arterial coronariana (considerada uma causa comum).

- Causas genéticas por alterações dos genes que codificam os canais de sódio,[9] cálcio, canais catiônicos ativados pela hiperpolarização *hyperpolarization-activated cyclicnucleotide-gated cation* (HCN), como o canal marca-passo I_f ou *"funny" current,*[10] ankyirina B e conexina 40.[11] Essa conexina 40 se expressa seletivamente nos miócitos dos átrios mediando a coordenação da atividade elétrica.[12] A conexina 40 é regulada pelo gene GJA5.
- Correção cirúrgica de cardiopatias congênitas.
- Distrofia muscular ligada ao cromossomo X, distonia miotônica e ataxia de Friederich.
- Comunicação interatrial (CIA) tipo seio venoso, pela proximidade com o nó SA.
- Anomalia de Ebstein.
- Síndromes heteroatáxicas, principalmente o isomerismo de átrio esquerdo.
- Cardiomiopatias
- Miocardites: no Brasil, se destaca a miocardite chagásica crônica.
- Colagenopatias: como o lúpus eritematoso, esclerodermia e dermatomiosite.
- Doenças infiltrativas, como hemocromatose e amiloidose.

Causas extrínsecas

- Fármacos: betabloqueantes, antagonistas do cálcio, como verapamil, digoxina, quinidina, procainamida e disopiramida.
- Disfunção autonômica: hipersensibilidade do seio carotídeo, síncope neurocardiogênica, vagotonia grave em atletas altamente treinados.
- Cirurgia de Mustard, Senning, pós-cirurgia de transposição dos grandes vasos da base, fechamento de CIA tipo seio venoso pela proximidade com o nó SA, cirurgia de Ross para válvula aórtica, após cirurgia corretiva dos defeitos do coxim endocárdico, cirurgia de Blalock-Hanln e septectomia, após correção de drenagem anômala parcial ou total, canulação da veia cava com dano no nó SA.
- Hipotiroidismo.
- Hipotermia.
- Hipopotassemia.
- Hipocalcemia.

Incidência

Tem sido estimada entre 15 e 20 pacientes por 100 mil habitantes;[13] um em cada 600 doentes cardíacos com mais de 65 anos de idade.[14]

Manifestações

Tonturas, pré-síncope, desmaios (síncope), fadiga crônica, fraqueza, dispneia, dor precordial anginosa, alterações do sono, confusão mental e palpitacões.

A síndrome inclui diversos transtornos que afetam a geração e/ou a condução do impulso dentro do nó SA, na junção entre o nó SA, condução no interior dos átrios e no nó AV.[6,15,16]

As possíveis manifestações eletrocardiográficas da DNS são:

- Bradicardia sinusal persistente.
- Pausas ou paradas sinusais por alteração do automatismo (despolarização diastólica em fase 4 ou ritmicidade).
- Bloqueio de saída SA de graus diversos (alterações dromotrópicas).
- Taquiarritmias supraventriculares, tais como FA paroxística e *flutter* atrial.
- Frequêcia cardíaca lenta (bradicardia), rápida (taquicardia) ou alternadamente rápida e lenta (síndrome taquicardia-bradicardia *tachy-bradysyndrome*). Essa variante está presente em mais de 50% dos pacientes) (Figura 3).

A DNS é uma das principais causas de indicação de marca-passo definitivo, além do BAV.[17]

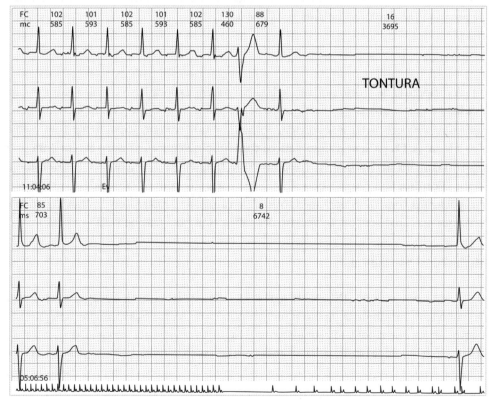

Figura 3   Exemplo de um paciente com uma síndrome de bradicardia-taquicardia típica; a taquicardia atrial termina de forma súbita, seguida de uma pausa sinusal prolongada com sintomas de hipofluxo cerebral.

Fisiopatologia da disfunção do nó SA

A DNS pode ser consequência de transtornos que causam depressão do automatismo do nó SA e/ou da condução no nó SA, tecido perinodal, átrios e nó AV. Esses transtornos podem ser intrínsecos (enfermidades que alteram diretamente o nó SA ou a estrutura sinoatrial) ou extrínsecos (a maioria das vezes fármacos cardiovasculares ou doenças sistêmicas como a apneia do sono). A causa mais frequente de DNS é a fibrose degenerativa idiopática do tecido sinusal associada à idade avançada.[3,4] Acredita-se que a fibrose determina perda de células marca-passo (células P), e seu deslocamento da parte central para a região inferior do nó SA. A despolarização diastólica espontânea (automatismo) em fase 4 se faz menos íngrime, ocasionando bradicardia.

Para o diagnóstico da DNS é crucial estabelecer uma correlação ente os sintomas relatados com as alterações eletrocardiográficas. Em virtude da natureza predominantemente intermitente das manifestações clínicas, o diagnóstico muitas vezes torna-se difícil pelo ECG de superfície, tornando-se necessário recorrer a um registro de Holter que permita uma gravação mais prolongada. Na impossibilidade desse teste deve-se documentar as causas dos sintomas, e considerar a utilização de um dispositivo de registro externo ou de um monitor cardíaco implantável (*looper*).

Prognóstico

A incidência de morte cardíaca súbita em pacientes com DNS é muito baixa. A mortalidade é determinada principalmente pela doença subjacente. A terapia com marca--passo não parece afetar a sobrevida, portanto, é utilizada principalmente para o alívio dos sintomas. Os pacientes sintomáticos com função ventricular normal têm bom prognóstico com estimulação atrial (responsivos à frequência). Pacientes com síndrome taquibradicárdica têm prognóstico pior do que pacientes com DNS isolada. O prognóstico em pacientes com DNS pós-operatório de cirurgia de Mustard ou Fontan depende da presença ou não de disfunção ventricular subjacente e do grau de ICC.

Morbidade e mortalidade

As complicações da DNS incluem morte súbita cardíaca (rara), síncope, eventos tromboembólicos, incluindo acidente vascular encefálico (AVE); especialmente em pacientes com síndrome de taquicardia-bradicardia, ICC, intolerância ao exercício, disfunção ventricular por causa de bradicardia e perda do sincronismo AV, taquiarritmias atriais como *flutter* e FA. Os sintomas da DNS quase invariavelmente apresentam progressão ao longo do tempo. O sintoma mais dramático em pacientes com DNS é a síncope. Os pacientes com síndrome de taquicardia-bradicardia têm maior risco de AVE e morte. No entanto, a incidência de morte súbita devida diretamente à DNS é extremamente baixa.[18]

Abordagem terapêutica

O tratamento deve limitar-se aos pacientes nos quais exista clara correlação documentada entre sintomas e alterações no ECG. Os assintomáticos não necessitam de tratamento específico. O primeiro passo consiste em descartar e tratar as causas extrínsecas reversíveis de DNS, e descartar a bradicardia fisiológica. Medicações que possam provocar bradicardia sinusal, como betabloqueadores e antagonistas do cálcio, devem ser interrompidas, se possível. A terapia farmacológica não é eficaz na DNS. Se não houver nenhum transtorno reversível que cause a DNS, deve-se utilizar um marca-passo para aliviar os sintomas. Em pacientes com taquiarritmias atriais associadas, é um adjuvante útil à terapia antiarrítmica. O modo ideal de estimulação tem sido objeto de vários estudos. De acordo com esses estudos, os modos de estimulação que preservam o sincronismo AV (AAIR ou DDDR) parecem ser mais eficazes do que os marca-passos de câmara única com estimulação ventricular. O risco de desenvolver um BAVT, e a ausência de ferramentas para identificar pacientes com alto risco de desenvolvê-lo, favorecem a implantação de um marca-passo de dupla câmara programado para minimizar a estimulação ventricular desnecessária. No entanto, considerações devem ser feitas em relação ao risco de desenvolver insuficiência cardíaca.[2] Pacientes que requerem marca-passo atrial ou dupla câmara têm a taxa de mortalidade de 3,6% ao ano. Em pacientes portadores de DNS que falecem dentro de 1 ano após o implante há elevada prevalência de doença cardiovascular.[19]

Recomendações para implante de marca-passo permanente na disfunção do nó sinusal[15,16,20]

Classe I

- Bradicardia sintomática documentada, incluindo pausas sinusais frequentes (nível de evidência: C).
- Incompetência cronotrópica sintomática (nível de evidência: C).
- Bradicardia sinusal sintomática resultante de terapia com drogas cardiodepressoras necessárias (nível de evidência: C).

Classe IIa

- Implante de marca-passo definitivo é razoável para DNS com frequência cardíaca < 40 bpm, na ausência de clara associação entre a sintomatologia com bradicardia (nível de evidência: C).
- Implante de marca-passo definitivo é razoável para síncope de origem inexplicável quando o estudo o eletrofisiológico demonstrar anormalidades significativas na função do nó SA (nível de evidência: C).

Classe IIb

- Implante de marca-passo definitivo pode ser considerado em pacientes minimamente sintomáticos com frequência cardíaca crônica < 40 bpm, na vigília (nível de evidência: C).

Classe III

- Implante de marca-passo definitivo não é indicado para DNS em pacientes assintomáticos (nível de evidência: C).
- Marca-passo definitivo não é indicado para DNS em pacientes para os quais os sintomas não foram correlacionados com bradicardia (nível de evidência: C).
- Implante de marca-passo definitivo não é indicado para DNS com bradicardia sintomática decorrente de terapia com droga não essencial (nível de evidência: C).

Em caso de FA, se faz necessário o uso de anticoagulação com o intuito de evitar o risco de AVE isquêmico. Em pacientes com marca-passo implantado que permanecem com frequência cardíaca elevada, pode ser empregada uma terapia fármacológica para diminuir a frequência cardíaca (FC). Um recurso para esse fim pode ser a ablação do nó AV. Em alguns pacientes selecionados com FA, pode-se tentar uma ablação por radiofrequência para tentar eliminar os deflagradores atriais.

Em pacientes com a síndrome bradicardia-taquicardia, os eventos de FC elevada podem ser controlados com digoxina e betabloqueadores. No entanto, esses doentes devem ser cuidadosamente monitorados com Holter sequenciais para garantir que as bradiarritmias não sejam exacerbadas ou causadoras dos sintomas (p. ex., tonturas, síncope, ICC). Se esse for o caso, é necessária a terapia com marca-passo permanente.

BLOQUEIOS ATRIOVENTRICULARES (BAV)[21,22]

Os BAV são transtornos dromotrópicos ou de condução nos quais os impulsos atriais são conduzidos aos ventrículos com atraso ou bloqueados em uma ou mais estruturas do sistema excito-condutor do coração. A incidência aumenta com a idade podendo atingir 30% em certos grupos selecionados.[23] O BAVT congênito é raro e a incidência varia de 1:15.000 a 1:22.000 nascidos vivos.[24]

Do ponto de vista eletrocardiográfico, os BAV são classificados em:

- BAV de primeiro grau (1º grau).
- BAV de segundo grau: Mobitz tipo I (Wenckebach) e Mobitz tipo II.
- BAV 2:1.

- BAV avançado ou de alto grau.
- BAVT, completo ou de terceiro grau (3º grau).
- BAV paroxístico.

De acordo com a localização do nível do bloqueio em relação ao feixe de His:

- Supra-hissiano ou pré-hissiano.
- Hissiano: feixe de His.
- Infra-hissiano: ramos e divisões.
- Mistos.

A Tabela 1 mostra as principais diferenças entre os níveis dos bloqueios.

Ocasionalmente, o atraso de condução pode ser resultado de distúrbio de condução intra-atrial (prolongamento do intervalo PA do eletrocardiograma). Algumas entidades que ocasionam grande comprometimento dos átrios resultam em intervalo PR prolongado, incluindo os defeitos do coxim endocárdico (parcial e total), e a anomalia de Ebstein da válvula tricúspide.[25]

Etiologia

- Fisiológica: vagotonia (bloqueio funcional). Por exemplo, pós-massagem do seio carotídeo esquerdo, manobra de Valsalva, vômitos, em atletas etc.
- Patológicas:
  - Congênitas.
  - Adquiridas.

Tabela 1   Principais diferenças entre os níveis de bloqueio

	Supra-hissiano ou pré-hissiano	Hissiano e infra-hissiano
Localização	Nó AV	Feixe de His ou divisões
Porcentagem do total	75%	5 e 20%
Duração do QRS	Até 100 ms	≥ 120 ms: morfologia de bloqueio de ramo
Eletrograma	Intervalos AH e/ou PA prolongados	Infra-hissiano: HV prolongado ou deflexão H dividida: H1-H2
Influência autonômica	Importante	Menor
Ciclos de Wenckebach prolongados	Frequente	Raro
Prognóstico	Melhor	Pior: pode evoluir subitamente para o BAV avançado. Risco de morte súbita

Conceito do intervalo PR ou PQ

Define-se o intervalo PR ou PQ como o tempo transcorrido desde a origem do estímulo no nó AS; passando pelos átrios, nó AV, feixe de His, os ramos (esquerdo e direito), divisões ou fascículos dos ramos e rede de Purkinje, até a ativação da primeira fibra muscular ventricular no terço médio da superfície septal esquerda (Figura 4).

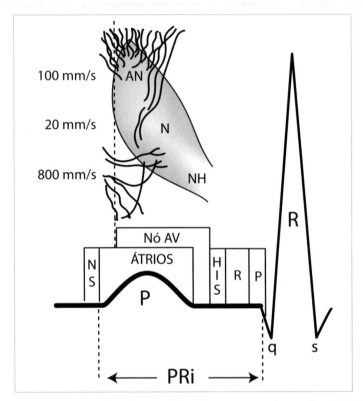

Figura 4   Representação do intervalo PR do início da onda P ao começo do complexo QRS. Durante o intervalo PR, o estímulo percorre o nó SA, átrios, nó AV, feixe de His, ramos e rede de Purkinje. Na parte superior da figura estão representadas as três regiões do nó AV: região AN (velocidade de condução: 100 mm/s), região N ou central (velocidade de condução: 20 mm/s) e região nó-hisiana ou NH (velocidade de condução: 800 mm/s).

Modo correto de medição do intervalo PR

A aferição do intervalo PR deve ser realizada desde o início da onda P até o começo da primeira deflexão do QRS. Nos aparelhos de três canais, deve-se considerar o verdadeiro início do P, a derivação que inicia antes e que termina mais precocemente, como mostra a Figura 5.

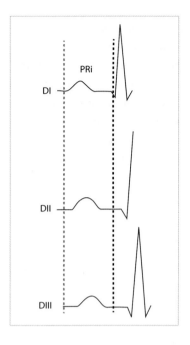

Figura 5   No eletrocardiógrafo de três canais, o início do segmento PR deve considerar a derivação que inicia e termina mais precocemente, neste caso DI.

A duração do intervalo PR é diretamente proporcional à idade, e inversamente proporcional à frequência cardíaca. Outro fator que influencia na duração do PR é a raça. Assim, Upshaw,[26] em um estudo com 2.123 indivíduos com idades entre 20 e 99 anos, o BAV de primeiro grau foi mais prevalente entre os afro-americanos do que entre os caucasianos em todas as faixas etárias, exceto nos octogenários. O valor máximo do intervalo PR em pacientes negros ocorreu na 10ª década de vida, enquanto em caucasianos, observou-se na 9ª década. A Tabela 2 mostra os limites normais do intervalo PR nas diferentes faixas etárias para frequências cardíacas entre 70 e 90 bpm.

Tabela 2   Limites normais do intervalo PR nas diferentes faixas etárias para frequências cardíacas entre 70 e 90 bpm

Idade	Valores limites normais do intervalo PR
Recém-nascidos (0 a 30 dias)	70-140 ms
Lactantes (30 dias a 3 anos*)	70-160 ms
Crianças (3 anos a 10 anos)	100-160 ms
Adolescentes (10 a 19 anos)	100-180 ms
Adultos (19 a 65 anos)	120-200 ms
Idosos (65 ou mais anos)	120-210 ms

* Até 3 anos de idade a enzima lactase está presente no intestino das crianças.

Observação: um intervalo PR > 200 ms e < 280 ms no adulto, pode ocorrer em pessoas aparentemente normais em 5,2/1.000 dos casos.[27] Nesses casos, devem ser interpretados como hipervagotonia, a qual ocorre com frequência entre atletas. Em um grande estudo (32.652 indivíduos), predominantemente do sexo masculino (80%), a maioria atletas amadores, praticantes de diversas modalidades, com idades compreendidas entre 8 e 78 anos (média 17) revelou que o prolongamento do intervalo PR é o mais prevalente achado eletrocardiográfico.[28] A Figura 6 mostra a correlação entre o intervalo PR do ECG de superfície e os valores normais dos intervalos do eletrograma do feixe de His (PA, AH e HV).

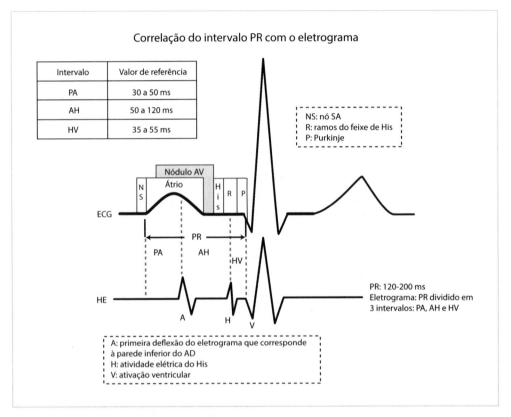

Figura 6   Correlação do intervalo PR com o eletrograma.

- **Intervalo PA:** corresponde ao tempo de condução intra-atrial. É medido desde o início da onda P no ECG de superfície até o pico da primeira deflexão rápida da onda A do eletrograma hissiano. Valor normal: de 30 a 50 ms. O bloqueio intra-atrial ou interatrial prolonga o intervalo PA e a duração da onda P favorecendo o aparecimento de FA e *flutter* atrial. Nesses casos, o estímulo está bloqueado no feixe de Bachmann, e assim, o átrio esquerdo se ativa de forma retrógrada ocasionando uma onda P ≥ 120 ms positiva-negativa ± *plus-minus* nas derivações inferiores II, III e aVF. A síndrome caraterizada pelo padrão de onda P mencionado associado a taquarritmias atriais é conhecida com o epônimo de síndrome de Bayés.[29]

- **Intervalo AH**
  - Representa o tempo de condução através do nó AV. Mede-se desde o início da onda A do eletrograma até a primeira deflexão rápida do feixe de His (H). Valor normal: 50 a 120 ms. Considera-se BAV do primeiro grau quando o intervalo AH for ≥ 120 ms. O BAV de primeiro grau, em 80% dos casos, se deve ao prolongamento do intervalo AH dentro do nó AV.
  - Os BAV localizados nas regiões PA e AH são denominados supra-hissianos e apresentam bom prognóstico.
- **Intervalo HV**
  - Tempo de condução His-Purkinje (intraventricular). É medido desde o início da deflexão H até o início mais precoce da ativação ventricular no ECG de superfície. Valor normal: 35 a 55 ms.

A Figura 7 mostra a localização adequada dos cateteres para o estudo do eletrograma hissiano.

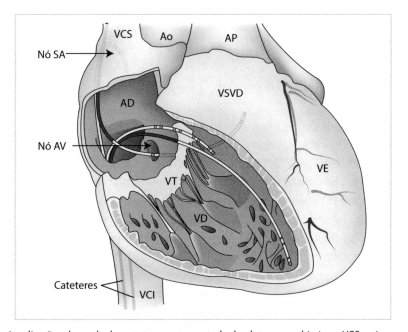

Figura 7 Localização adequada dos cateteres para o estudo do eletrograma hissiano. VCS: veia cava superior; VCI: veia cava inferior; VD: ventrículo direito; VT: válvula tricúspide; AD: átrio direito; Ao: raiz da aorta; VSVD: via de saída do ventrículo direito; AP: artéria pulmonar.

A Figura 8 mostra a correlação entre o eletrograma intracavitário e o ECG de superfície.

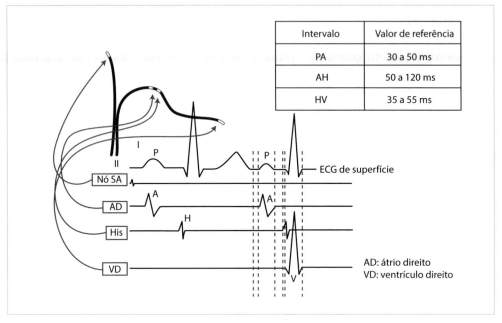

Figura 8   Correlação entre o eletrograma intracavitário e o ECG de superfície.

BLOQUEIO ATRIOVENTRICULAR DE PRIMEIRO GRAU[30]

Por convenção, o BAV 1º grau é definido como um prolongamento anormal e constante do intervalo PR, ou seja, todas as ondas P são seguidas do correspondente complexo QRS (Figura 9). Esse prolongamento do intervalo PR pode ser consequência de um atraso da condução; nos átrios (intervalo PA), no nó AV (intervalo AH), no sistema His-Purkinje (intervalo HV), ou em mais de um local, porém, na maioria das vezes o atraso de condução localiza-se dentro do nó AV[30] (Figura 10).

Geralmente, pacientes com BAV 1º grau são assintomáticos. Entretanto, quando existe um prolongamento significativo do intervalo PR (≥ 300 ms) (Figura 11), podem apresentar uma síndrome do tipo marca-passo, por causa de dissincronismo AV. Muitos desses pacientes são sintomáticos, especialmente durante o exercício, por não ocorrer o concomitante encurtamento apropriado do intervalo PR à medida que se reduz o intervalo R-R, ou seja, em condições normais o intervalo PR deve ser inversamente proporcional ao R-R, isto é, quanto menor a frequência cardíaca, mais longo deve ser o intervalo PR e vice-versa. Essa regra pode se perder em casos de intervalos PR muito prolongados.

Quando os intervalos PR são muito prolongados, a onda P pode ficar sobreposta na onda T do batimento precedente. O prolongamento do intervalo PR pode ser consequência de um bloqueio AV de primeiro grau, um bloqueio de ramo bilateral de grau igual e congruente, ou ser uma manifestação de interferência. Este último é o caso das extrassístoles ventriculares interpoladas (aquelas que não têm pausa compensadora), em que caracteristicamente o batimento pós-extrassistólico mostra um prolongamento do intervalo PR. Em outras palavras, o primeiro intervalo PR seguindo a extrassístole interpolada pode ser mais longo que o intervalo PR dos outros batimentos.

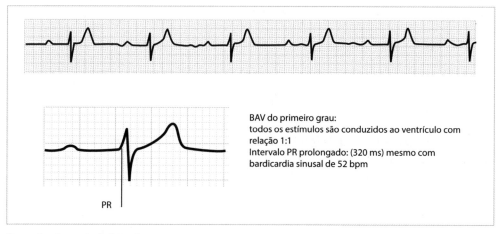

Figura 9   Exemplo de BAV 1º grau.

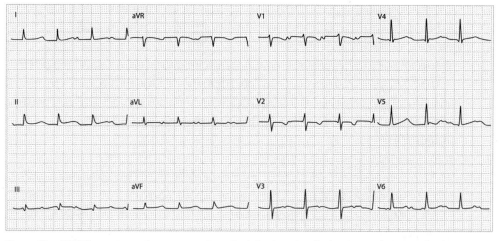

Figura 10   BAV 1º grau em paciente com endocardite infecciosa de válvula aórtica e formação de abscesso.

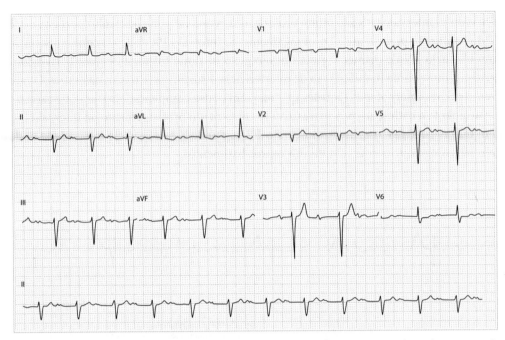

Figura 11   Exemplo de um paciente com BAV 1° grau assintomático, com um marcado prolongamento do intervalo PR. Todas as ondas P são conduzidas com um intervalo PR constante muito prolongado de 440 ms.

Etiologia

Causas de intervalo PR prolongado com condução AV 1:1

- Fisiológica: vagotonia. Característico no coração do atleta; ocorre em 5 e 30% desta população (0,65% nos não atletas). O intervalo PR se normaliza ou até encurta após o exercício.
- Patológicas
    - Congênitas e causas genéticas: comunicação interatrial (CIA)/síndrome de Holt-Oran, defeitos de coxim endocárdico, anomalia de Ebstein (presente em aproximadamente 20% dos casos), transposição corrigida das grandes artérias (presente em 12% dos casos),[31] síndrome de Brugada (presente em 35% dos casos).[32]
    - Adquiridas:
- Coronariopatias:
    - IAM: presente em 8,5% dos casos, independentemente da parede afetada, embora mais frequente no IAM inferior, consequência de obstrução da artéria coronária direita (ACD). O IAM de parede anterior por obstrução da DA, eventualmente, pode prolongá-lo.
    - Fase crônica de infarto de miocárdio.

- Por miocardite:
  - Bacterianas: febre reumática (constitui um sinal menor de Jones), difteria (cardite diftérica aguda), sífilis, enfermidade de Lyme, tuberculose.
  - Virais: *coxsackies* A e B (especialmente o serotipo B4), vírus echo e citomegalovírus etc.
  - Parasitárias: o paradigma na América Latina é a cardiomiopatia chagásica crônica (pode prolongar o intervalo PR por aumento dos intervalos PA, AH e HV do eletrograma hissiano); triquinose, hipotermia induzida.[33]
- Drogas (especialmente as que aumentam o período refratário do nó AV), como digoxina, prostigmina (prolongam o intervalo AH), alfametildopa, antiarrítmicos das classes IA (quinidina, procainamida e disopiramida) e IC (propafenona, flecainida e encainida), que prolongam os intervalos AH e HV. Os antiarrítmicos da classe III (amiodarona, sotalol, dofetilida, ibutilida) prolongam o intervalo HV.
- Enfermidades do colágeno: lúpus eritematosos sistêmico, dermatomiosite, esclerodermia, artrite reumatoide, espondilite anquilosante etc. No eco-Dopplercardiograma têm sido detectados sinais de BAV 1° grau em aproximadamente 33% dos fetos de gestantes com anticorpos anti-SSA/Ro 52-kd positivos para lúpus neonatal. Dois tipos diferentes de anticorpos anti-SSA/Ro têm sido identificados, os antígenos de anti-SSA/: 60 kDa e 52 kDa.[34] Na maioria destes fetos, os bloqueios revertem espontaneamente, porém, a progressão para o BAVT ocorre em alguns. A medição seriada mediante o eco-Doppler dos intervalos PR, pode ser usado para a vigilância dessas gestantes de alto risco para BAVT por lúpus fetal.
- Enfermidades infiltrativas: hemocromatose, amiloidose, sarcoidose etc.
- Traumática: cirúrgicas, por radiação, por ablação etc.
- Tumoral: rabdomiossarcoma, rabdomiomas, mesoteliomas.
- Enfermidade degenerativa idiopática do sistema de condução ou enfermidade de Lev:[35] consiste na fibrose degenerativa progressiva, calcificação e esclerose do lado esquerdo do "esqueleto cardíaco" (incluindo anel mitral, corpo fibroso central, septo membranoso, base da aorta e crista do septo interventricular ventricular). Manifesta--se no ECG por bloqueios de ramo (esquerdo ou direito), frequentemente associados a bloqueios divisionais com caráter evolutivo para o BAVT. A entidade é encontrada em idosos, sem causa aparente e ligada ao envelhecimento progressivo do esqueleto fibroso do coração que acaba por lesar o sistema intraventricular de condução.
- Enfermidade de Lenègre ou bloqueio cardíaco progressivo familiar:[36] consiste na deterioração progressiva do sistema de condução intraventricular, observada no adulto jovem, hereditária, autossômica dominante e com mutação genética alélica com a síndrome de Brugada. O fenótipo mais comum consiste no defeito progressivo da condução intraventricular que pode conduzir ao BAVT consequência de mutação no gene SCN5A (Probst 2006).[37] Fenotipicamente é idêntica à doença de Lev.
- Calcificação do anel valvar mitral ou aórtico: a porção penetrante do feixe de His é vizinha do folheto anterior da valva mitral e da cúspide não coronariana da válvula

aórtica, o que justifica que a calcificação destas estruturas possa comprometer o feixe de His. Assim, o depósito de cálcio anular aórtico e/ou mitral se associa ao risco aumentado de BAV, como ocorre na estenose da válvula aórtica calcificada, geralmente bicúspide.[38]

- Distúrbios eletrolíticos (p. ex., hipocalemia, hipomagnesemia).
- BAV 1° grau iatrogênico: ocorre em aproximadamente 10% dos pacientes que se submetem à prova de esforço com adenosina. Esses episódios geralmente são bem tolerados e não requerem tratamento específico ou interrupção da infusão da droga.[39] Pode ocorrer BAV 1° grau após ablação por cateter da via rápida do nó AV, com condução do impulso pela via lenta, o que pode resultar em sintomas similares aos da síndrome do marca-passo. Tem sido relatado BAV 1° grau (reversível ou permanente) em aproximadamente 2% dos pacientes submetidos ao fechamento de CIA-OS com prótese de Amplatzer.[40] O BAV 1° grau pode ocorrer após uma cirurgia cardíaca.
- Estenose tricúspide: o fenômeno se deve ao aumento da pressão atrial direita que ocasiona compressão neuropráxica do nó AV e/ou do contingente direito do feixe de His.
- Endocardite infecciosa: a extensão da infeção ao miocárdio adjacente na endocardite infecciosa (isto é, abscessos anulares) pode causar BAV (Figura 10).

Prognóstico

O BAV 1° grau tem sido considerado uma condição benigna, porém, é considerado grave quando a duração do intervalo PR ultrapassa os 300 ms.[41] A progressão para um bloqueio de alto grau é muito rara,[42] porém, os BAV 1° grau hissianos ou infra-hissianos possuem maior risco de evoluir para o BAV completo. O BAV das crianças portadoras de cardite de Lyme tende a se resolver espontaneamente, com recuperação após 3 dias em média (intervalo 1 a 7 dias).[43]

O estudo de Framingham mostrou que o BAV 1° grau, mesmo aquele de localização AV, está associado ao aumento do risco de mortalidade em relação à população geral. Em comparação com indivíduos cujos intervalos PR foram ≤ 200 ms, aqueles com BAV de 1° grau tiveram um risco dobrado de FA, triplo de necessidade de implante de marca-passo e 1,4 vezes maior mortalidade por todas as causas.[44]

O registro Korean Heart Failure selecionou 1.986 pacientes com insuficiência cardíaca em ritmo sinusal, e foram divididos de acordo com presença de BAV de 1° grau e/ou prolongamento do complexo QRS. Durante o seguimento médio de 18,2 meses, a taxa de mortalidade global foi maior em pacientes com BAV de grau 1 e QRS prolongados. Esse grupo também mostrou piora no que diz respeito à exigência de tratamentos invasivos durante a hospitalização, mortalidade hospitalar, morte/re-hospitalização, e necessidade de implante de dispositivos cardíacos.[45] Os pacientes com intervalos PR ≥ 220 ms tiveram risco significativamente maior de morte no seguimento de 5 anos.[46]

O ensaio COMPANION recrutou 1.520 pacientes que preencheram os critérios para a implantação da terapia de ressincronização cardíaca (TRC). Os pacientes foram divididos de acordo com a duração do intervalo PR: < 200 ms ou PR ≥ 200 ms. O estudo mostrou o efeito deletério do BAV 1º grau em pacientes com: disfunção sistólica, insuficiência cardíaca e QRS alargado, que pode ser mitigado pela TRC,[47] sugerindo que o BAV de 1º grau não é necessariamente uma condição benigna, especialmente nesses subgrupos.[47] Entre pacientes candidatos à TRC, a presença de um intervalo PR prolongado constitui um marcador não invasivo de pior prognóstico e menor probabilidade de reversão do remodelamento, em especial naqueles pacientes que não apresentam padrão de bloqueio completo do ramo esquerdo (BCRE).[48]

O prolongamento do intervalo PR no ECG aumenta o risco de FA. Os brancos não hispânicos possuem maior risco de FA em comparação com os afro-americanos e hispânicos. Shulman et al.[49] validaram o valor de intervalo PR de 200 ms como critério em afro-americanos e hispânicos para o desenvolvimento da FA. No entanto, o valor de 200 ms pode ser menos sensível como uma medida preditiva para o desenvolvimento de FA em afro-americanos, em comparação com brancos não hispânicos.

Majima et al.[50] examinaram uma corte de 1.149 pessoas normais, e retrospectivamente avaliaram a relação entre a duração do intervalo PR ou a duração do QRS e o declínio da função renal em um período de observação de 3 anos. Os autores concluíram que ambos (o intervalo PR prolongado e duração aumentada do QRS) poderiam ser preditores independentes de declínio da função renal em indivíduos previamente hígidos.

BLOQUEIO ATRIOVENTRICULAR DE SEGUNDO GRAU

O termo BAV 2º grau se aplica quando ocorre uma falha intermitente da condução AV, isto é, quando existe um número maior de ondas P do que de complexos QRS. O BAV 2º grau é subdividido em dois tipos, de acordo com os padrões observados no ECG:

1. BAV 2º grau tipo I (Mobitz I ou Wenckebach).
2. BAV 2º grau tipo II (Mobitz II).[21,22]

Etiologia

As drogas cardioativas são causas importantes de BAV[51-53] em decorrência dos efeitos dromotrópicos negativos sobre o nó AV. A digoxina, os betabloqueadores, os antagonistas dos canais de cálcio e certas drogas antiarrítmicas têm sido implicadas na ocorrência de BAV 2º grau. A infusão de adenosina para a prova de esforço farmacológica pode ocasionalmente produzir este bloqueio.[54] Com níveis tóxicos, outros agentes farmacológicos como o lítio, podem ocasionar BAV 2º grau, assim como a penicilina benzatínica.[55] Os alfa-agonistas pré-sinápticos (p. ex., clonidina) podem raramente ocasionar BAV 2º grau.

BAV 2º grau Mobitz I

Caracteriza-se pelo prolongamento progressivo do intervalo PR até que uma onda P não seja conduzida ou bloqueada (condução ou ciclo Wenckebach) (Figura 12). A primeira onda P conduzida após a onda P bloqueada apresenta o intervalo PR mais curto, de tal maneira que, a pausa entre os dois complexos QRS que englobam a onda P não conduzida, será menor que o dobro do intervalo PP.[56] A cada onda P conduzida, a taxa de prolongamento do intervalo PR é cada vez menor (aumentos decrescentes), o que explica o progressivo encurtamento dos intervalos RR. Quando o primeiro batimento do ciclo de Wenckebach possui um intervalo PR prolongado considera-se que coexiste BAV 1º grau associado ao BAV 2º grau. Na presença de um ritmo sinusal estável, o ciclo de Wenckebach normalmente tem uma taxa de condução fixa (classicamente 3:2, 4:3 ou 5:4) (Figuras 12 e 13). Entretanto, algumas vezes as sequências de BAV de 2º grau tipo I são atípicas e não mostra.[21]

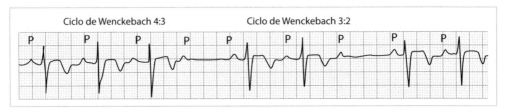

Figura 12   Exemplo de BAV 2º grau tipo Mobitz I (Wenckebach) com uma relação AV alternante 4:3 e 3:2.

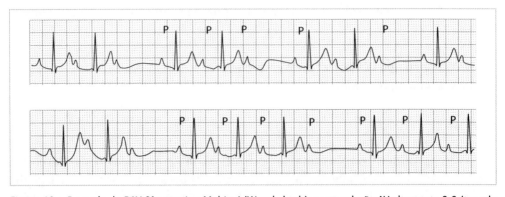

Figura 13   Exemplo de BAV 2º grau tipo Mobitz I (Wenckebach) com a relação AV alternante 3:2 (traçado superior) e 5:4 (traçado inferior). Observa-se um prolongamento progressivo do intervalo PR antes da onda P bloqueada.

Etiologia

- Fisiológica: 6% dos indivíduos normais, principalmente durante o sono (hipertonia vagal), e nos atletas. O BAV 2º grau tipo Mobitz tipo I ou Wenckebach é observado em 10% nessa população, ao passo que em não atletas é < 1 em 30.000 ou 0,003%, e desaparece invariavelmente durante o exercício e após administração de atropina.
- Infarto inferior: presente em 12 a 20% dos casos. Aumenta a mortalidade principalmente quando associado com acometimento do VD por oclusão proximal da CD (a incidência é de 45% nestes casos) (Figura 14).
- Doença de Lenègre: entidade hereditária, autossômica dominante que afeta o mesmo gene SCN5A da síndrome de Brugada (doenças alélicas). A entidade se observa no adulto jovem.
- Doença de Lev ou esclerose do idiopática do esqueleto cardíaco observada em idosos.
- Cardiomiopatias.
- Drogas: p. ex., digitálicos.
- Miocardite.
- Calcificação maciça da válvula aórtica.

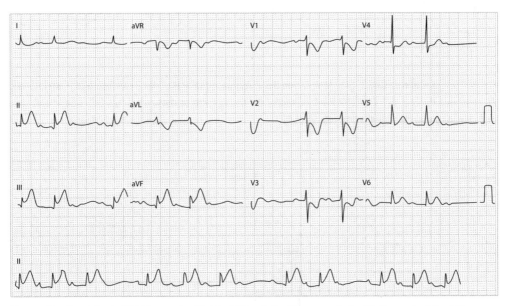

Figura 14   Exemplo de BAV 2º grau tipo Mobitz I (Wenckebach) com a relação AV alternante 4:3 e 3:2 em um paciente com IAM da parede inferior.

BAV 2º grau Mobitz II

O BAV 2º grau Mobitz tipo II se define pelo aparecimento de uma onda P subitamente não conduzida com intervalos PR constantes antes e após o impulso bloqueado (os intervalos PP e RR são constantes)[21,30] (Figuras 15 e 16). A pausa que engloba a onda P bloqueada é igual a dois ciclos P-P. O BAV 2º grau Mobitz tipo II geralmente está associado ao distúrbio de condução intraventricular. Os complexos QRS são alargados com morfologia de bloqueio de ramo em 65% dos casos. Quando o QRS é estreito, a lesão se localiza no feixe de His, e quando alargado, o bloqueio está nos ramos. O BAV 2º grau tipo II não tem condução decremental, isto é, a condução do bloqueio é de tipo tudo ou nada. O diagnóstico do BAV 2º grau tipo II requer a frequência cardíaca estável, assim, a frequência sinusal lenta pode causar bloqueio nodal AV. O BAV 2º grau tipo II não tem sido encontrado no IAM de parede inferior ou em atletas, nos quais o tipo I pode ser confundido com o tipo II. O diagnóstico do BAV 2º grau tipo II não pode ser estabelecido se a primeira onda P pós-bloqueio for seguida de um intervalo PR curto, ou se esta onda P não for visível. Um BAV 2:1 não pode ser classificado em I ou II, porém, se o QRS for estreito deve-se pensar no tipo I.[41]

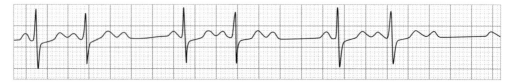

Figura 15   Exemplo de BAV 2º grau Mobitz tipo II 3:2. As duas primeiras ondas P conduzem com um intervalo PR constante de 140 ms; a terceira P é bloqueada, e a pausa entre os dois complexos QRS que englobam a onda P não conduzida é igual a dois intervalos PP.

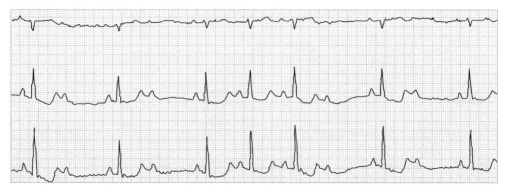

Figura16   Exemplo de BAV 2º grau Mobitz tipo II 4:3 precedido de um BAV 2:1: as três primeiras ondas P do ciclo conduzem com um intervalo PR constante de 140 ms; a quarta P é bloqueada e a pausa entre os dois complexos QRS que englobam a onda P não conduzida é igual a dois intervalos PP.

Etiologia

- IAM anterior por oclusão proximal da artéria descendente anterior.
- Doença de Lenégre: entidade genética que afeta o gene *SCN5A* (alélica com síndrome de Brugada). Afeta adultos jovens.
- Doença de Lev ou esclerose idiopática do esqueleto cardíaco (idosos).
- Cardiomiopatias.
- Calcificação maciça da válvula aórtica.

A Tabela 3 mostra os principais critérios para o diagnóstico diferencial entre os BAV 2° grau tipos I e II.

O BAV tipo II geralmente apresenta mau prognóstico. Na maioria das vezes os pacientes apresentam indicação para implante de marca-passo definitivo.

Tabela 3   Diagnóstico diferencial entre BAV Mobitz I e Mobitz II

	Tipo I	Tipo II
Clínica	Usualmente agudo	Usualmente crônico
	IAM inferior	IAM anterosseptal
	Febre reumática	Doença de Lenégre
	Digitálico	Doença de Lev
	Betabloqueador	Cardiomiopatia
Anatomia	Usualmente nodal AV, ocasionalmente no feixe de His	Usualmente infranodal, geralmente nos ramos (infra-hissiano)
Eletrofisiologia	Condução decremental	Condução não decremental
		Condução do tipo "tudo ou nada"
Eletrocardiografia	Aumento progressivo do PR	PR constante
	PR prolongado	Intervalo PR normal
	Duração normal do QRS	QRS largo
Atropina	Melhora	Piora
Exercício e catecolaminas	Melhora	Piora
Massagem do seio carotídeo	Piora	Melhora

Critérios eletrocardiográficos do BAV 2° grau Mobitz tipo II

- Intervalo PR fixo ou constante: não existe progressivo prolongamento do intervalo PR, ocorrendo o bloqueio em forma súbita.
- Duração do intervalo PR idêntico, antes e após a onda P bloqueada. Pode ou não ser prolongado (coexistir com BAV 1° grau).

- Complexos QRS alargados com duração e morfologia de bloqueio de ramo em 65% dos casos.
- Complexos QRS subsequentes ao bloqueio, com a mesma morfologia do complexo QRS precedente.
- Na maioria dos casos, é de localização hissiana ou infra-hissiana.
- Elevada probabilidade de evoluir para BAV 3º grau ou total.
- Clinicamente de apresentação usual crônica (tipo I usualmente agudo).
- Distúrbio dromotrópico de aparecimento súbito tipo "tudo ou nada" (o tipo I de Wenckebach é decremental).
- O bloqueio piora com atropina, exercícios e catecolaminas (o tipo I melhora).
- O bloqueio melhora com a massagem do seio carotídeo (o tipo I piora).

O BAV Mobitz tipo II com maior probabilidade progride para o BAV 3º grau ou BAV completo e Stokes-Adams. Na maioria dos casos de BAV 2º grau, incluindo os casos de BAV 2º grau 2:1, é possível determinar o local do do bloqueio (intranodal ou hissiano ou infra-hissiano) de acordo com informações referentes à idade, ao contexto clínico e à duração do complexo QRS. O BAV 2º grau deve-se diferenciar das extrassístoles atriais não conduzidas e da taquicardia atrial com bloqueio, as quais são condições frequentes que podem simular o BAV 2º grau.[57]

Importância clínica do bloqueio Mobitz tipo II

- Provavelmente terá maior comprometimento hemodinâmico, bradicardia grave e progressão para o BAV total ou de 3º grau.
- O início da instabilidade hemodinâmica pode ser súbita e inesperada, e causar síncope (ataques de Stokes-Adams) ou morte súbita.
- O risco de assistolia encontra-se em torno de 35% ao ano. Geralmente requer hospitalização para colocação de marca-passo definitivo (Figuras 17 e 18).

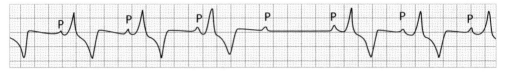

Figura 17 Exemplo de BAV 2º grau Mobitz tipo II com QRS largo. Intervalo PR = 160 ms; QRSD = 120 ms. Complexos QRS com morfologia de bloqueio completo de ramo esquerdo (BCRE). ST/T com alteração secundária à repolarização ventricular. Todos os intervalos PR são fixos. Os três primeiros batimentos são conduzidos e o quarto subitamente se bloqueia. Não se observa prolongamento progressivo do intervalo PR.

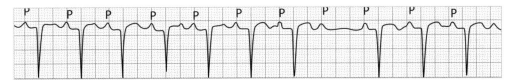

Figura 18   Exemplo de BAV 2° grau Mobitz tipo II com QRS estreito. Representa a minoria dos casos: 35%. A oitava onda P não se conduz aos ventrículos, o intervalo PR é fixo e prolongado: 240 ms (bloqueio AV de 1° grau associado).

BLOQUEIO ATRIOVENTRICULAR 2:1

Com somente um intervalo PR antes da P bloqueada (Figuras 19 e 20), não se pode classificar como BAV tipo I ou II mediante um curto registro de ECG convencional. A localização anatômica do bloqueio pode estar no nó AV ou no sistema His-Purkinje, e tanto o BAV 2° grau tipo I ou II pode apresentar progressão ou regressão para um BAV 2:1.[21] A presença de bloqueio intraventricular indica um bloqueio distal (infra-hissiano), enquanto um bloqueio com QRS estreito pode localizar-se no nó AV. Tendo em vista que o BAV 2° grau tipo II constitui uma indicação classe I para implante de marca-passo definitivo, estabelecer o diagnóstico exato é de fundamental importância para decisão terapêutica. O registro longo de um traçado de ECG, a massagem do seio carotídeo, a administração de atropina e o exercício podem revelar o tipo correto do BAV 2° grau (Figuras 21, 22 e 23). Um paciente com BAV 2:1 em que um traçado longo de ECG mostre períodos de Wenckebach assinala muito provavelmente que se trata de uma manifestação de um ciclo de BAV 2° grau tipo I ou Wenckebach.

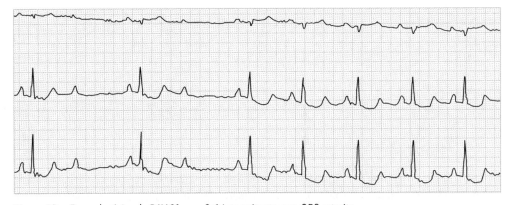

Figura 19   Exemplo típico de BAV 2° grau 2:1 intermitente com QRS estreito.

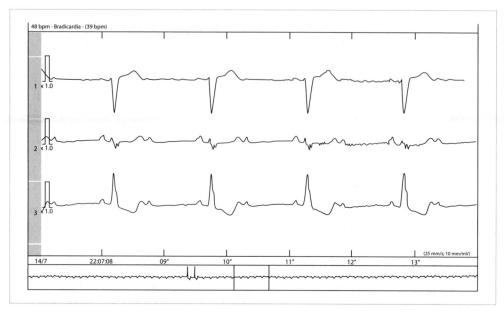

Figura 20 Exemplo típico de BAV 2° grau 2:1 com QRS largo. O ritmo básico é sinusal, porém, só uma de cada duas ondas P é conduzida ao ventrículo, com um complexo QRS largo.

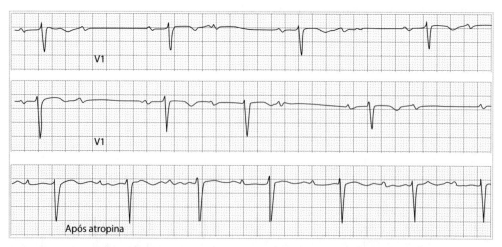

Figura 21 Exemplo típico de BAV 2° grau tipo 2:1 com QRS estreito. O ritmo básico é sinusal, porém só uma de cada duas ondas P é conduzida ao ventrículo, com um complexo QRS estreito (traçado superior). Após a administração de atropina observa-se melhora na condução AV, sugestivo de BAV de localização nodal.

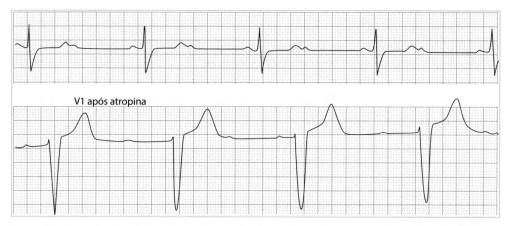

Figura 22 Exemplo típico de BAV 2° grau 2:1 com QRS largo. O ritmo básico é sinusal, uma de cada duas ondas P é conduzida ao ventrículo, com um complexo QRS largo (traçado superior). Após a administração de atropina observa-se dissociação AV, ou seja, piora da condução AV, sugestivo de BAV de localização infra-hissiana.

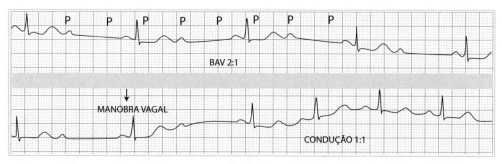

Figura 23 Exemplo típico de BAV 2° grau 2:1 com QRS estreito. O ritmo básico é sinusal, porém só uma de cada duas ondas P é conduzida ao ventrículo, com um complexo QRS estreito (traçado superior). Após manobra vagal (compressão do seio carotídeo) observa-se melhora na condução AV sugestivo de bloqueio AV infranodal.

Critérios eletrocardiográficos

- A onda P se origina no nó SA. A cada P conduzida uma é bloqueada.
- A onda P conduzida deve ter um intervalo PR constante.
- Os intervalos PR são normais ou prolongados. Quando o PR é maior ou igual a 280 ms o bloqueio usualmente é nodal. Quando o PR é menor ou igual a 180 ms assinala origem infranodal.
- Impossível determinar se tipo I ou II, exceto por manobras (atropina, massagem do seio carotídeo ou exercício).
- Mudanças na taxa de condução podem assinalar qual é o tipo de bloqueio I ou II. Se durante a mudança o PR permanece fixo ou contante será tipo II.

- Percentualmente 35% são de origem nodal (supra-hissiana), 15% hissianos e 50% infra-hissianos.
- Aproximadamente 50% apresentam QRS largo em decorrência do envolvimento dos ramos do feixe de His.
- BAV 2:1 com complexo QRS estreito quase sempre indica localização nodal ou supra-hissiana.

BLOQUEIO ATRIOVENTRICULAR DE ALTO GRAU OU AVANÇADO

Critérios eletrocardiográficos

- Duas ou mais ondas P sucessivas bloqueadas.
- Relação AV ≥ 3:1.
- Intervalo PR constante em todos batimentos conduzidos.
- Frequência atrial maior que a ventricular.
- Significado clínico comparável ao bloqueio AV completo.
- O fenômeno da condução oculta (*concealed conduction*) pode ser responsável pela falta de resposta ventricular.

As Figuras 24 e 25 mostram dois casos de BAV avançado 3:1.

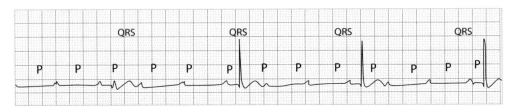

Figura 24   Exemplo de BAV avançado 3:1.

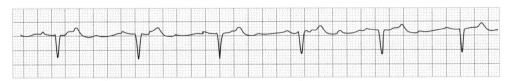

Figura 25   Outro caso de BAV avançado 3:1.

BLOQUEIO ATRIOVENTRICULAR DE TERCEIRO GRAU, TOTAL OU COMPLETO

No BAV 3º grau ou completo, nenhum impulso atrial ou onda P consegue ativar o ventrículo, consequentemente se produz uma dissociação AV completa, com frequências atriais superiores às frequências ventriculares. O BAV 3º grau, total ou completo, pode ser congênito ou adquirido. O nível do bloqueio pode estar localizado no nó AV, feixe de

His ou nos ramos. O ritmo de escape ventricular revela a localização ou o nível do bloqueio: um BAV 3º grau com um ritmo de escape de 40 a 60 bpm e complexo QRS estreito no ECG de superfície, geralmente se encontra dentro da junção AV, tal como se observa no bloqueo AV congênito[24] ou IAM inferior (Figura 26). Um complexo QRS largo ou a frequência de 20 a 40 bpm implica bloqueio no sistema de His-Purkinje, como ocorre na maioria dos BAV adquiridos[56] (Figura 27).

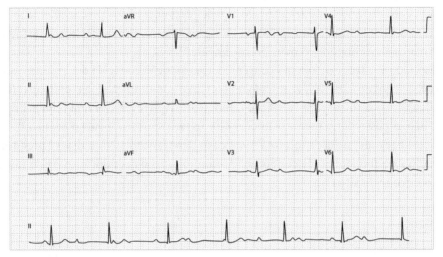

Figura 26 Exemplo de BAV 3º grau, com dissociação atrioventricular completa e ritmo de escape juncional com complexos QRS estreitos.

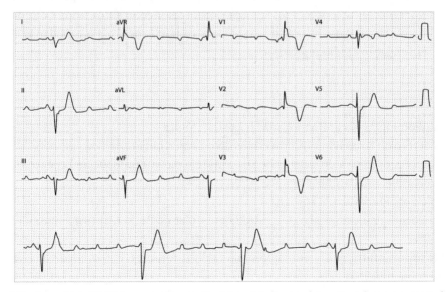

Figura 27 Exemplo de BAV 3º grau, com dissociação atrioventricular completa e ritmo de escape ventricular (FC < 40 bpm) com complexos QRS largos.

Etiologia

Congênita

Escape ventricular com frequência cardíaca maior e complexos QRS estreitos.

- Frequentemente secundário a lúpus materno. Em geral, o prognóstico é favorável. Os casos com disfunção ventricular são aqueles diagnosticados precocemente antes de um mês. O sexo masculino apresenta pior prognóstico, com necessidade de implante de marca-passo definitivo mais precocemente.[58]
- Associado a outras cardiopatias congênitas: transposição corrigida dos grandes vasos da base, defeitos do canal AV, ventrículo único, CIA e comunicacão interventricular (CIV).
- Válvula aórtica bicúspide calcificada. Bloqueio AV irreversível que requer implante de marca-passo permanente, é uma condição rara após troca valvar aórtica.[59]
- "A recuperação tardia de um BAV total cirúrgico transitório (≥ 7 dias) é preditora de recidiva do transtorno de condução. A monitoração da condução AV está indicada neste grupo de alto risco."[60]

Adquirido

- IAM:
  - IAM inferior por isquemia do nó AV.
  - IAM anterior por necrose dos ramos. O BAV completo que complica o IAM anterior pode ser reversível após angioplastia na fase aguda. Entretanto, essa condição se associa ao dano miocárdico extenso e à alta mortalidade hospitalar, apesar da estimulação cardíaca provisória.[61]

Crônico

- Cardiomiopatias: cardiomiopatia chagásica crônica.
- Esclerose do esqueleto cardíaco esquerdo ou enfermidade de Lev.
- Fibrose progressiva do sistema de His-Purkinje ou enfermidade de Lenègre.
- Miocardite: miocardite chagásica.[62]
- Calcificação da válvula aórtica.
- Trastornos neuromusculares – distrofia muscular de Becker, distrofia muscular miotônica.
- Processos inflitrativos – amiloidose, sarcoidose, tumores, enfermidade de Hodgkin, mieloma múltiplo.
- Colagenopatia: lúpus neonatal é uma enfermidade autoimune adquirida associada a anticorpos maternais; as proteínas Ro/La (SSA /SSB), transferidos pela placenta.

- Intoxicação por drogas, por exemplo, digitálicos.
- Trauma cirúrgico.
- Hipertensão.
- Causas metabólicas – hipoxia, hipercalemia, hipotiroidismo.
- Bloqueio de fase IV (também conhecido como bloqueio relacionado com bradicardia).

Critérios eletrocardiográficos

- Total independência entre a atividade atrial e a ventricular: dissociação atrioventricular.
- Comando atrial e ventricular independentes.
- Ausência de enlace AV.
- O comando cardíaco é realizado por um marca-passo de suplência localizado abaixo da região bloqueada.
- A frequência ventricular costuma ser muito baixa entre 20 e 40 bpm nas formas adquiridas: ritmo idioventricular.
- As formas congênitas possuem frequências cardíacas mais elevadas e QRS estreito em razão da localização hissiana do foco de comando ventricular.

Diagnóstico diferencial do BAV 3° grau

Deve ser realizado com o BAV de alto grau e com a dissociação AV.

- BAV de alto grau: tipo de BAV de grau mais grave com baixa taxa de resposta ventricular, porém ainda com alguma evidência de condução AV ocasional.
- Dissociação AV: esse termo assinala apenas a ocorrência de dois ritmos independentes e dissociados (atividade atrial e ventricular), com frequências atrial e ventricular muito próximas (dissociação isorrítmica). Pode ser ocasionada por outras entidades que não o BAVT, por exemplo, a dissociação por interferência pela presença de um ritmo ventricular com frequência muito próxima da frequência atrial, tal como ocorre no ritmo ventricular acelerado (RIVA) ou taquicardia ventricular lenta.[63] O ritmo ventricular pode ser hiperautomático e de substituição.

BLOQUEIO ATRIOVENTRICULAR PAROXÍSTICO

É denominado bloqueio AV paroxístico a interrupção súbita, inesperada, repetitiva e recorrente da condução AV. Os episódios são comumente associados a períodos de assistolia ventricular e, apesar de comumente serem classificados como tipo II, com sítio de bloqueio distal ao feixe de His, sabe-se que este bloqueio além de distal ao feixe de His, geralmente também não apresenta batimentos de escape. O fenômeno é de ocorrência súbita e inesperada e caracterizado pela sucessão de ondas P bloqueadas. Quando o bloqueio se instala a partir de um encurtamento do ciclo sinusal, é denominado "fase 3",[64] e quando decorre de um prolongamento deste ciclo, "fase 4" como mostra a Figura 28.[65]

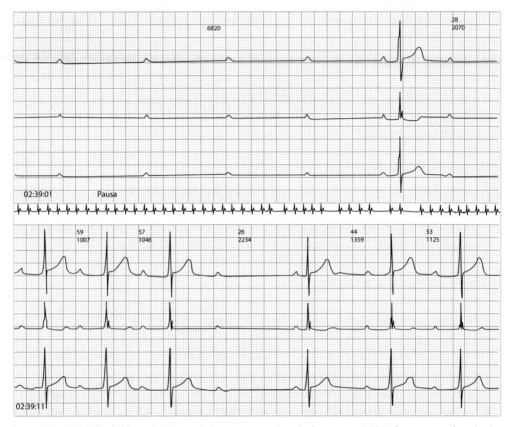

Figura 28   Episódio de bloqueio AV paroxístico noturno registrado durante um ECG Holter em um atleta de alto nível de treinamento, assintomático, com um transtorno de condução nodal AV. Observa-se que o bloqueio de várias ondas P está associado com batimentos com intervalos PR prolongados.

Bloqueio sinoatrial: distúrbio dromotrópico localizado na junção entre o nó SA e o miocárdio atrial vizinho. É considerada uma forma de bloqueio de saída do impulso. O transtorno dromotrópico ocorre na região periférica do nó SA onde normalmente a condução é lenta. O estímulo sinusal só se evidencia quando consegue atravessar a junção SA e alcança o átrio originando a onda P no ECG.

Causas

São as mesmas da DNS que origina a síndrome do nó SA doente, ou, em inglês, SSS.

Intrínsecas

- Degeneração idiopática do nó SA: 30% dos casos (verdadeira doença do nó SA).
- Doença coronariana: por comprometimento da coronária direita (CD) ou circunflexa (Cx), vasos que originam a artéria do nó SA: 55 e 45%, respectivamente.
- Pós-correção cirúrgica de cardiopatias congênitas ou adquiridas na criança.
- Disfunção permanente do nó SA em pacientes transplantados.
- Miocardite.

Causas extrínsecas

- Efeito pró-arrítmico: digitálico, amiodarona, betabloqueadores.
- Anti-hipertensivos: alfametildopa, clonidina.
- Cimetidina, carbolítio, carbamazepina.
- Hipotiroidismo: mixedema.

BLOQUEIO SINOATRIAL

Classificação do bloqueio SA

- Primeiro grau:
  - Isolado: impossível de ser diagnosticado pelo ECG.
- Bloqueio SA de segundo grau:
  - Mobitz I, condução SA tipo Wenckebach ou BSA I.
  - Mobitz II ou BSA II.
  - Bloqueio SA 2:1: o intervalo PP prolongado é duas vezes o intervalo PP normal.
- Bloqueio SA 3º grau ou completo: o impulso é totalmente bloqueado na junção sinoatrial, e há o surgimento de ritmo de escape juncional ou ventricular. O diagnóstico diferencial com parada sinusal só é possível por estudo eletrofisiológico.

Bloqueio SA de primeiro grau[66]

O bloqueio SA de primeiro grau indica retardo na condução do impulso elétrico pelo nó SA e região perissinusal. Como o atraso é de duração fixa ao longo dos ciclos, não pode ser diagnosticado pelo ECG convencional, necessitando, portanto, de estudo eletrofisiológico. O diagnóstico do bloqueio sinoatrial de primeiro grau pode ser feito na presença concomitante de um bloqueio SA de segundo grau. Neste, os impulsos sinusais estão bloqueados intermitentemente na união SA, isto é, ocasionalmente ditos impulsos sinusais não atravessam a união SA e, consequentemente, uma onda P é detida ou omitida. O impulso sinusal seguinte é conduzido novamente através da união SA. Da omissão de uma P resulta em um intervalo P-P longo, que em presença de ritmo sinusal regular é exatamente duas vezes o comprimento do intervalo P-P de base (Figura 29).

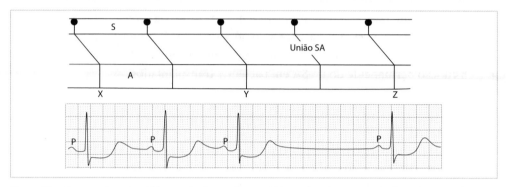

Figura 29   O quarto impulso é bloqueado dentro da união SA, resultando na omissão de onda P, a qual origina uma distância P-P que é exatamente duas vezes o intervalo P-P de base.

Bloqueio SA de segundo grau tipo I, Mobitz I

O estímulo sofre um progressivo aumento no tempo de condução SA (Figura 30).

- Manifestação no ECG:
    - Encurtamento progressivo dos intervalos PP seguidos de uma pausa.
    - Ocorre aumento do tempo de condução SA; progressivamente menor, o que ocasionará progressiva redução dos intervalos PP.
    - Pausas < 2 vezes que o intervalo PP mais curto.

O progressivo incremento nos tempos de condução SA não se manifesta eletrocardiograficamente, porém se deduz pela presença do característico encurtamento dos intervalos P-P que seguem uma pausa longa. Apesar do aumento progressivo nos tempos de condução SA, a taxa de incremento decresce progressivamente, o que ocasiona a progressiva diminuição dos intervalos P-P.

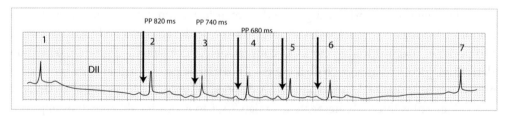

Figura 30   Exemplo típico de bloqueio sinoatrial de segundo grau tipo I com período de Wenckebach. Observa-se um encurtamento progressivo dos intervalos PP.

Bloqueio sinoatrial de segundo grau tipo II, Mobitz II ou BSA II

- Neste caso ocorre um bloqueio de saída perissinusal, e com isso, ausência de inscrição da onda P, e um ciclo PP com valores próximos de duas vezes o ciclo do PP de base.
- Os intervalos PP são fixos antes e depois das pausas (Figuras 31 e 32).

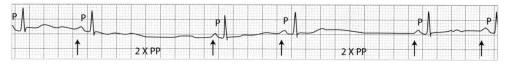

Figura 31 Exemplo típico de bloqueio sinoatrial de segundo grau tipo II 3:2. Observar que a pausa sinusal corresponde ao dobro do ciclo PP de base.

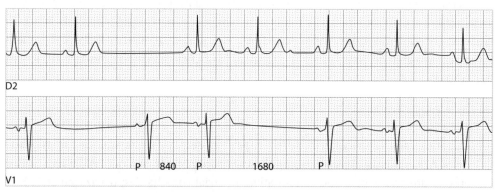

Figura 32 Outro exemplo típico de bloqueio sinoatrial de segundo grau tipo II 3:2. Observar que a pausa sinusal corresponde ao dobro do ciclo PP de base.

Bloqueio SA regular 2:1

Caracteriza-se por disparo regular do nó SA com um impulso bloqueado a cada dois impulsos normais. O intervalo PP prolongado é duas vezes o intervalo PP normal (Figura 33).

O diagnóstico se estabelece quando o bloqueio desaparece espontaneamente (este caso) ou com manobras vagolíticas tais como; exercício ou atropina, e a frequência cardíaca dobra subitamente. Em outras palavras, o diagnóstico pode ser feito retrospectivamente quando o bloqueio SA regular 2:1 desaparece repentinamente, sendo restabelecido com condução 2:1. Nesse tipo de bloqueio, a FC oscila entre 30 e 40 bpm, ao passo que na bradicardia sinusal é um pouco maior, entre 40 e 60 bpm.

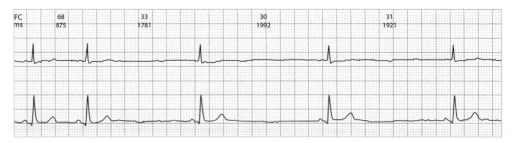

Figura 33   Exemplo de bloqueio SA 2:1 em um paciente com sintomas de tonturas. Observa-se uma redução súbita da FC (metade), ausência de onda P, pausa sinusal o dobro do PP do ciclo basal normal simulando uma bradicardia sinusal.

Bloqueio SA de terceiro grau ou completo

Caracteriza-se pela ausência de atividade atrial ou pela presença de um marca-passo atrial ectópico. Como o impulso é totalmente bloqueado, não originando onda P, ocorre então o aparecimento de um ritmo de escape atrial, juncional ou ventricular. O bloqueio SA de terceiro grau ou completo está geralmente associado ao ritmo de escape atrial com deflexões P'.

Diagnóstico diferencial

- Condução sinoventricular da severa hiperpotassemia:[67] nesta situação, a atividade do nódulo sinusal persiste e os impulsos se propagam até o nódulo AV e ventrículos através dos tratos internodais sem ativação atrial (não há despolarização atrial). O fenômeno se deve à perda da excitabilidade da musculatura atrial produzida pela hiperpotassemia. O diagnóstico deve ser suspeitado quando a ausência de onda P se associa com complexos largos e bizarros, típicos da hiperpotassemia grave.
- Parada sinusal (falha do automatismo sinusal) (Figura 34).

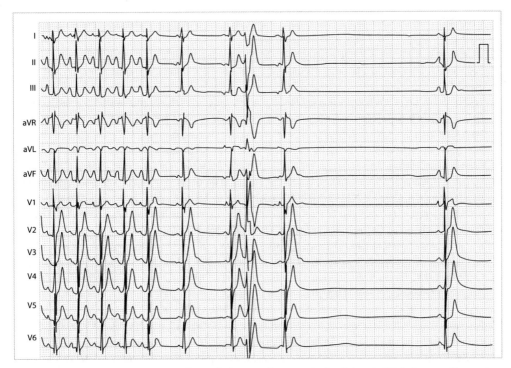

Figura 34   O ECG mostra uma pausa longa de 5 segundos que não é o dobro do PP de base configurando o diagnóstico de parada sinusal.

REFERÊNCIAS BIBLIOGRÁFICAS

1. Lopes MG, Andrade VS, Teles C, Andrade JCS. Marcapassocardiaco provisório. Reblampa. 1998;11(2):76-84.
2. Edwards SJ, Karner C, Trevor N, Wakefield V, Salih F. Dual-chamber pacemakers for treating symptomatic bradycardia due to sick sinus syndrome without atrioventricular block: a systematic review and economic evaluation. Health Technol Assess. 2015;19(65):1-210.
3. Adan V, Crown LA. Diagnosis and treatment of sick sinus syndrome. Am Fam Physician. 2003;67:1725-32.
4. Brignole M. Sick sinus syndrome. Clin Geriatr Med. 2002;18:211-27.
5. Sneddon JF, Camm AJ. Sinus node disease. Current concepts in diagnosis and therapy. Drugs. 1992;44:728-37.
6. Ferrer MI. The sick sinus syndrome in atrial disease. JAMA. 1968;206(3):645-6.
7. Sumitomo N, Karasawa K, Taniguchi K, Ichikawa R, Fukuhara J, Abe O, et al. Association of sinus node dysfunction, atrioventricular node conduction abnormality and ventricular arrhythmia in patients with Kawasaki disease and coronary involvement. Circ J. 2008;72(2):274-80.
8. Jones SA, Boyett MR, Lancaster MK. Declining into failure: the age-dependent loss of the L-type calcium channel within the sinoatrial node. Circulation. 2007;115(10):1183-90.
9. Letsas KP, Korantzopoulos P, Efremidis M, Weber R, Lioni L, Bakosis G, et al. Sinus node disease in subjects with type 1 ECG pattern of Brugada syndrome. J Cardiol. 2013;61(3):227-31.
10. Baruscotti M, Bucchi A, DiFrancesco D. Physiology and pharmacology of the cardiac pacemaker ('funny') current. Pharmacol Ther. 2005;107:59-79.
11. Dobrzynski H, Boyett MR, Anderson RH. New insights into pacemaker activity: promoting understanding of sick sinus syndrome. Circulation. 2007;115(14):1921-32.

12. Gollob MH, Jones DL, Krahn AD, Danis L, Gong XQ, Shao Q, et al. Somatic mutations in the connexin 40 gene (GJA5) in atrial fibrillation. N Engl J Med. 2006;354(25):2677-88.
13. Haverkamp W, Breithardt G. Therapie bradykarder Rhythmusstörungen. Stuttgart: Thieme. 2003;14-70.
14. Rodriguez RD, Schocken DD. Update on sick sinus syndrome, a cardiac disorder of aging. Geriatrics. 1990;45(1):26-30, 33-6.
15. Epstein AE, DiMarco JP, Ellenbogen KA, Estes NA 3rd, Freedman RA, Gettes LS, et al. ACC/AHA/HRS 2008 Guidelines for Device-Based Therapy of Cardiac Rhythm Abnormalities: a report of the American College of Cardiology/American Heart Association Task Force on Practice Guidelines (Writing Committee to Revise the ACC/AHA/NASPE 2002 Guideline Update for Implantation of Cardiac Pacemakers and Antiarrhythmia Devices) developed in collaboration with the American Association for Thoracic Surgery and Society of Thoracic Surgeons. J Am CollCardiol. 2008;51(21):e1-62.
16. Epstein AE, DiMarco JP, Ellenbogen KA, Estes NA 3rd, Freedman RA, Gettes LS, et al. 2012 ACCF/AHA/HRS focused update incorporated into the ACCF/AHA/HRS 2008 guidelines for device-based therapy of cardiac rhythm abnormalities: a report of the American College of Cardiology Foundation/American Heart Association Task Force on Practice Guidelines and the Heart Rhythm Society. J Am CollCardiol. 2013;61(3):e6-75.
17. Bharati S, Goldschlager N, Kusumoto F, Lazzara R, Azar R, Hammill S, et al. Sinus Node Dysfunction. En: Camm AJ, Saksena S, editores. Electrophysiological disorders of the heart. Filadelfia: Elsevier Churchill-Livingstone; 2005. p.207-26.
18. Lamas GA, Lee KL, Sweeney MO, Silverman R, Leon A, Yee R, et al. Ventricular pacing or dual-chamber pacing for sinus-node dysfunction. N Engl J Med. 2002;346(24):1854-62.
19. Bigger JT Jr, Reiffel JA. Sick sinus syndrome. Annu Rev Med. 1979;30:91–118.
20. Epstein AE, DiMarco JP, Ellenbogen KA, Estes NA 3rd, Freedman RA, Gettes LS, et al. ACC/AHA/HRS 2008 Guidelines for Device-Based Therapy of Cardiac Rhythm Abnormalities. Am Coll Cardiol. 2008;51(21):e1-62.
21. Barold SS, Hayes DL. Second-degree atrioventricular block: a reappraisal. Mayo Clin Proc. 2001;76:44-57.
22. Barold SS. The spectrum of acquired atrioventricular block in clinical practice. Hospital Chronicles. 2006;1(1):9-19.
23. Bhat PK, Watanabe K, Rao DB, Luisada AA. Conduction defects in the aging heart. J Am Geriatr Soc. 1974;22:517-20.
24. Friedman RA, Fenrich AL, Kertesz NJ. Congenital complete atrioventricular block. Pacing Clin Electrophysiol. 2001;24:1681-8.
25. Sherron P, Torres-Arraut E, Tamer D, Garcia OL, Wolff GS. Site of conduction delay and electrophysiologic significance of first-degree atrioventricular block in children with heart disease. Am J Cardiol. 1985;55(11):1323-7.
26. Upshaw CB Jr. Comparison of the prevalence of first-degree atrioventricular block in African-American and in Caucasian patients: an electrocardiographic study III. J Natl Med Assoc. Jun 2004;96(6):756-60.
27. Johnson RL, Averil KH, Lamb LE. Electrocardiographic findings in 67,375 asymptomatic subjects. VI. Right bundle branch block. Am J Cardiol. 1960;6:143-52.
28. Pelliccia A, Culasso F, Di Paolo FM, Accettura D, Cantore R, Castagna W, et al. Prevalence of abnormal electrocardiograms in a large, unselected population undergoing pre-participation cardiovascular screening. Eur Heart J. 2007;28(16):2006-10.
29. Conde D, Baranchuk A. Interatrial block as anatomical-electrical substrate for supraventricular arrhythmias: Bayes syndrome. Arch Cardiol Mex. 2014;84(1):32-40.
30. Rardon DP, Miles WM, Mitrani RD, Klein LS, Zipes DP. Atrioventricular block and dissociation. In: Zipes DP, Jalife J, editors. Cardiac electrophysiology: from cells to bedside. 2.ed. Filadelfia: Saunders; 1995. p.935-42.
31. Daliento L, Corrado D, Buja G, John N, Nava A, Thiene G. Rhythm and conduction disturbances in isolated, congenitally corrected transposition of the great arteries. Am J Cardiol. 1986;58(3):314-8.
32. Maury P, Rollin A, Sacher F, Gourraud JB, Raczka F, Pasquié JL, et al. Prevalence and prognostic role of various conduction disturbances in patients with the Brugada syndrome. Am J Cardiol. 2013;112(9):1384-9.
33. Salinas P, Lopez-de-Sa E, Pena-Conde L, Viana-Tejedor A, Rey-Blas JR, Armada E, Lopez-Sendon JL. Electrocardiographic changes during induced therapeutic hypothermia in comatose survivors after cardiac arrest. World J Cardiol. 2015;7(7):423-30.

34. Sonesson SE, Salomonsson S, Jacobsson LA, Bremme K, Wahren-Herlenius M. Signs of first-degree heart block occur in one-third of fetuses of pregnant women with anti-SSA/Ro 52-kd antibodies. Arthritis Rheum. 2004;50(4):1253-61.
35. Lev M. Anatomic basis for atrioventricular block. Am J Med. 1964;37:742-8.
36. Lenegre J. Etiology and pathology of bilateral bundle branch block in relation to complete heart block. Prog Cardiovasc Dis. 1964;6:409-44.
37. Probst V, Allouis M, Sacher F, Pattier S, Babuty D, Mabo P, et al. Progressive cardiac conduction defect is the prevailing phenotype in carriers of a Brugada syndrome SCN5A mutation. J Cardiovasc Electrophysiol. 2006;17(3):270-5.
38. Tzemos N, Therrien J, Yip J, Thanassoulis G, Tremblay S, Jamorski MT, et al. Outcomes in adults with bicuspid aortic valves. JAMA. 2008;300(11):1317-25.
39. Alkoutami GS, Reeves WC, Movahed A. The safety of adenosine pharmacologic stress testing in patients with first-degree atrioventricular block in the presence and absence of atrioventricular blocking medications. J Nucl Cardiol. 1999;6(5):495-7.
40. Suda K, Raboisson MJ, Piette E, Dahdah NS, Miró J . Reversible atrioventricular block associated with closure of atrial septal defects using the Amplatzer device. J Am CollCardiol. 2004;43(9):1677-82.
41. Barold SS, Herweg B. Second-degree atrioventricular block revisited. Herzschrittmacherther Elektrophysiol. 2012;23(4):296-304.
42. Mymin D, Mathewson FA, Tate RB, Manfreda J. The natural history of primary first-degree atrioventricular heart block. N Engl J Med. 1986;315(19):1183-7.
43. Costello JM, Alexander ME, Greco KM, Perez-Atayde AR, Laussen PC. Lyme carditis in children: presentation, predictive factors, and clinical course. Pediatrics. 2009;123(5):e835-41.
44. Cheng S, Keyes MJ, Larson MG, McCabe EL, Newton-Cheh C, Levy D, et al. Long-term outcomes in individuals with prolonged PR interval or first-degree atrioventricular block. JAMA. 2009;301(24):2571-7.
45. Park SJ, On YK, Byeon K, Kim JS, Choi JO, Choi DJ, et al. Short- and long-term outcomes depending on electrical dyssynchrony markers in patients presenting with acute heart failure: clinical implication of the first-degree atrioventricular block and QRS prolongation from the Korean Heart Failure registry. Am Heart J. Jan 2013;165(1):57-64.e2.
46. Crisel RK, Farzaneh-Far R, Na B, Whooley MA. First-degree atrioventricular block is associated with heart failure and death in persons with stable coronary artery disease: data from the Heart and Soul Study. Eur Heart J. 2011;32(15):1875-80.
47. Olshansky B, Day JD, Sullivan RM, Yong P, Galle E, Steinberg JS. Does cardiac resynchronization therapy provide unrecognized benefit in patients with prolonged PR intervals? The impact of restoring atrioventricular synchrony: an analysis from the COMPANION Trial. Heart Rhythm. 2012;9(1):34-9.
48. Januszkiewicz L, Vegh E, Borgquist R. Prognostic implication of baseline PR interval in cardiac resynchronization therapy recipients. Heart Rhythm. 2015; pii: S1547-5271(15)00706-7. doi: 10.1016/j.hrthm.2015.06.016. [Epub ahead of print]
49. Shulman E, Aagaard P, Kargoli F, Hoch E, Zheng L, Di Biase L, et al. Validation of PR interval length as a criterion for development of atrial fibrillation in non-Hispanic whites, African Americans and Hispanics. J Electrocardiol. 2015;48(4):703-9.
50. Majima S, Tanaka M, Okada H, Senmaru T, Asano M, Yamazaki M, et al. The PR interval and QRS duration could be predictors of renal function decline. Atherosclerosis. 2015;240(1):105-9.
51. Antoniou T, Gough KA. Early-onset pentamidine-associated second-degree heart block and sinus bradycardia: case report and review of the literature. Pharmacotherapy. 2005;25(6):899-903.
52. Cho SW, Kang YJ, Kim TH, Cho SK, Hwang MW, Chang W, et al. Primary cardiac lymphoma presenting with atrioventricular block. Korean Circ J. 2010;40(2):94-8.
53. Neumar RW, Otto CW, Link MS, Kronick SL, Shuster M, Callaway CW, et al. Part 8: adult advanced cardiovascular life support: 2010 American Heart Association Guidelines for Cardiopulmonary Resuscitation and Emergency Cardiovascular Care. Circulation. 2010;122(18 Suppl 3):S729-67.

54. Makaryus JN, Catanzaro JN, Friedman ML, Katona KC, Makaryus AN. Persistent second-degree atrioventricular block following adenosine infusion for nuclear stress testing. J Cardiovasc Med. 2008;9(3):304-7.

55. Belém L de S, Inácio CA. Second degree atrioventricular block Mobitz type I after administration of benzathine penicillin: case report. Rev Bras Anestesiol. 2009;59(2):219-22.

56. Schwartzmann D. Atrioventricular block and atrioventricular dissociation. In: Zipes DP, Jalife J, editors. Cardiac electrophysiology: from cell to bedside. 4.ed. Filadelfia: Saunders; 2004. p.485-9.

57. Wogan JM, Lowenstein SR, Gordon GS. Second-degree atrioventricular block: Mobitz type II. J Emerg Med. 1993;11(1):47-54.

58. Eliasson H, Sonesson SE, Salomonsson S, Skog A, Wahren-Herlenius M, Gadler F; Swedish Congenital Heart Block Study Group. Outcome in young patients with isolated complete atrioventricular block and permanent pacemaker treatment: A nationwide study of 127 patients. Heart Rhythm. 2015;12(11):2278-84.

59. Karbasi-Afshar R, Jonaidi-Jafari N, Saburi A, Khosravi A. Atrioventricular block as the initial presentation of calcified bicuspid aortic valve. ARYA Atheroscler. 2014;10(1):59-64.

60. Aziz PF, Serwer GA, Bradley DJ, LaPage MJ, Hirsch JC, Bove EL, et al. Pattern of recovery for transient complete heart block after open heart surgery for congenital heart disease: duration alone predicts risk of late complete heart block. Pediatr Cardiol. 2013;34(4):999-1005

61. Ho KW, Koh TH, Wong P, Wong SL, Lim YT, Lim ST, et al. Complete atrioventricular block complicating acute anterior myocardial infarction can be reversed with acutecoronary angioplasty. Ann Acad Med Singapore. 2010;39(3):254-7.

62. Andrade ZA, Andrade SG, Sadigursky M, Câmara EJ. Pathology of complete atrioventricular block in chronic Chagas' myocarditis. Rev Soc Bras Med Trop. 1988;21(1):7-13.

63. Wagner GS. Marriott's Practical Electrocardiography. 11.ed. Lippincott Williams & Wilkins; 2007.

64. El-Sherif N, Scherlag BJ, Lazzara R, Hope R, Williams DO, Samet P. The pathophysiology of tachycardia-dependent paroxysmal atrioventricular block after myocardial ischemia. Experimental andclinicalobservations. Circulation. 1974;50(3):515-28.

65. Rosenbaum MB, Elizari MV, Levi RJ, Nau GJ. Paroxysmal atrioventricular block related to hypopolarization and spontaneous diastolic depolarization. Chest. 1973;63:678-88.

66. Schamroth L. The diagnosis of first-degree sino-atrial block. S Afr Med J. 1967;41(31):784-5.

67. Spodick DH. Hypocalcemia, hyperkalemia, and junctional or sinoventricular rhythm. Am J Geriatr Cardiol. 2005;14(5):273.

68. Jackman WM, Prystowsky EN, Naccarelli GV, Fineberg NS, Rahilly GT, Heger JJ, et al. Reevaluation of enhanced atrioventricular nodal conduction: evidence to suggest a continuum of normal atrioventricular nodal physiology. Circulation. 1983; 67(2):441-8.

69. Zimetbaum PJ, Josephson ME, editors. Bradycardias: Practical Clinical Electrophysiology: Wolters Kluwer/Lippincott William & Wilkins; 2009. p.163-77.

Índice remissivo

A

Ablação dos potenciais de Purkinje 155
Acinesia inferolateral do VE 75
Adenosina 302
Ajmalina 160
Algoritmo
   de aVR 219, 222
   de Brugada 219
   de Griffith 219,227
   novo algoritmo de Vereckei 219, 225
Alorritmia extrassistólica 281
Amiodarona 189, 190
Angioplastia 41
Angiografia coronariana após trombólise química 4
Ângulo QRS/ST-T 246
   alargamento do 246
Área eletricamente inativa
   anterosseptal 119
   inferior 118
Arritmias
   hipoativas 351
   observadas na toxicidade digitálica 271
   por atividade deflagrada 269
Atenolol 196
Atleta 156
Atordoamento atrial 345

B

Batimento de fusão 208
Batimentos agrupados 283
Bepridil 155
Betabloqueadores 195
Bigeminismo ventricular 280
   oculto 281
BIRD "inocente" 157, 163
   padrão trifásico em precordiais direitas 157

Bloqueio
   atrioventricular 356
      avançado 49
      de alto grau ou avançado 376
      de primeiro grau 362
      de segundo grau 367
         Mobitz I 368
         Mobitz II 370
      de terceiro grau, total ou completo 376
      paroxístico 379
   avançado do ramo esquerdo 81
   completo de ramo esquerdo 81
      complicado com IAM 57
      não complicado 55
      novo (nBCRE) 53
   da condução intramiocárdico 3
   de ramo esquerdo 79
   divisional posteroinferior esquerdo 108
   incompleto do ramo direito 116
   sinoatrial 381
      de terceiro grau ou completo 384
Bradiarritmias 351
Bradicardia sinusal 271

C

Calcificação pericárdica 139
Canalopatias 175, 179
Cardiomegalia 139
Cardiomiopatia
   adrenérgica 97
   de Takotsubo 97
      diagnóstico 98
      fisiopatologia 99
      tratamento 102
   dilatada não isquêmica 251
   e displasia arritmogênica do VD 251
   hipertrófica 85, 295

390 Eletrocardiograma na medicina de urgência e emergência

apical 236
forma não obstrutiva 240
septal assimétrica 246
principais achados eletrocardiográficos na 256
induzida pelo estresse 97
Cardiopatia estrutural subjacente 295
Cardioversão 302
elétrica 333
e estimulação cardíaca 290
guiada por ecocardiografia transesofágica 344
Cilostazol 155
Cirurgia de Morrow 256
Classificação Killip 7
Colecistite 18
Complexo de Pardy 64
Complexos do tipo QR 216
Concordância
dos complexos QRS 213
inapropriada 58
negativa 213
precordial 213
Condução AV dual durante o ritmo sinusal 301
Contagem
de Romhilt-Esthes 261
de Sgarbossa 57
Controle do ritmo na fase aguda 342
Coração do atleta 254
Cor pulmonale crônico 120
Correlação
do ECG-ressonância magnética 101
eletro/vetorcardiográfica 83
Corrente de lesão dializável 130
Crise aguda do feocromocitoma 97
Critério
A de Sgarbossa 58
B de Sgarbossa 58
C de Sgarbossa 58
de Morris 254
de sobrecarga auricular esquerda 248
de voltagem 239, 245
ultrassimples de Brugada 219, 221

D

Deflexão
intrinsecoide 221, 222, 248
positiva 151
Denervação cardíaca simpático-cervical esquerda 196
Derivações precordiais 212
Desorganização sarcomérica dos miócitos 239

Despolarização 41, 45
ventricular 44
Diagnóstico diferencial entre o coração de atleta e MCH 255, 256
Diferenças entre *torsades de pointes* e taquicardias ventriculares polimórficas 175
Digitálicos 266
Digitoxina 266
Digoxina 264, 271
na insuficiência cardíaca 266
Digoxinemia 286
Discinesia apical 203
Discordância
apropriada 55
inapropriada 58
Dispersão transmural da repolarização 179
ventricular 190
Dissecção coronariana 18
Distúrbios de condução
intra-atrial 165
transmural 3
Doença
coronariana grave 5
de Basedow-Graves 97
de Lenègre 162
do nó sinoatrial 351
elétrica cardíaca pura 154
Drenagem pericárdica 141

E

Ectopias atriais 126
Elevação de concavidade 126
Enfermidade de Anderson-Fabry 244
Entalhe 147, 151
Escore de Romhilt-Estes 241
Estenose aórtica 295
Estratificação de risco de sangramento 341
Estrelectomia cervical esquerda 196
Estreptoquinase 3
Extrassístole inicial de acoplamento curto 150

F

Fascículo de Bachman 43
Febre 159
como desmascaradora do padrão eletrocardiográfico tipo 1 159
Feixes internodais 43
Fenômeno
de Ashman 336

de Korotkoff 207
de Wenckebach 81
Gouaux-Ashman 336
Fibrilação
    atrial 333
        classificação 335
        com intoxicação digitálica 282
        manifestações clínicas 335
    ventricular 3
        documentada 156
        idiopática 150, 154
Fibrose intersticial 239
Flecainida 160, 185, 209
Flutter atrial 284, 322
    com intoxicação digitálica 284
    condução atrioventricular 326
    irregular 329
    possíveis etiologias 326
    prognóstico 330
    tratamento 331
Fórmula de Bazett 187
Fragmentação do QRS 251

G

Gradiente
    transmural de repolarização celular precoce 164
    ventricular normal 56
Grau de salvamento do miocárdio 2

H

Hemorragia subaracnoide 192
Hipercalemia 124, 127, 129
Hipercolesterolemia 27
Hiperpotassemia 124, 127, 128, 129
Hipertrofia septal
    assimétrica sem obstrução 240
    associada a estresse da parede 246
    médio-ventricular do VE 242
Hipocalcemia 127, 191

I

Índice
    de Cornell 245
    de Sokolow e Lyon 245
    de Sokolow-Lyon 245, 261
Infarto
    agudo
        do miocárdio

do VD isolado 34
inferior associado com acometimento
    do VD 35
do ventrículo direito 31, 32
anterosseptal do VE 34
atrial 41, 49, 51
da região basal 70
de VD isolado 35
do átrio direito 50
inferior isolado 32
inferolateral 72
lateral 72
tardio do tipo B3 73
Insuficiência renal crônica 127
Intervalo
    AH 361
    HV 361
    PR ou PQ 358
    QT curto 261
        prolongamento do 192
Intervenção coronariana percutânea 14
Intoxicação digitálica 264, 267, 286, 314
    fatores predisponentes 271
Isoproterenol 154
Isquemia
    circunferencial
        global 6
        subendocárdica 9
    inferobasal 8
    miocárdica 86, 239
        aguda 164
    subendocárdica 5
        difusa 71
        direita/anterior 114
    subepicárdica
        em "asa de gaivota" 18
        em parede anterior 25

J

"Janela elétrica" de Wilson 55

L

Left ventricular strain pattern 237,
    246

M

Macroalternância 171
    da onda T 174

392 Eletrocardiograma na medicina de urgência e emergência

Manifestações extracardíacas decorrentes da
intoxicação digitálica 270
Marca-passo provisório 349
Medição do intervalo PR 358
Memória cardíaca 81, 85
acumulação da 85
Meseta de inscrição lenta 55
Método da linha tangente 149
Metoprolol 196
Mexiletina 185
Miocárdio atordoado 192
neurogênico 192
Miopericardite 133
Miotomia/miomectomia transvalvar 248
Modelo do peixe-zebra 93
Morfologia com aparência "em dente de serra"
(*sawtooth appearance*) 309
Morte
cardíaca súbita 175
súbita 171

N

Nadolol 196
Necrose
anteroapical 203
antiga na parede inferior 216
Nível sérico de potássio 127, 129
Nova terminologia eletrocardiográfica para os infartos
Q 71

O

Oclusão
aguda total da artéria coronária circunflexa 68
da artéria coronariana direita 50
subtotal de tronco de coronária esquerda 7
total
aguda da Cx 73
do tronco de coronária esquerda 12
ou completa de tronco de coronária esquerda 9
Onda(s)
a em canhão 207, 231
J patológica ou maligna 154
R
atraso de condução na porção descendente
terminal da 151
empastamento terminal do ramo descendente
da 151
monofásicas "em torre" 55
voltagem da 210

T

alternante 171
em tenda no deserto 125
inversão difusa da 93
invertida 18
memória da 93
oversensing da 198
pseudoisquêmica 267
Q anormais 246

P

Padrão
"benigno" ou normal de repolarização precoce
151
clássico SI-QIII-TIII 113
coved type 160
de Haïssaguerre 150
de McGinn White 117
de pré-excitação ventricular 215
de repolarização precoce 148, 154, 155
de sobrecarga biauricular 243
"em sela de montaria" 145, 156
Haïssaguerre 154
lápide 2
plus/minus de V2-V4 235
sistólico 246
de repolarização ventricular *strain-pattern* 250
Pectus excavatum 156
Pericardiectomia 141
Pericardiocentese 141
Pericardite 130
aguda em fase precoce 138
alterações eletrocardiográficas 133
dados laboratoriais 132
diagnóstico 132
exame físico 132
purulenta 139
tratamento 140
urêmica simulando infarto agudo do miocárdio
124
Períodos de Wenckebach 273
Picket fence das ondas "F" 309
Pill-in-the-pocket 343
Pilsicainide 160
Pneumomediastino pós-parto 97
Polaridade e temporalidade da onda de repolarização
atrial 46
Ponte miocárdica 18
Ponto
de Erb 132, 133

J

depressão do 27
elevação do 3, 145
Ja 47

Pontuação

de Wells 111, 112
de Romhilt-Esthes para SVE 262
Sgarbossa 58

Precordiais esquerdas e direitas 55
Procainamida 160
Propafenona 209
Propranolol 196
Pseudoinfarto 246
Ptose palpebral 196

Q

Quinidina 154

R

Reentrada funcional em fase 2 160
Relação vi/vt 223

Repolarização

atrial 41, 42, 45
precoce 147, 149, 150, 164

Reposição volêmica 37
Risco cardioembólico 339

Ritmo

dependente de marca-passos 206
juncional 271
sinusal 203

Ruptura total do músculo papilar 74

S

SÂQRS 210
Sarcoidose cardíaca 251

Segmento

4 do olho de boi 69
PQ 45
PR 45, 46
ST
alterações do 307
elevação do 58, 135, 307
TP levemente descendente 135

Sela de montaria 17, 145, 146
Sequência eletrocardiográfica temporal clássica 26
Sick sinus syndrome 351
Sinal(is)
da orelha de coelho 229, 230, 236

de Brugada 229
para TV 230
de Josephson 212, 229, 230
de Kussmaul 32
de McGinn-White 107
de Spodick 135
no estágio I 135
do sapo 295

Síncopes de repetição 171

Síndrome

adquirida do QT prolongado 251
coronariana aguda 13, 16, 235
sem elevação do segmento ST 23, 68
da descendente anterior 16
da obstrução proximal da descendente anterior 16
da onda J 144, 155
de Andersen-Tawil 178, 279
de baixo débito cardíaco 37
de Berhaim 243
de Brugada 130, 144, 147, 154, 160, 182, 251
marcadores eletrocardiográficos 163
padrão eletrocardiográficos na 155
de Gebrochenes-Herz 97
de isquemia subepicárdica circunferencial 99
de Jervell e Lange-Nielsen 176, 177
de Jervell-Lange-Nielsen autossômica recessiva 178
de QT longo 171
de repolarização precoce 138
de Romano-Ward 176, 177
autossômica dominante 178
de Takotsubo 18, 193
de Timoty 177
de Wellens 16, 18, 235, 237
de Wolff-Parkinson-White 85, 304
de Zwan 16
do balonamento transitório apical do ventrículo esquerdo 97
do coração partido 97
do nó sinusal 162
do QT longo 162
adquirido 188
congênita 173, 174, 176
induzida por droga 188

Sistema

de pontuação de Romhilt-Estes para SVE 246
de Classificação da Isquemia de Sclarovsky--Birnbaum 2

Sístole elétrica 186
Slurring 147

Sobrecarga
  auricular esquerda 243
  sistólica de Cabrera 254
Sotalol 190
STEMI 58, 63
Stent 19
  convencional 26
Stunned myocardium 18
Surdez central 177
Suspeita de oclusão aguda da CX 77

T

Tabagismo 29
Taquicardia(s)
  atrial(is) 273
    focais sustentadas paroxísticas 298
    multifocal 317
      epidemiologia 318
      etiologia 318
    unifocal ou monomórfica sustentada 311
      tratamento 313
  com QRS largo 208
    diagnóstico diferencial 208, 219
  de complexo QRS
    largo 205
    estreito 294
  de Coumel 297
  de QRS largo marcadas ou grosseiramente
    irregulares 231
  juncional 275
  por reentrada
    atrioventricular 304
      antidrômica por WPW 206
      ortodrômica 300
    nodal atrioventricular 295
      classificação das variedades 296
      comum 296
      "lenta-intermediária" 297
      "lenta-lenta" 297
      "lenta-rápida" 296
      "rápida-lenta" 297
      tratamento 302
      variedades atípicas 297
      variedade típica 296
  sinusal 116, 146
  supraventricular 206
    com aberrância 205
    nó AV dependente 294

sustentada de QRS largo 203
ventricular 205, 206
  bidirecional (TVB) ou bifascicular 278
  com cardiopatia estrutural 231
  fascicular de Belhassen 89
  polimórfica 156
  sem cardiopatia estrutural 231
Taquicardiomiopatia 295, 321
Tempestade arrítmica 154
Tempo de ativação ventricular 221, 222
T em torre Eiffel 125
Terapia de reperfusão 63
Tombstone *pattern* 2
Torsades de pointes 87, 100, 150, 171, 175, 188, 251
  características 174
  com reversão espontânea 172
Transmural dispersion of repolarization 152
Tríade de Beck 137
Tromboembolia pulmonar aguda 116, 117
Tromboembolismo pulmonar 107
  pulmonar agudo 107
  diagnóstico 111
  exame físico 110
  fatores de risco 109
  modificações eletrocardiográficas 113
  sintomas e sinais 110
  tratamento 120
  VCG 120
Trombólise química 3
Trombose
  com oclusão total da TCE 13
  subaguda do stent 41
  venosa profunda 109
    proximal 110
Troponina 263

U

Uremia 263

V

Variante
  de repolarização precoce 147
  lambda 147, 149
  tipo A 18
Velocidade de condução 310
Vetocardiograma 81